Helmut Knupfer · Friedrich Wilhelm Rathke

Diagnostische und therapeutische Praxis bei spastischen Lähmungen

Teamarbeit zwischen Arzt und Krankengymnast

220 Abbildungen in 277 Einzeldarstellungen

1982
Georg Thieme Verlag Stuttgart · New York

Medizinaldirektor
Dr. med. Helmut Knupfer
Beratungsstelle für Körperbehinderte
Gesundheitsamt der Stadt Stuttgart
Weimarstraße 30
7000 Stuttgart

Prof. Dr. med. Friedrich Wilhelm Rathke
Wernersche Anstalten
Hospitalstraße 1
7140 Ludwigsburg

CIP-Kurztitelaufnahme der Deutschen Bibliothek

Knupfer, Helmut:
Diagnostische und therapeutische Praxis bei spastischen Lähmungen : Teamarbeit zwischen Arzt u. Krankengymnast / Helmut Knupfer ; Friedrich Wilhelm Rathke. – Stuttgart ; New York : Thieme, 1982.
ISBN 3-13-618601-X

NE: Rathke, Friedrich Wilhelm:

Wichtiger Hinweis: Medizin als Wissenschaft ist ständig im Fluß. Forschung und klinische Erfahrung erweitern unsere Kenntnisse, insbesondere was Behandlung und medikamentöse Therapie anbelangt. Soweit in diesem Werk eine Dosierung oder eine Applikation erwähnt wird, darf der Leser zwar darauf vertrauen, daß Autoren, Herausgeber und Verlag größte Mühe darauf verwandt haben, daß diese Angabe genau dem Wissensstand bei Fertigstellung des Werkes entspricht. Dennoch ist jeder Benutzer aufgefordert, die Beipackzettel der verwendeten Präparate zu prüfen, um in eigener Verantwortung festzustellen, ob die dort gegebene Empfehlung für Dosierungen oder die Beachtung von Kontraindikationen gegenüber der Angabe in diesem Buch abweicht. Eine solche Prüfung ist besonders wichtig bei selten verwendeten Präparaten oder solchen, die neu auf den Markt gebracht worden sind.

– Printed in Germany –
Satz: I. Junge, Düsseldorf – Druck: Druckhaus Dörr, Ludwigsburg

ISBN 3-13-618601-X

Vorwort

Dieses Buch baut auf Beobachtungen und Erfahrungen auf, die wir bei der Behandlung von spastischen Kindern über viele Jahre machen konnten. Es stellt manche geltenden Grundsätze in Frage, an erster Stelle die angebliche Beseitigung von spastischen Bewegungsstörungen bei früher Diagnose und sofortiger Behandlung. Alle Kinder, die in diesem Buch dargestellt sind, wurden früh diagnostiziert und früh behandelt – und sind doch Spastiker geblieben.

Oft war trotz laufender Behandlung nicht nur keine wesentliche Verbesserung der Bewegungsfähigkeit, sondern sogar eine Verschlimmerung des Leidenszustandes festzustellen. Welcher Anteil dabei dem Ausmaß des primären Schadens, der Diagnostik, der funktionellen Behandlung, den operativen Maßnahmen oder auch den mechanischen Anwendungen zufällt, soll aus der Darstellung der nachstehenden Prinzipien erkenntlich werden.

Alle Kinder, die hier in Beispielen beschrieben wurden, sind von klein auf meist nach der Methode Vojta oder Bobath funktionell behandelt worden, es wurden operative Eingriffe vorgenommen und auch mechanische Maßnahmen angewandt. An der Betreuung und Behandlung waren beteiligt: Kinderärzte, orthopädische Ärzte, Neurologen, Psychologen, Pädagogen, Krankengymnasten und Beschäftigungstherapeuten.

Trotz vielseitiger Behandlungsmaßnahmen und -methoden und der häufig unterschiedlichen Auffassungen in der Zielsetzung sind immer gewisse Regelmäßigkeiten von verbliebenen Funktionsstörungen in Abhängigkeit von der Art und Persistenz der tonischen Reflexaktivität festzustellen. Diese Regelmäßigkeiten bilden die Grundlagen für die Erkennntnisse der nachstehenden Behandlungsprinzipien.

Jede Schilderung, auch jede kritische Stellungnahme, erfolgt im Bemühen um Verbesserung der Motorik und Verfeinerung des therapeutischen Einsatzes.

Das Ausmaß der Bewegungsstörungen, die verbleibenden Defektheilungen, die Chronizität der Erscheinungen und die Behandlung über viele Monate und Jahre sind typische Merkmale orthopädischer Leiden.

Um ein Maximum an Leistungsfähigkeit bei Spastikern zu erreichen, ist eine subtile diagnostische Analyse der Bewegungsstörungen und ihrer Auswirkungen im einzelnen, wie auf die Gesamtstatik erforderlich. Als Orthopäden beschränken wir uns auf die Behandlung motorischer Störungen. Wir sind aber überzeugt, daß sich darauf auch die Verbesserung der sensorischen und intellektuellen Mängel aufbauen läßt.

Damit ist auch dargestellt, daß unsere kritische Schilderung nicht Nihilismus oder Resignation bedeutet, sondern Fortschritt und Fluß in den therapeutischen Aktivitäten.

Unsere Beobachtungen und Erkenntnisse zeigen aber auch, daß die Beurteilung von motorischen Handikaps ein spezifisch funktionelles Denken voraussetzt. Sonst bleibt alles Stückwerk, und alle Maßnahmen schwimmen lediglich auf einer Welle guten Willens und dilettantischen Bemühens. – Damit ist aber diesen Patienten nicht gedient.

Das Buch soll darstellen, daß der Prozeß der Rehabilitation von Kindern mit spastischen Bewegungsstörungen noch lange nicht abgeschlossen ist, und zwar nicht nur im Hinblick auf seelisch-geistige und soziale Dimensionen, sondern auch auf die Störungen der körperlichen Funktionen. Spastiker verfügen über Fähigkeiten, die wir entweder nicht richtig nutzen oder noch nicht richtig kennen. Daher das Bemühen um differenzierte Ausschöpfung therapeutischer Möglichkeiten und optimale körperliche Ertüchtigung. Die Spastiker gleichen einem Haus mit vielen Räumen, in welchem nur wenige dürftig bewohnt und in dem ganze Zimmerfluchten nicht erschlossen sind. Diese Räume zu nutzen und sie mit Kennenlernen auszufüllen, ist unsere Aufgabe. Es ist Ziel der Behandlung, die Motorik des Spastikers so zu verbessern, daß immer neue Möglichkeiten der Rehabilitation erschlossen werden können.

Die Ausschöpfung der motorischen Leistungen ist zugleich auch die Grundlage zur Verbesserung der Bildungsfähigkeit, der Eingliederung und der Selbständigkeit. Die Weiterentwicklung der Wissenschaft, die Technik und Technologie werden ebenfalls zur Verwirklichung dieser Ziele beitragen. An die Verbesserung der körperlichen Beweglichkeit ist die Steigerung der geistigen und kommunikativen Leistungen gebunden und damit die Schaffung der Voraussetzungen für die berufliche und soziale Eingliederung.

Der Abschluß der Verbesserungsfähigkeit ist bei spastischen Lähmungen noch nicht erreicht. In Verbindung mit neuen Unterrichtsmethoden und ausgesuchter Berufswahl sollte ein Grad der Integration erreicht werden, der dem Spastiker weitere Wege der Eingliederung erschließt.

Der Begriff des lesenden Blinden war vor Jahren noch unvorstellbar. Heute schon stehen wir an der Schwelle des zur Programmierarbeit befähigten Tetraplegikers.

Damit dieses Rehabilitationsdenken multidisziplinär seine Früchte tragen kann, muß die körperliche Leistungsfähigkeit zu dem erreichbaren Höchstmaß gesteigert werden. Die Forderung nach einer Restitutio ad optimum im ärztlichen Bereich sollte verwirklicht werden.

Wir gehen in diesem Buch davon aus, daß das Bemühen um die gesellschaftliche Anerkennung und Integration dieser Behinderten für die Orthopädie seit Jahrzehnten selbstverständlich ist. Das Anliegen der Orthopäden galt stets nicht nur der Verbesserung der körperlichen Funktionen, sondern auch der gesellschaftlichen und beruflichen Eingliederung. Diese Ausführungen sollen einen Beitrag zum Weg des Höchsterreichbaren in funktioneller Hinsicht anbieten.

In zunehmendem Maß ist zu erkennen, daß auch das soziale Engagement der Gesellschaft an solchen Zielsetzungen sehr groß ist. Damit meinen wir jeden, der sich in irgendeiner Weise zum Einsatz für die Behinderten verpflichtet fühlt. Die freiwillige Mitarbeit von Laien an diesem Werk bestätigt dies eindeutig.

Frau *Ruth Baun* aus Stuttgart, eine Mutter mit Kindern und Haushalt, hat die Schreibarbeit dieses Buches mit dem ausdrücklichen Wunsch übernommen, zur Verbesserung der Situation der Behinderten auf diese Weise beizutragen. Dies war für einen medizinischen Laien keine leichte Aufgabe. Ihr gilt daher unser besonderer Dank für diese Art der Mitarbeit.

Es ist uns aber auch ein Anliegen, den Eltern für ihre Bereitschaft zu danken, daß sich alle ohne Ausnahme und Einwände mit der Veröffentlichung der Bilder ihrer Kinder in diesem Buch bereit erklärten. Diese Bereitschaft ist uns eine Bestätigung dafür, daß auch das Denken der Behinderten und ihrer Angehörigen sich gewandelt hat. Das Minoritätsdenken und die damit verbundene Isolation gehört zunehmend der Vergangenheit an. Es zeigt uns, daß diese Kinder ohne falsch verstandenen Makel behindert sein können und dürfen – und daß sie ihre Probleme den Gesunden gegenüber nicht verbergen, sondern zu deren Aufklärung darstellen. Die Eltern verstanden allesamt ihre Einwilligung als Beitrag zur Verbesserung der Behandlungsbedingungen für die spastischen Kinder.

Nicht zuletzt gilt unser Dank auch dem Georg Thieme Verlag, der in großzügiger Weise das Werk im Internationalen Jahr der Behinderten unterstützt hat und es zu gestalten half.

Stuttgart und Ludwigsburg 1981

Helmut Knupfer
Friedrich Wilhelm Rathke

Inhaltsverzeichnis

Einleitung

Über spastische Bewegungsstörungen wurde und wird viel geschrieben und gesprochen. Man könnte meinen, es gäbe nichts Neues hinzuzufügen. Das entspricht aber nicht den praktischen Erfahrungen. Die nachstehenden Ausführungen sind angezeigt, weil trotz Frühdiagnose und Frühbehandlung in vielen Fällen spastische Bewegungsstörungen bestehen bleiben. Diese bedürfen einer Behandlung, und zwar nach gezielten Gesichtspunkten. Sie umfassen

1. die Untersuchung,
2. die funktionelle Behandlung,
3. die operativen Maßnahmen und
4. die Anwendung von Hilfsmitteln.

Auch bei den älteren Spastikern ist eine Behandlung nur dann aussichtsreich, wenn sie auf genauen Bewegungsanalysen aufbaut. Grundlage für jede Förderung von Bewegungen ist eine systematische Analyse der Leistungsstörungen und ihrer Auswirkungen, aber auch eine Beurteilung der verbliebenen motorischen Leistungsfähigkeit. Dieses positive Leistungsbild ist Grundlage für jede weitere therapeutische Förderung.

Leider entbehren sowohl die Befunderhebungen, wie auch die Behandlungsmaßnahmen einer Systematik. Aus diesem Grunde sind vergleichende Untersuchungen der Behandlungsergebnisse nur schwer oder nicht möglich. Methodik und Standardisierung der Untersuchungstechnik und der Behandlungsmaßnahmen sollen deshalb hier dargestellt werden.

Besonders die Standardisierung der Untersuchungstechnik mit der Entwicklung eines systematischen Untersuchungsganges von der Rükkenlage bis zur Fortbewegung in Anlehnung an die Erkenntnisse von BOBATH mit dem Nachweis tonischer Reflexe und deren Auswirkungen steht an erster Stelle. Genese und Ätiologie der tonischen Reflexaktivität werden nicht diskutiert. Die Untersuchung ist auf die Einflüsse folgender tonischer Reflexe beschränkt:

- reflektorisch ablaufende falsche Bewegungsmuster, verursacht durch Tonusänderungen der Nackenmuskulatur (tonische, symmetrische und asymmetrische Reflexe bzw. Reaktionen).
- tonischer Labyrinthreflex mit typischen Fehlreaktionen auf Reizung der Gleichgewichtsorgane.

Segmentale Reize und Reflexe werden nur, soweit notwendig, hier aufgeführt. Sämtliche Schilderungen sind auf motorisch-funktionelle Ereignisse beschränkt. Begleitende Störungen werden nicht behandelt.

1. Untersuchung

Rückenlage

Nachweis tonischer Reflexe

ATNR (asymmetrischer tonischer Nackenreflex)

Unter seinem Einfluß erfolgen willkürliche und Spontanbewegungen asymmetrisch unter Bevorzugung einer Seite (Abb. 1).

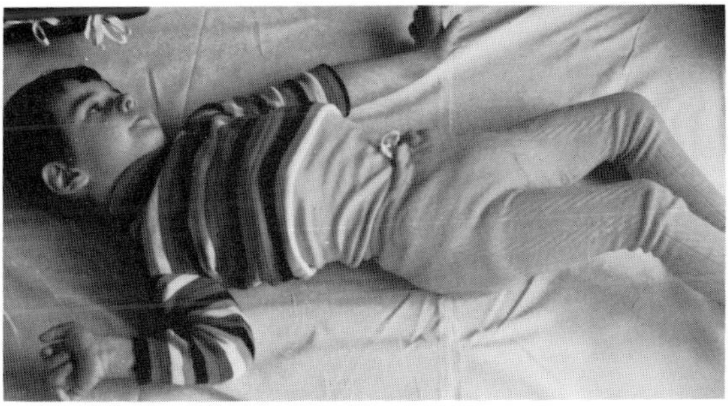

1 Typische Haltung unter der Auswirkung des ATNR

Arm- und Beinbewegungen sind an die Kopfhaltung in mehr oder weniger typischer Weise gekoppelt.
Alles ist asymmetrisch. Am Kopf ist die fehlende Mittelstellung auffällig, oft in Verbindung mit einer Neigung, Drehung und Überstrekkung der Halswirbelsäule. Selbst die spontane Blickrichtung ist davon abhängig, und erst recht sind es die willkürlichen Augen- und Kopfbewegungen, also das Sehen in eine bestimmte Richtung. Automatisch bevorzugen die Patienten den Blick zur Streckseite hin. Beim Blick zur anderen (Beuge-) Seite verlieren sie oft die Bewegungskontrolle.

Auch am Rumpf wirkt sich die Asymmetrie aus. Schon früh ist eine asymmetrische Überstreckung der Wirbelsäule mit zunehmender Ausbildung einer Skoliose und Asymmetrie des Thorax auffällig.
Die asymmetrische Schiefstellung des Beckens ist ebenfalls ein charakteristisches Phänomen.
Die Schultern werden meist retrahiert gehalten, und zwar ebenfalls mehr oder weniger asymmetrisch.

a
b

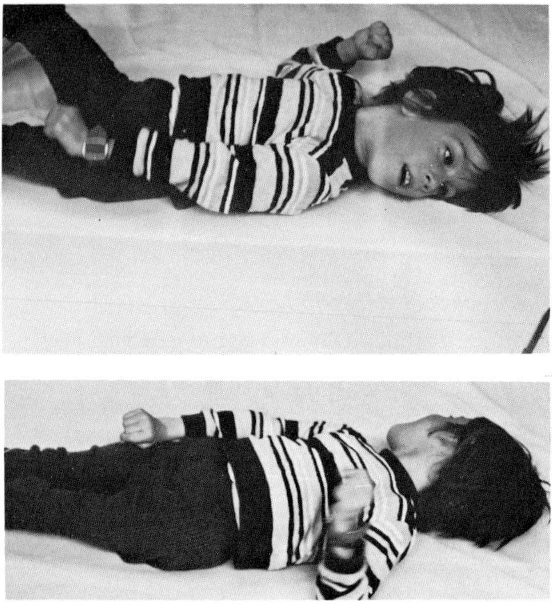

2 Die aktive Drehung des Kopfes löst typische Bewegungen an Armen und Beinen aus, **a** gesichtsseitig – Streckreaktion, **b** hinterhauptseitig – Beugereaktion

Der Einfluß der Reflexe ist in Rückenlage (und in Sitzhaltung) am stärksten. Typisch für den Nachweis des ATNR sind auch folgende Beobachtungen:

bei Drehung des Kopfes (Abb. **2 a** u. **b**)
gesichtsseitige Tonuserhöhung der Strecker und (reaktive) Streckung der Extremitäten und des Rumpfes (Streckmuster);
hinterhauptseitige Tonuserhöhung der Beugemuskeln, auch aktive Beugung der Extremitäten und des Rumpfes (Beugemuster).

In vielen Fällen läßt sich der Tonus der Nackenmuskulatur auch von der Peripherie her beeinflussen. Es erfolgt dann eine reflektorische Kopfdrehung mit Abkehrung des Gesichts bei Beugung des gestreckten Armes und bei Armstreckung eine Mitbewegung des Gesichts zum gestreckten Arm hin.
Reaktive Mitbewegungen an den Extremitäten lassen sich auch provozieren

– durch selbständige (im Gegensatz zur passiven) Drehung des Kopfes, oder

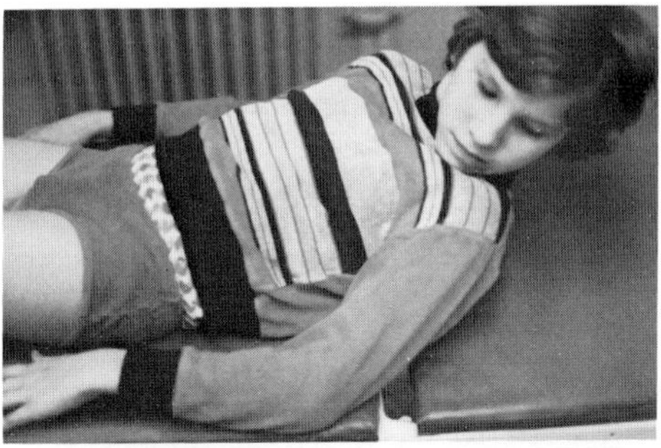
a

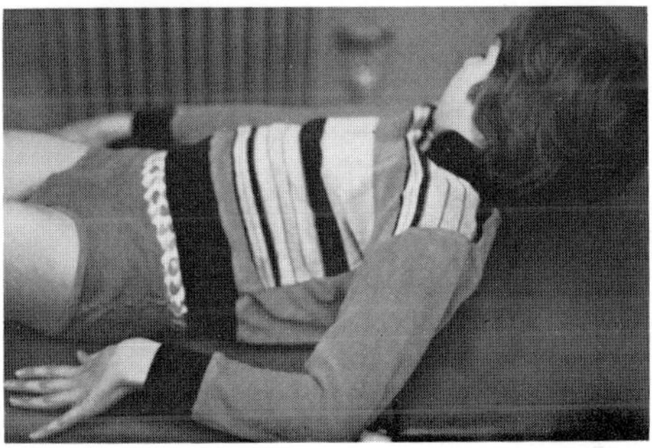
b

3 Tonusänderungen an den Extremitätenmuskeln ohne (wesentlichen) Bewegungsausschlag
a gesichtsseitig
b hinterhauptseitig

– durch passive Beugung des gesichtsseitigen und
– durch passive Streckung des Armes auf der Hinterhauptseite.

Bei den aktiven Bewegungen stellen sich zwischen dem gesichtsseitigen und dem hinterhauptseitigen Arm weitere Unterschiede ein. Der gesichtsseitige Arm wird häufig im Schultergelenk adduziert und in Verbindung damit in eine reaktive Innenrotation des Armes und eine Pronation des Unterarmes gedreht.

Oftmals bleibt aber jeder Bewegungseffekt aus, und der Einfluß des ATNR zeigt sich nur darin, daß auf Kopfbewegung ein Widerstand und eine relative Tonuserhöhung der Muskulatur in typischen Bewegungsmustern auftritt:

– gesichtsseitig eine Tonusänderung an den Pronatoren des Unterarms oder den Extensoren der Hand ohne Bewegungsausschlag. Diese relative Tonuserhöhung macht sich in einem deutlichen Widerstand gegen passive Beugung oder Streckung des Ellenbogens bemerkbar (Abb. **3a** u. **b**).

Auch die willkürliche Armbewegung ist gehemmt. Solche Patienten haben daher große Mühe, eine aktive Beugung des Ellenbogens auf der Gesichtsseite zu vollziehen oder gar die Hand zum Mund zu füh-

ren. Oft gelingt (bei schweren und leichten Störungen) die Bewegung zum Mund nur dann, wenn der Patient den Kopf zur anderen Seite dreht, wenn er also den gesichtsseitigen Arm zum hinterhauptseitigen macht.
Auf der Hinterhauptseite zeigt sich eine Reaktion in der Form, daß die Schulter protrahiert wird, daß das Ellenbogengelenk sich spontan beugt, aber auch in Form einer gewissen Tonuserhöhung der Beugemuskeln mit zunehmendem Widerstand gegen passive Streckung des hinterhauptseitigen Armes.
Unter solchen Einwirkungen des Muskeltonus, unter solcher Abhängigkeit der Arm- und Handbewegungen von der Kopfdrehung fällt es diesen Patienten schwer, die Hände einander in Mittelstellung vor dem Rumpf zu nähern.
Auch an den unteren Extremitäten bestehen unphysiologische Muskelreaktionen, ebenfalls mit asymmetrisch erhöhter Tonuslage der Muskulatur, einer verkrampften Ruhelage, einer leichten Beugestellung der Hüften und einer Schwenkung der Beine zu einer Seite hin. Gerade diese mehr oder weniger ausgeprägte gesichtsseitige Schwenkung und Außendrehung des gesichtsseitigen Beines ist charakteristisch und auffällig, ebenso wie eine Adduktion und Innendrehung des hinterhauptseitigen Beines (Abb. **4a**).
Auch diese Spontanhaltung der Beine läßt sich durch eine Kopfdrehung noch verstärken. Hinterhauptseitig läßt sich eine vermehrte Innendrehung und Beugung, ja sogar eine Dorsalflexion und Supination des Fußes bis zur Einkrallung der Zehen provozieren (Abb. **4b**).

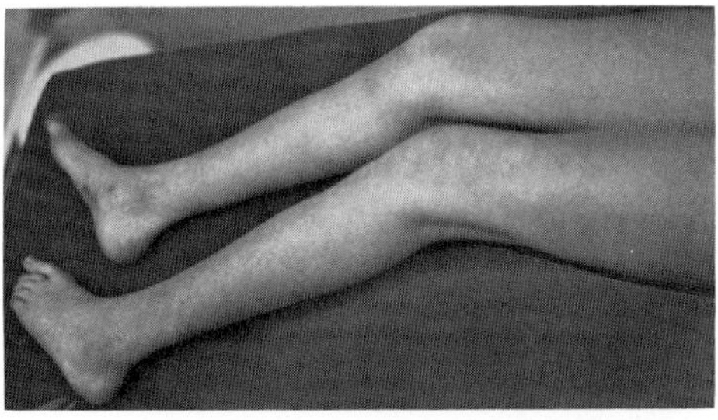

4a Asymmetrische Beinhaltung unter dem Einfluß des ATNR

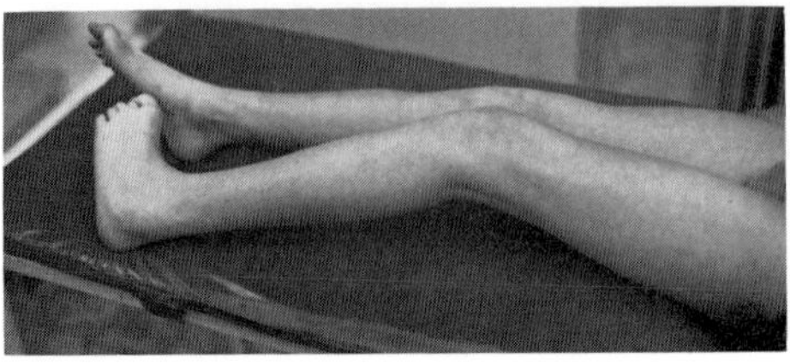

4b Streckreaktion gesichtsseitig und Beugereaktion hinterhauptseitig

Die Ausführung von passiven Beinbewegungen, dem typischen falschen Muster entgegengesetzt, also Beugung gesichtsseitig und Streckung hinterhauptseitig, ist durch eine reaktive Erhöhung des Muskeltonus und den dadurch bedingten Widerstand erschwert.

Sekundäre Auswirkungen bei persistentem ATNR

Die ständige Fehlhaltung der Beine – besonders der Füße – unter dem Einfluß des asymmetrischen tonischen Nackenreflexes (ATNR) bleibt auf die Dauer nicht ohne Folgen. Es bilden sich Schäden aus:

- Spitzfußkontraktur,
- Beugekontraktur in Hüft- und Kniegelenken,
- Adduktions- und Innendrehkontraktur (hinterhauptseitig),
- Abduktions- und Außendrehkontraktur (gesichtsseitig),
- Subluxation und Luxation im Hüftgelenk (meist) hinterhauptseitig.

STNR (symmetrischer tonischer Nackenreflex)

Charakteristisch ist eine symmetrische Spontanhaltung, eine Symmetrie der Spontanbewegungen an Rumpf und Extremitäten und auch eine symmetrische Erhöhung der Ruhespannung der Muskulatur – und zwar im Bereich der Arme an den Beugern und an den Beinen an den Streckern (Abb. **5a** u. **b**).

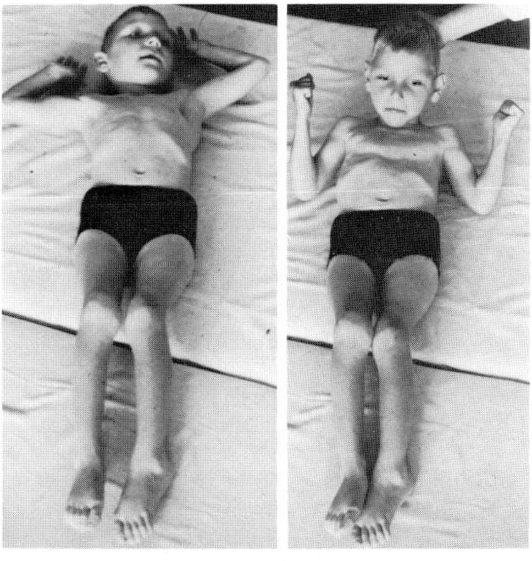

a b

5a u. b Typische Haltung unter dem Einfluß des STNR

Arm- und Beinbewegungen sind wiederum an Kopfbewegungen mehr oder weniger gekoppelt, jedoch anders als beim ATNR. Die Kopfbeugung aus Rückenlage bewirkt eine Zunahme der Armbeugung – meist noch in Verbindung mit einer Rück- oder Vorwärtsbewegung der Schultern – und löst eine Streckreaktion an den Beinen aus (Beugemuster an den Armen und Streckmuster an den Beinen). Provozieren läßt sich dieses Bewegungsmuster durch aktives Anheben des Kopfes.

Die Rumpfbewegung und -haltung ist hierbei weniger charakteristisch. Sie ist in manchen Fällen durch eine Kyphosierungstendenz gekennzeichnet.
Die willkürlichen Arm- und Handbewegungen sind meist in typischer Weise behindert.
Bei Flexion des Kopfes nimmt die Beugung der Ellenbogen, auch die Pronation der Unterarme und die Faustung der Hand so sehr zu, daß sie sogar passiv nur schwer zu überwinden ist – und wenn, dann nur gegen deutlichen und verstärkten Widerstand. Dies gilt besonders für einen Supinationsversuch (aktiv und passiv) an den Unterarmen.
Charakteristisch ist auch die Streckreaktion an den Beinen, die mit anderen Mitbewegungen – wie Adduktion und Innenrotation der Beine bis zum Überkreuzen, sowie verstärkter Plantarflexion der Füße – einhergeht.
Die Tonuszunahme an den Beinstreckern läßt eine Beugung der Beine nicht oder nur gegen heftigen Widerstand zu. Dies gilt noch mehr für die Dorsalflexion der Füße. Die Streckreaktion dehnt sich bis zu den Zehen hin aus.
In weniger schweren Fällen fehlen oft die Spontanbewegungen, aber es ist eine relative Tonuserhöhung der Beugemuskeln an den oberen Extremitäten und der Streckmuskeln an den unteren Extremitäten auffällig.
Bei der ständig erhöhten Tonuslage der Plantarflexoren an den Füßen besteht die Gefahr zur Ausbildung eines spastischen Spitzfußes und ebenso unter dem Streck- und Adduktionsmuster einer Beuge- und Adduktionskontraktur in den Hüften.
Bei manchen Patienten ist nicht eine Beugereaktion in der oberen Körperhälfte vorherrschend, sondern umgekehrt eine ausgesprochene Strecktendenz, d. h. eine Neigung zur Überstreckung der ganzen Wirbelsäule in Verbindung mit einer symmetrischen Schulterretraktion und einer mehr oder weniger charakteristischen Arm- und Handhaltung. Die Beine nehmen reaktiv in den großen Gelenken eine Beugestellung ein (einschließlich einer Dorsalflexion der Füße) (Abb. 6).
Häufig ist eine Streckreaktion an den Schultern nur auf eine Retraktion beschränkt.
Der passiven, nach vorne gerichteten Bewegung der Arme setzen diese Patienten deutlichen Widerstand entgegen, auch der passiven Beugung der Rückens. Die Wirbelsäule bleibt gestreckt, wird sogar

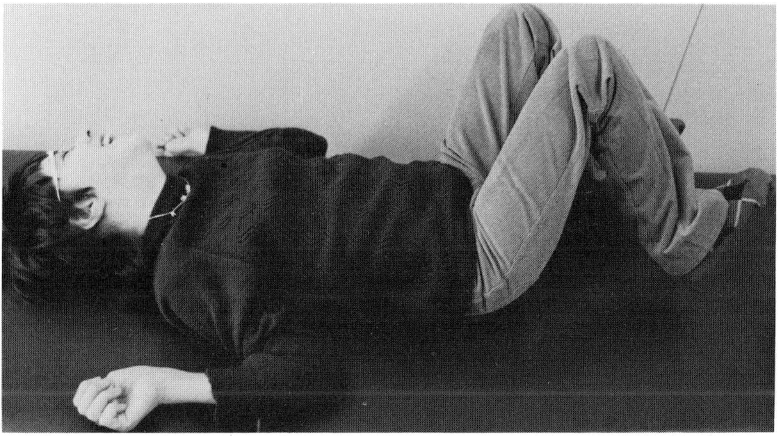

6 Schultern zurückgezogen, Wirbelsäule überstreckt, Beine reaktiv gebeugt

überstreckt gehalten. Die Streckhaltung der Wirbelsäule und die Retraktion der Schultern behindern die Fähigkeit zur aktiven selbständigen Drehung um die Längsachse. Auch die Vorwärtsführung der Schultern wird Widerstand entgegengesetzt. Der Schwierigkeit zum Drehen um die Längsachse versuchen die Patienten dadurch zu begegnen, daß sie die Drehung mit einer Überstreckung der Wirbelsäule einleiten und sozusagen auf dem Hinterhaupt kreisen (Abb. 7).

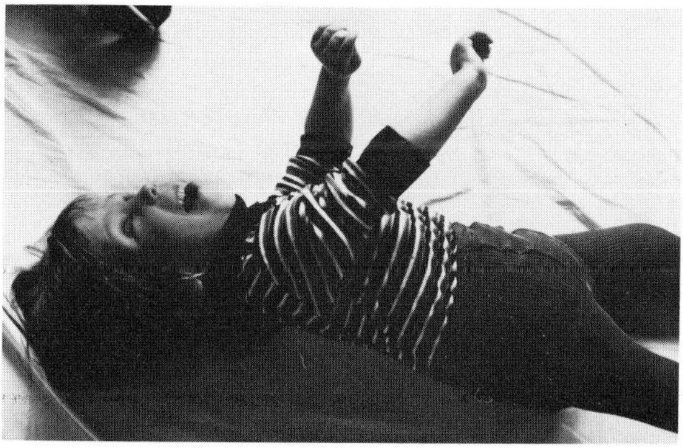

7 Drehen aus Rücken- in Bauchlage mit Hilfe einer Streckreaktion

TLR (tonischer Labyrinthreflex)

Die gestörte räumliche Orientierung unter dem Einfluß dieses Reflexes zeigt sich schon in der auffälligen Spontanhaltung, dann beim

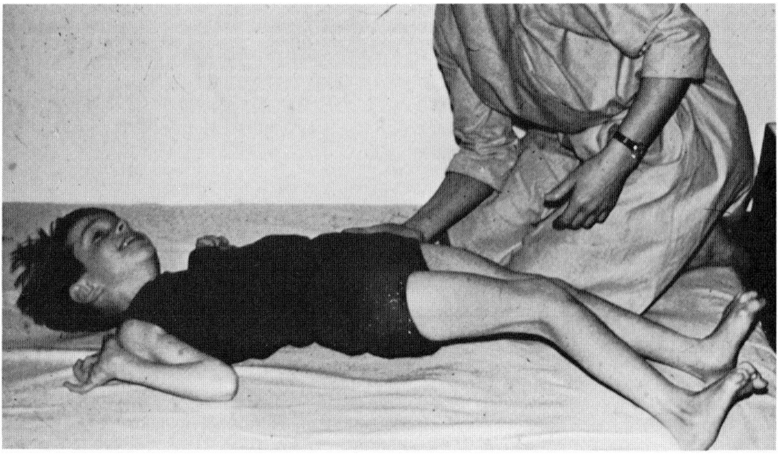

8 Totales Streckmuster (Schulterretraktion unter Einfluß des TLR)

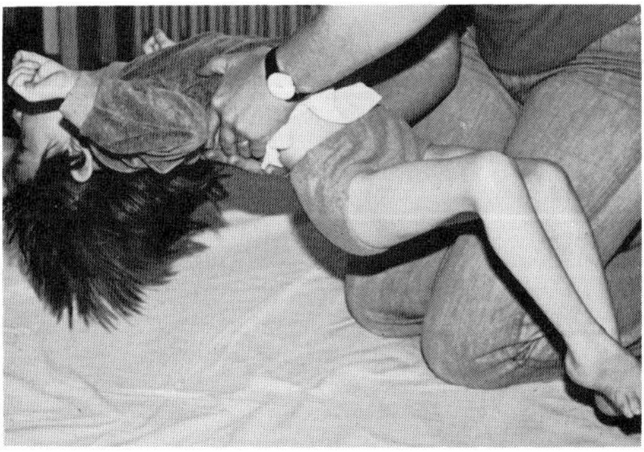

9 Totale Streckreaktion unter Stimulation der Gleichgewichtsorgane

Versuch zum Anheben des Kopfes und beim Versuch, sich selbst aufzusetzen (Abb. **8**), am deutlichsten aber beim Anheben des Patienten aus Rückenlage (Abb. **9**).
Dadurch wird eine Körperhaltung ausgelöst, die durch ein totales Streckmuster, d. h. durch eine Streckreaktion von Kopf und Nacken mit Überstreckung der Wirbelsäule bzw. des Rumpfes gekennzeichnet ist. Selbst der Mund ist weit geöffnet. An den Streckreaktionen nehmen gleichermaßen obere und untere Extremitäten teil. Auffällig ist eine totale Bewegungsstarre.
Das ganze Erscheinungsbild wird von dieser Streckreaktion und Bewegungsstarre beherrscht. Die Starre ist Folge eines gleichzeitig an

Beuge- und Streckmuskeln auftretenden Hypertonus, wobei die Beugeraktivität noch vom Streckertonus übertroffen wird. Die Folge dieser allgemeinen Starrheit und Bewegungsarmut ist oft eine Rumpfhaltung mit opisthotonusähnlicher Überstreckung der Wirbelsäule.

Meist lassen sich die Überstreckung der Halswirbelsäule und gleichzeitige tonische Schulter- und Armretraktion nicht passiv überwinden, und wenn, dann nur gegen großen Widerstand. Dieser Muskelwiderstand wird ganz besonders beim Versuch zum aktiven oder passiven Anheben des Kopfes deutlich. Die Patienten sind häufig nicht dazu fähig. Sie sind deswegen auch unfähig, sich selbst aufzusetzen oder sich in Seiten- und Bauchlage zu drehen. Es gelingt ihnen auch keine Ventralbewegung der Schultern und der Arme, zumal die Streckhaltung der Beine ein zusätzliches Hindernis bedingt.
Werden diese Patienten (passiv oder aktiv) in eine Beugehaltung gebracht, dann schlägt das totale Streckmuster in eine totale und schlaffe Beugereaktion um. Die Streckreaktion würde sonst auch das Drehen auf den Bauch unmöglich machen (Abb. **10**).

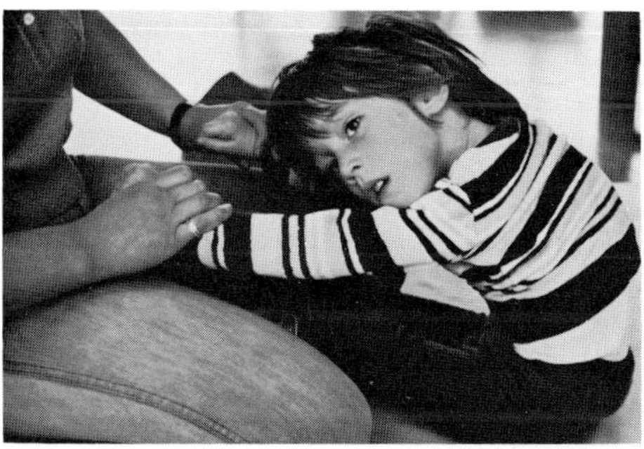

10 Umschlagen des starren Streckmusters in eine völlige Erschlaffung

Gekreuzter Streckreflex

Die maximale Beugung eines Beines (und zwar so weit, daß das Becken mitgeht) bewirkt die reaktive Streckung des anderen Beines in Verbindung mit einer Innendrehung und gleichzeitigen Zunahme der Plantarflexion, Adduktion und Zehenbeugung. Es ist – besonders am Fuß – ein deutlicher Widerstand gegen passive Dorsalflexion auffällig.
Oftmals ist der Reflex nur auf den Fuß und die behinderte Dorsalflexion beschränkt (Abb. **11**).

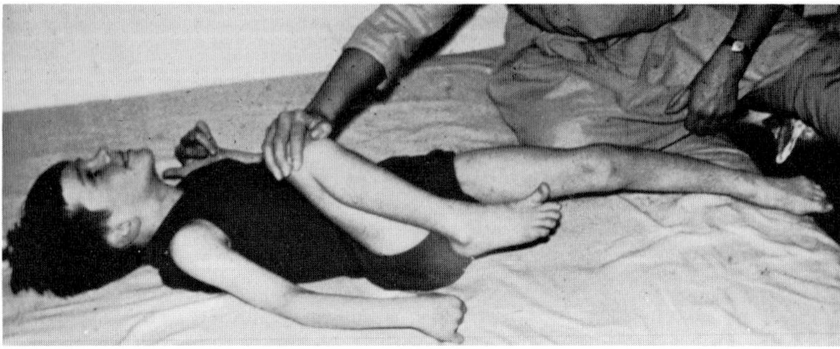

11 Streckung des linken Beins nach passiver Beugung des anderen

Positives motorisches Leistungsbild trotz persistenter tonischer Reflexe

Stellreaktionen

Parallel zur Reifung von Bewegungen erfolgt im Zuge der normalen motorischen Entwicklung die Rückbildung tonischer Reflexe. Man spricht auch von der Modifikation des Bewegungsablaufs. Das bedeutet, daß der Muskeleinsatz zunehmend dosiert, situationsgerecht und koordiniert erfolgt.
Eine Vorstellung von der Modifikation der Motorik eines Patienten ist durch den Nachweis von aktiven und passiven Bewegungen möglich, die koordiniert und tonusgerecht, unabhängig von einer fehlerhaften Reflexaktivität ablaufen. Solange jedoch tonische Reflexe nicht abgelöst sind, erfolgt auf eine Kopfbewegung entweder ein typisch falsches Bewegungsmuster oder auch eine Drehung en bloć, d. h. eine Totalbewegung.
Der Nachweis von Stellreaktionen soll also zeigen, an welchen Teilen des Bewegungsapparates schon gegliederte, modifizierte Bewegungsformen erfolgen. Dieser Nachweis geschieht wie folgt: Man prüft

- ob auf passive Drehung des Kopfes eine nachfolgende Drehung der Schultern erfolgt (diese Prüfung kann auch aktiv ausgeführt werden) (Abb. **12**),
- ob auf Drehung der Schulter Rumpf und Becken locker nachfolgen. Der Nachweis normaler Stellreaktionen ist gegeben, wenn die Bewegung so locker ist, daß bei Drehung der Schultern um 80 Grad das Becken noch der Unterlage aufliegt (auch diese Prüfung kann aktiv durchgeführt werden) (Abb. **13**).
- Zuletzt wird noch die Drehung von den Beinen her getestet. Es wird ein Bein (passiv) gebeugt – man kann auch die Beugung bei-

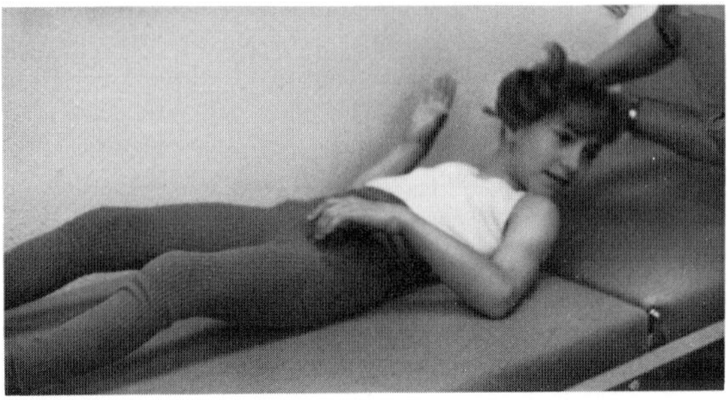

12 Prüfung des sog. Kopfstellreflexes auf die Schulter

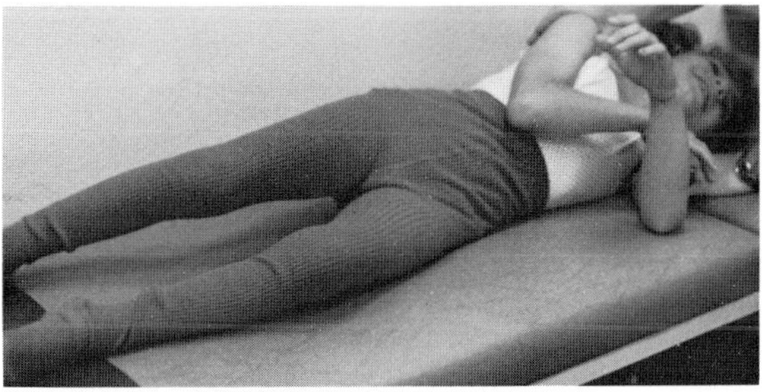

13 Auf Schulterdrehung wenig gegliederte nachfolgende Rumpfbewegung

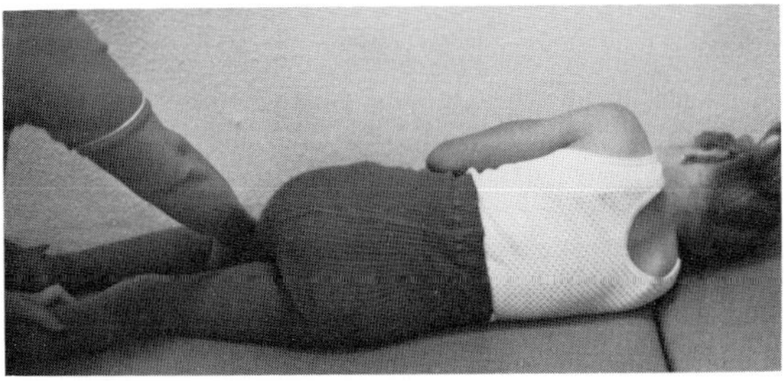

14 Bewegungen von den Beinen her sollten ebenfalls in Ketten erfolgen

der Beine durchführen, und dann von den Beinen her eine Drehung mit nachfolgender Schulter- und Kopfdrehung veranlassen (Abb. **14**).

Nachweis sekundärer Schäden

An letzter Stelle steht die Erkennung sekundärer Schäden, d. h. die passive Bewegungsprüfung der Gelenke zum Ausschluß von Kontrakturen oder anderen Schäden.
Zunächst erfolgt die Untersuchung der *oberen Extremitäten*

- im Schultergelenk,
- im Ellenbogengelenk,
- des Unterarms, und zwar auf Drehung (Pro- und Supination),
- des Handgelenks sowie der Hand selbst (Abb. **15**).

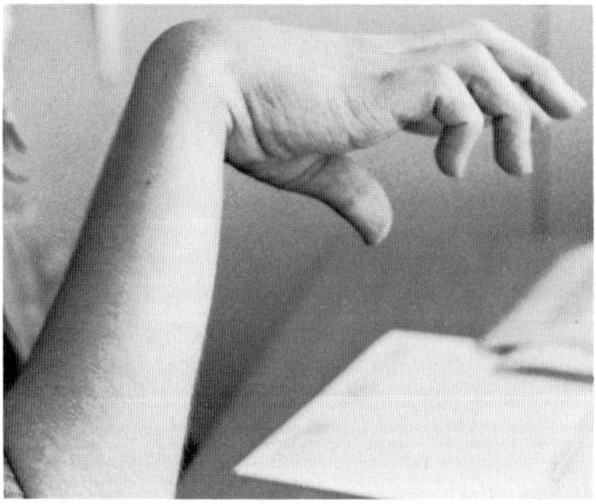

15 Die ständige Fehlhaltung führt zur Ausbildung von Kontrakturen

Die erlangten und festgestellten Bewegungsgrade werden in einem Meßblatt gesondert festgehalten. Häufig sind Adduktionskontrakturen in den Schultergelenken festzustellen oder Beugekontrakturen im Ellenbogengelenk. Am häufigsten sind Pronationskontrakturen am Unterarm und nicht selten Beugekontrakturen am Handgelenk. Eine persistente tonische Reflexaktivität kann auch zu einer kontrakten Beugestellung des Daumens oder der Finger führen.

Prüfung sekundärer Schäden an den unteren Extremitäten

Hüftgelenk

Im Vordergrund steht eine Hüftbeugekontraktur. Das Ausmaß derselben läßt sich mit Hilfe des Thomas-Handgriffs feststellen (Abb. **16a** u. **b**).

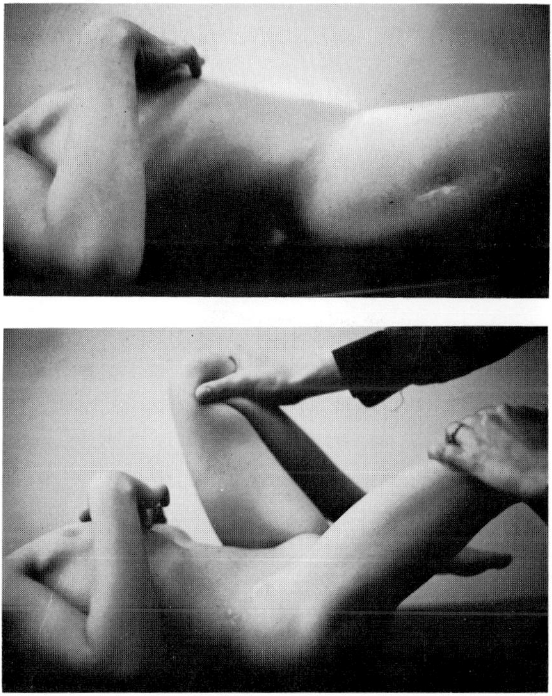

a

b

16 a u. **b** Die wirklich bestehende Beugefehlstellung läßt sich durch Aufhebung der Lendenlordose messen

Kniegelenk

Bei Verkürzung der ischiokruralen Muskeln ist der Lasègue stark positiv.

Fußgelenk

Eine Einschränkung der Dorsalflexion prüft man in Beugestellung des Knies. Ist dabei diese Bewegung behindert, so ist das ein Hinweis auf Verkürzung des M. soleus.
Eine Verkürzung des M. gastrocnemius zeigt sich bei Zunahme der Spitzfußstellung unter Kniestreckung (Abb. **17**).
Adduktionskontrakturen, d. h. Behinderungen der Abduktion der Beine bei gebeugten Hüften (Abb. **18**).

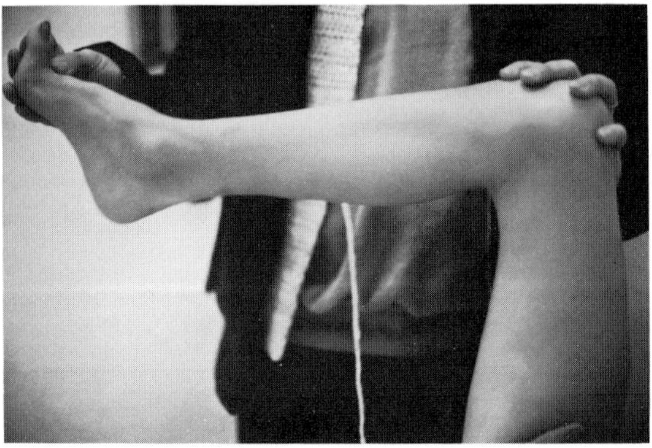

17 Aufhebung der Dorsalflexion des Fußes bei gebeugtem Knie infolge Verkürzung der Wadenmuskeln

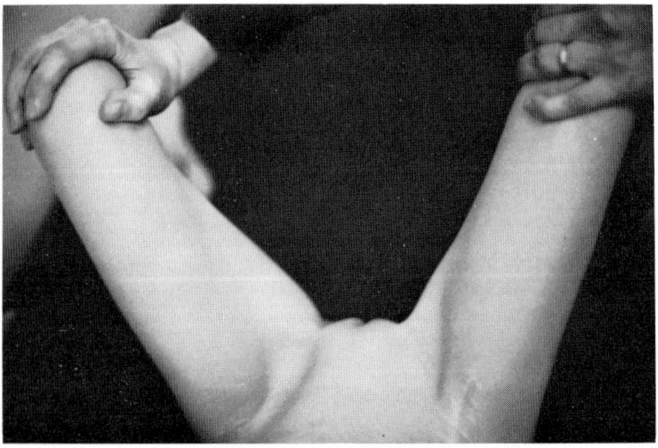

18 Eine Kontraktur der Mm. adductores ist sowohl am eingeschränkten Bewegungsausschlag wie am Muskelprofil mit der Adduktorendelle zu erkennen

Eine Beugekontraktur in den Hüften kann auch unter Beteiligung des M. rectus femoris erfolgen. Um dies feststellen zu können, wählt man die Hüftstreckung als Ausgangsstellung.
Eine Beugekontraktur im Zusammenhang mit der Verkürzung dieses Muskels besteht dann, wenn bei passiver Beugung des Kniegelenks eine Hüftbeugung auftritt oder gar zunimmt.

Zusammenfassung

Besonderheiten, die bei Befunderhebung in Rückenlage zu beachten sind

ATNR

Spontane Haltung – Asymmetrie

Kopf
Schulter
Arme-Hände
Rumpf
Becken
Beine-Füße

Bevorzugte Seite

Bei Kopfdrehung (aktiv, passiv, Provokation)
Gesichtsseitige Arm-/Handstreckung
Gesichtsseitige Bein-/Fußstreckung
Gesichtsseitige Add. + Innenrotation Bein
Gesichtsseitige rel. Streckreaktion Arm/Hand
Gesichtsseitige rel. Streckreaktion Bein/Fuß
Hinterhauptseitige Armbeugung
Hinterhauptseitige Beinbeugung
Hinterhauptseitige rel. Beugereaktion Arm/Hand
Hinterhauptseitige rel. Beugereaktion Bein/Fuß
Schwenkung eines Beins/bd. Beine zur Seite hin

STNR

Spontane Haltung

Beugemuster Arme (bds./halbs.)
Streckmuster Beine (bds./halbs.)
Kyphose der WS
Add. und Plantarflexion der Füße

Streckmuster Arme
Beugemuster Beine
Extension der WS
Beugereaktion an den Füßen

Kopfbeugung (aktiv, passiv)
Beugereaktion Arme
Streckreaktion Beine (Add., Innenrotation, Plantarflexion)

Auswirkungen der Reflexaktivität

Widerstand gegen Vorwärtsführung der Schultern/Arme
Widerstand gegen Streckung der Ellenbogen
Widerstand gegen Supination des Unterarms
Widerstand gegen Dorsalflexion der Hand

Widerstand gegen Öffnung der Hand
Widerstand gegen Beugung der Beine
Widerstand gegen Abduktion der Beine
Widerstand gegen Dorsalflexion der Füße

TLR

Spontane Haltung

Totales Streckmuster
Mund offen
Tonuserhöhung der Muskulatur – Bewegungsstarre
lockere Bewegungen

Kopfhaltung gestreckt

Fähigkeit zum Anheben des Kopfes
Widerstand gegen Kopfbeugung

Schulterretraktion

Widerstand gegen Vorwärtsführung der Arme
Fähigkeit zur Vorwärtsführung der Arme

Drehung

Umschlag des Musters
Fähigkeit zum selbständigen Aufsitzen

Gekreuzter Streckreflex

Widerstand gegen Dorsalflexion des gestreckten Fußes

Positives motorisches Leistungsbild

Nachweis von Stellreaktionen: Kopf-Schulter
Schulter-Körper
Körper-Schulter/Kopf

Kontrakturen: an den *oberen Extremitäten*
an den *unteren Extremitäten*

Achillessehnenverkürzung re/li

Bauchlage

Nachweis tonischer Reflexe

Die Fähigkeit zum Anheben des Kopfes in Bauchlage ist eines der frühesten motorischen Entwicklungsereignisse. Umgekehrt läßt sich daraus auch der Schluß ableiten, daß die Störung oder das Fehlen dieser Kopfbewegung immer als sicherer Nachweis eines pathologischen Zustandes zu werten ist.

ATNR (asymmetrischer tonischer Nackenreflex)

Der Einfluß dieses Reflexes macht sich in Bauchlage weniger bemerkbar. Die durch diesen Reflex bewirkten Koordinationsstörungen sind nicht so charakteristisch wie in Rückenlage. Sie sind schwächer in allen Positionen, die eine Beugeaktivität begünstigen. Asymmetrische Reaktionen sind in Bauchlage oft nur auf die Arme beschränkt. Doch läßt sich bei genauer Beobachtung feststellen, daß (in schweren, aber auch in leichten Fällen) Arm- und Beinstellungen vom ATNR her sichtbar beeinflußt werden (Abb. **19a** u. **b**).

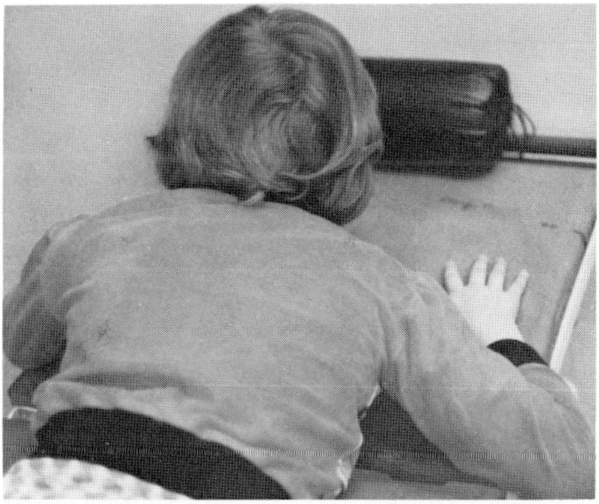

19a Asymmetrische Schulter- und Armhaltung

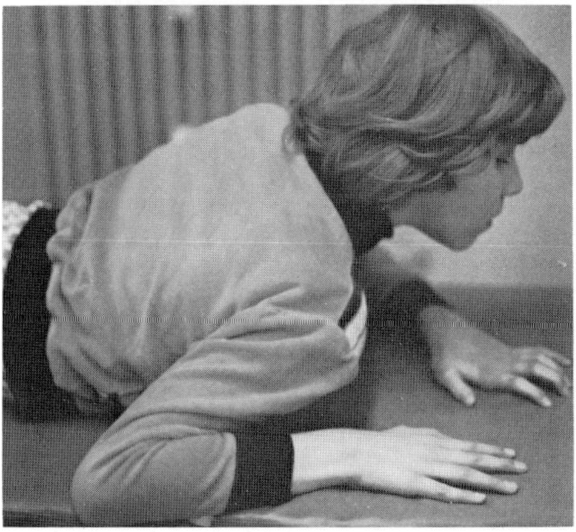

19b Hinterhauptseitig verstärkte Beugung an Arm und Schulter

Viele Kinder sind auch unfähig, die Arme nach vorne zu bringen. Eine spontane Drehung des Kopfes nach der bevorzugten Seite hin wird eingenommen. Das Fixieren mit den Augen ist in dieser Stellung leichter. In schweren Fällen sind die Patienten oft nicht in der Lage, mit den Augen einem Objekt zu folgen, das von der bevorzugten Seite wegbewegt wird (Abb. **20**).

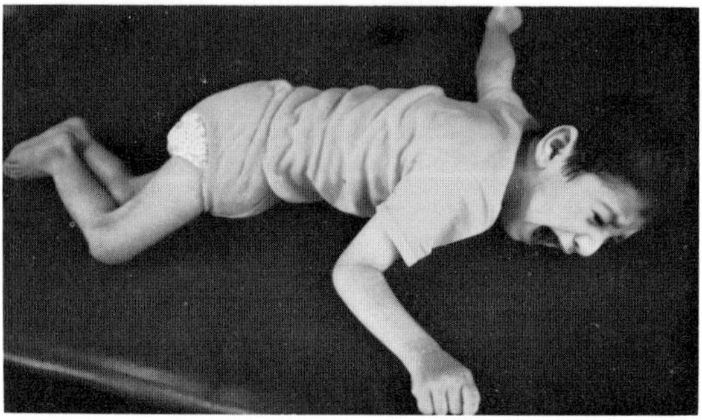

20 Asymmetrie an Armen und Beinen. Fehlende Kopfkontrolle

In den meisten Fällen, bei denen der Kopf spontan aus der Mittelstellung abweicht, verstärkt das Anheben des Kopfes, also die aktive Extension der Halswirbelsäule die reflektorisch-asymmetrische Kopfstellung.
Viele Patienten sind noch fähig zur Extension des Kopfes, aber nicht in der Lage, den Kopf von der bevorzugten Seite wegzudrehen.
Die Asymmetrie an Kopf und Schultern überträgt sich auf den Rumpf, und mit der Zeit kann es über die Verbiegung der Wirbelsäule zur Ausbildung einer Skoliose kommen. Wie sehr auch bei leichten Fällen die Asymmetrie der Schultern von der Auswirkung dieses Reflexes geprägt wird, zeigen die Bilder (s. Abb. **19a** u. **b**). Auf der Gesichtsseite erfolgt eine Bewegung der Schulter nach vorn. Auf der Hinterhauptseite ist die Bewegung von einer verstärkten Beugung des Ellenbogens und auch der Schulter begleitet.
Das Ergreifen von Gegenständen erfolgt mit dem gesichtsseitigen Arm, falls überhaupt eine Greiffähigkeit gegeben ist, denn mit der Streckung des Ellenbogens geht häufig eine reaktive Handbeugung mit Faustung der Hand einher. Eine Beugestellung im Handgelenk ist aber beim Zugreifen immer hinderlich.
Auch die Beine zeigen eine asymmetrische Lage, meist mit einer Schwenkung und Außendrehung gesichtsseitig, sowie einer Innendrehung und Adduktion, auch einer verstärkten Beugung hinterhauptseitig. Diese Beinstellung ist jedoch nicht unbedingt charakteristisch bzw. konstant.

STNR (symmetrischer tonischer Nackenreflex)

Dieser Reflex beeinflußt Beugung und Streckung des Kopfes wieder in typisch symmetrischer Weise mit Beugehaltung an den oberen Extremitäten und Streckhaltung an den unteren Extremitäten, sowie entsprechender Tonusverteilung an der Muskulatur von Armen und Beinen (Abb. 21).

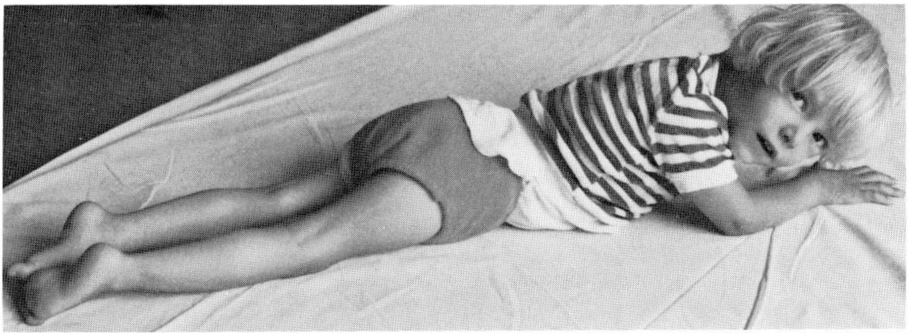

21 Symmetrische Streckhaltung der Beine

Das Anheben des Kopfes geht meist mit einer Streckreaktion an den Armen und einer Abnahme der Strecktendenz an den Beinen einher. Die Reaktion ist oft nur an der graduellen Zu- und Abnahme der Muskelspannung festzustellen. Beim Anheben des Kopfes erfolgt auch eine Verringerung der Beugeaktivitäten an den Armen, und es lassen sich passiv die Beine leichter beugen (Abb. 22).

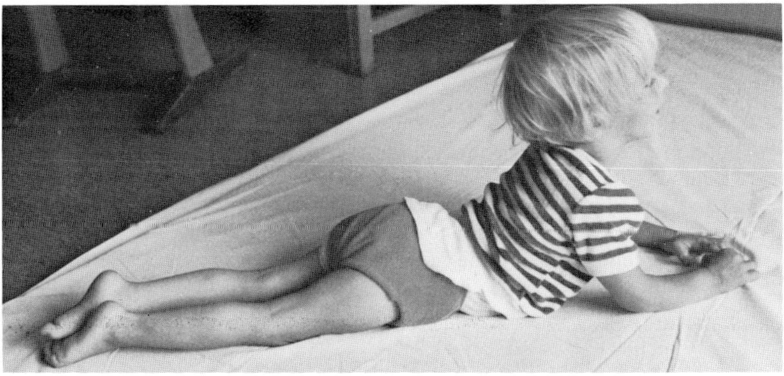

22 Streckreaktion der Arme beim aktiven Anheben des Kopfes

Kinder mit schweren Störungen zeigen in Bauchlage eine Reaktion mit Beugespasmus an den Beinen.

Die typische Reaktion ist in Ruhe jedoch die Streckung der Beine in Verbindung mit einer vermehrten Beugereaktion an den Armen, oft mit einer Kyphosierung der Wirbelsäule einhergehend. Der Schultergürtel ist dabei nach vorne gezogen, die Arme sind mehr oder weniger adduziert und in den Ellenbogen gebeugt.
Viele Patienten sind zur Abstützung auf den Ellenbogen unfähig, erst recht zur Abstützung auf den Händen. Oft sind sie auch unfähig, die Hände geöffnet auf die Unterlage zu legen (Abb. **23a** u. **b**).

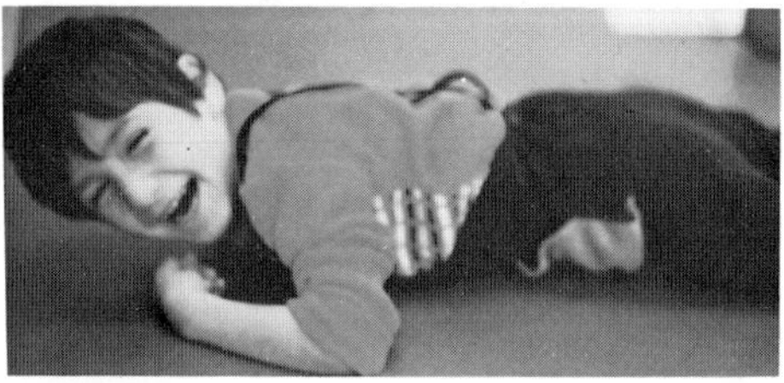

a

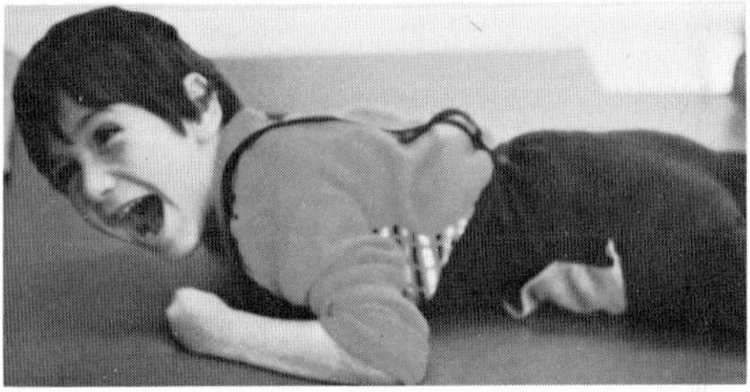

b

23a u. b Wirbelsäulenkyphose. Unfähigkeit zur Abstützung auf den Ellenbogen

Durch passives Anheben des Kopfes (am Kinn) oder auch durch Anheben des Patienten an den Schultern mit Zurückziehen des Schultergürtels kann eine Armstreckung – auch verzögert – provoziert werden. Es reagieren dabei die Beine mit, in Form einer automatischen Beugung in Hüft- und Kniegelenken, oft in solchem Maße, daß die Unterschenkel von der Unterlage abgehoben werden oder die Beine abduziert und die Füße spontan nach dorsal flektiert werden (Abb. 24).
Besonders auffällig ist eine plötzlich einschießende, reaktive Dorsalflexion der Füße.

TLR (tonischer Labyrinthreflex)

Wenn auch die Feststellung des tonischen Labyrinthreflexes isoliert oft schwierig ist, weil bei seiner Prüfung und Auslösung der Tonus der Nackenmuskulatur mit aktiviert wird und somit auch tonische Nackenreflexe ausgelöst werden, gelingt der Nachweis doch in den Fäl-

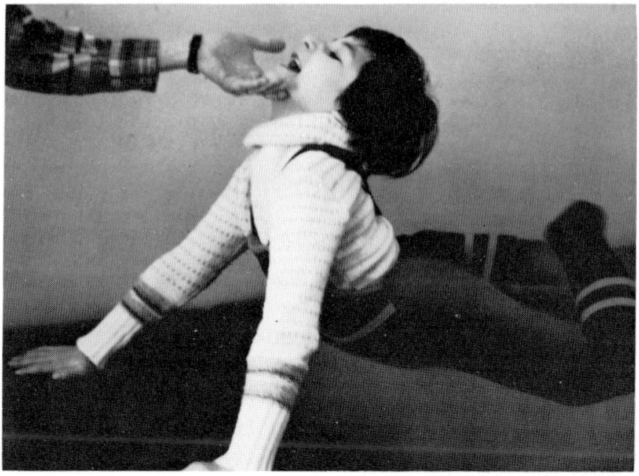

24 Armstreckung auf passives Anheben des Kopfes und Beugereaktion der Beine

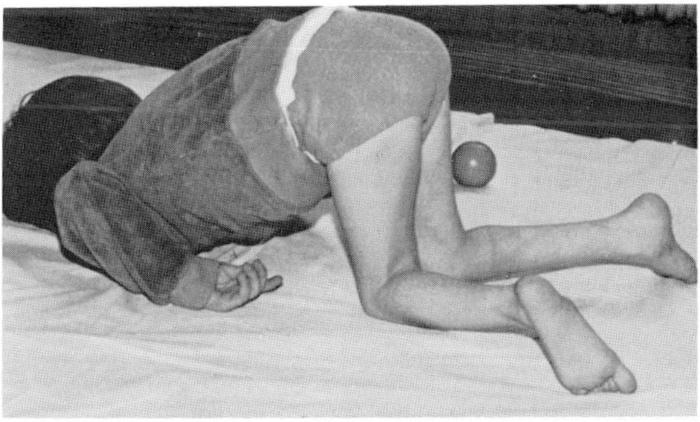

25 a Vollständige Beugereaktion. Unfähigkeit zum Anheben des Kopfes und zur Abstützung auf den Händen

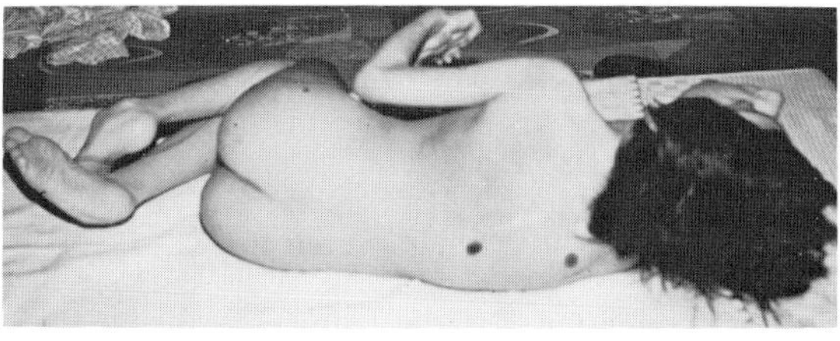

25 b Totales Beugemuster in Seitenlage

len, in denen dieser Reflex überwiegt. Es zeigt sich dann das für diesen Reflex typische falsche Bewegungsmuster.
Das wesentliche Unterscheidungsmerkmal gegenüber den tonischen Nackenreflexen ist die Beeinflussung der Extremitäten in Abhängigkeit von der Kopfhaltung – *im gleichen Sinn.*
Das ist in Bauchlage also (und oft auch in Seitenlage) ein totales Beugemuster (Abb. **25a** u. **b**).
Dieses totale Beugemuster geht meist mit auffallender Starre und Bewegungsarmut an Rumpf und Extremitäten einher.
Die Patienten sind zum Anheben des Kopfes aus der Bauchlage unfähig, erst recht zur Streckung der Wirbelsäule oder zur Abstützung auf den Händen. Spastische Kontraktionen der Brust- und Bauchmuskeln verhindern dies. Dies führt auch zu einer starren Kyphose der Wirbelsäule. Bei keiner anderen Reflexaktivität ist der Haltungsverlust so deutlich, wie bei der Persistenz des tonischen Labyrinthreflexes.

Provozieren läßt sich dieser Reflex durch Abheben des Patienten von der Unterlage. Dabei wird die totale Fehlbewegung erst recht deutlich (Abb. **26**).

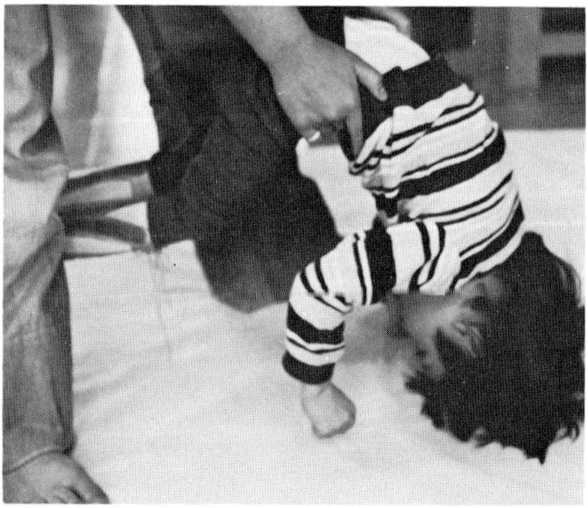

26 Durch Anheben Auslösung von reaktiven Beugebewegungen an Kopf, Rumpf und den Extremitäten

Wird umgekehrt – durch aktive oder passive Überstreckung der Wirbelsäule – eine Extensorenspastizität wirksam oder gar vorherrschend, dann erfolgt eine gleichzeitige starre Streckung der Wirbelsäule mit reaktiver Extension der Arme und mit mehr oder weniger unsicherer Abstützung auf den Händen. Diese Streckung erfolgt mit Hilfe der Streckeraktivität und dem totalen Streckmuster dieses Reflexes. Die Streckung dehnt sich in gleichem Sinne auf Kopf, Rumpf und Beine aus (Abb. **27**).
Erkennbar ist diese Reaktion daran, daß die Beine eine passive Beugung nur gegen Widerstand zulassen (Abb. **28**).

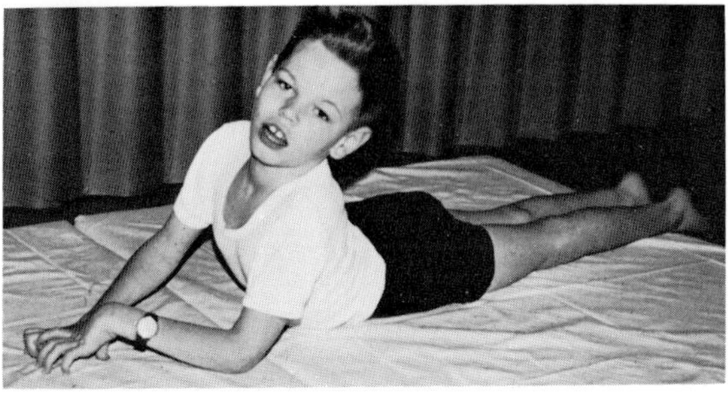

27 Das aktive Anheben des Kopfes löst eine totale Streckreaktion aus

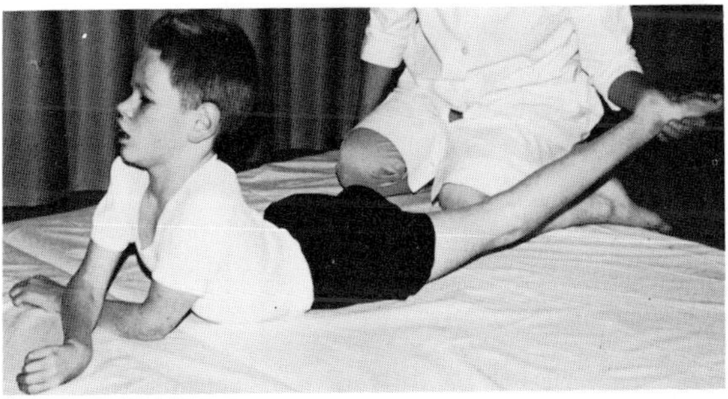

28 Das Bein läßt sich im Kniegelenk nur gegen deutlichen Widerstand beugen

Das totale Muster ist auch erkenntlich an der umgekehrten Reaktion, der Beugereaktion.
Bei einer Beugung des Kopfes, auch einer passiv erzwungenen Kopfbeugung kommt es zum Verlust der Stützfunktion und zum Umschlagen des Bewegungsmusters in Beugung im gleichen totalen Sinne. Es kommt nicht nur zum Verlust der Streckung der Wirbelsäule, sondern zum totalen Haltungsverlust in Form der Beugereaktion.
Wie sehr die Bewegungen durch den tonischen Labyrinthreflex gestört sind, ist auch beim Versuch der Patienten zur Drehung aus Rükkenlage in Bauchlage zu erkennen.
Die Patienten wenden zunächst aus Rückenlage ihr Gesicht der Seite und der Unterlage zu und erreichen dann mühsam eine totale Beugung. Danach wird mit einer Kopfstreckung die Streckreaktion an Rumpf und Extremitäten angeschlossen und so evtl. die Bauchlage erreicht (Abb. **29a** u. **b**).

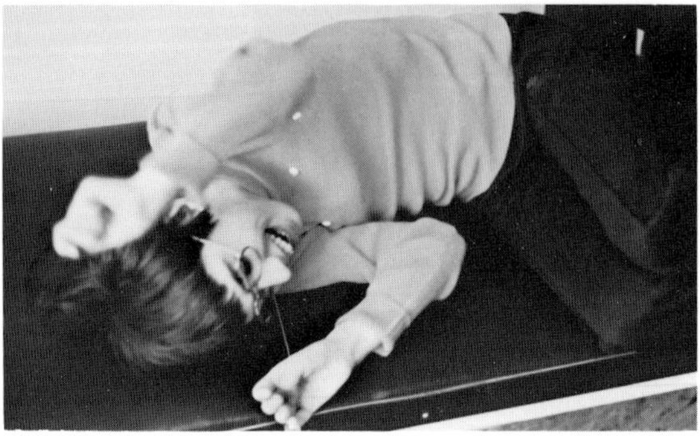

a

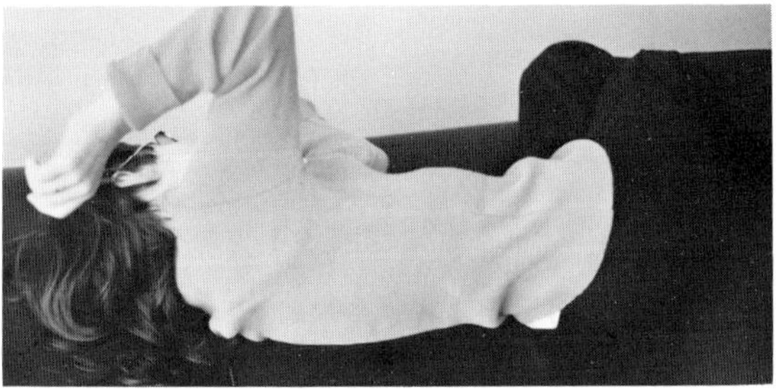

b

29 a u. **b** Totale Beugung beim Drehen aus Rücken- in Bauchlage

Gekreuzter Streckreflex

Zuweilen erfolgt auch in Bauchlage der Nachweis dieses Reflexes mit Streckung des kontralateralen Beines auf Beugung eines Beines.

Positives motorisches Leistungsbild trotz persistenter tonischer Reflexe

Wie in Rückenlage ist auch in Bauchlage die Untersuchung durch den Nachweis von Stellreaktionen zu ergänzen.
Den ersten Aufschluß darüber gibt die Feststellung, wie oder ob der Patient überhaupt aus Rücken- in Bauchlage kommt, und über welche Seite er sich dabei dreht.
Die zweite Feststellung gilt der Kopfhaltung. Darauf konzentrieren sich zunächst die Beobachtungen, also auf die Fähigkeit, den Kopf ruhig und räumlich orientiert anzuheben, denn die Beherrschung der

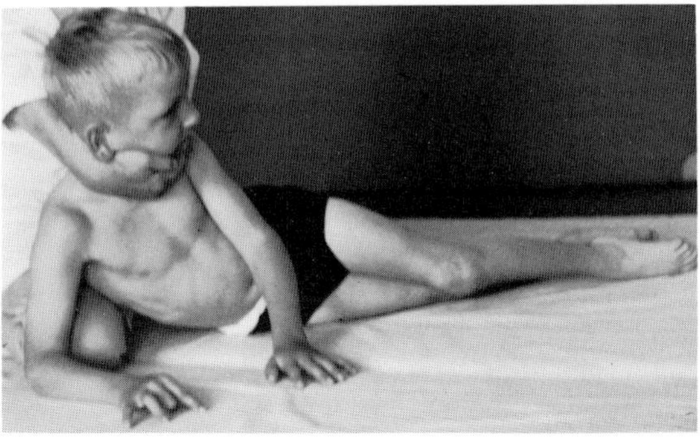

30 Prüfung der Fähigkeit zur Abstützung auf dem Ellenbogen

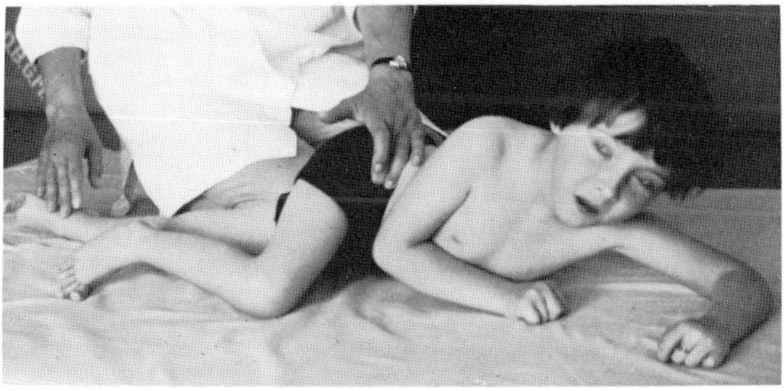

31 Prüfung der Fähigkeit zu aktiven Beinbewegungen

Kopfkontrolle bedeutet eine wesentliche motorische Leistung, eine Grundvoraussetzung für weitere motorische Entwicklungsphasen.

Der Prüfung der Kopfkontrolle folgt die Feststellung, ob ein Patient zum Abstützen auf den Ellenbogen oder gar auf den Händen, und zwar einseitig oder beidseitig fähig ist (Abb. **30**).
Auch aus den Beinbewegungen in Bauchlage, der Form der Beinbewegungen und ihres Bewegungsausmaßes lassen sich wertvolle Erkenntnisse gewinnen (Abb. **31**).
Solche Stützfunktionen sind fundamentale funktionelle Voraussetzungen für eine willkürliche Bewegung des Kopfes und der oberen Extremitäten (Abb. **32**).
Die weitere Aufmerksamkeit gilt den Beinen bzw. der Beinhaltung. Die Inspektion kann schon viele Aufschlüsse erbringen.

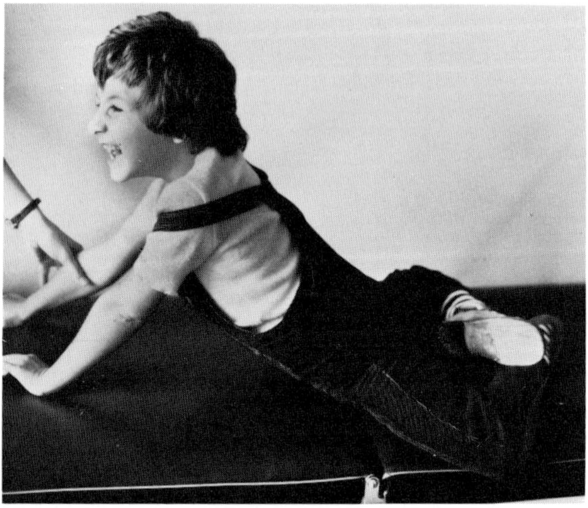

32 Prüfung der Stützfunktion auf den Händen

Eine verstärkte Neigung zur Beugestellung im Hüftgelenk oder ein ständiges Abheben des Beckens von der Unterlage, auch eine ständige Beugehaltung in den Kniegelenken ist bei einem Kleinkind auffällig und kann auf eine gestörte motorische Entwicklung hinweisen.

Ein flaches Aufliegen des Beckens ist bei einem gesunden Kind mit Ablauf des ersten Lebensjahres zu erwarten (Abb. 33).

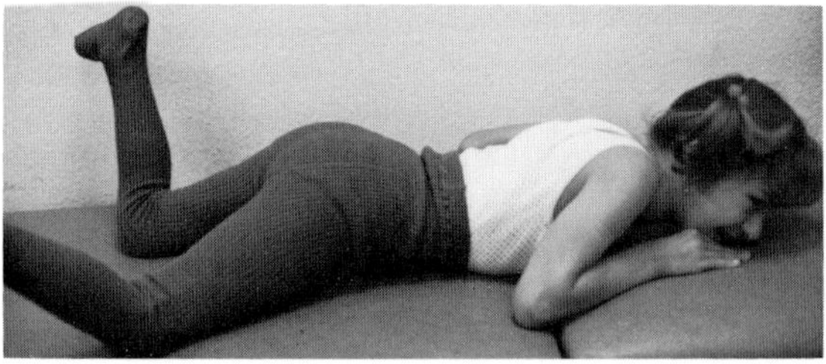

33 Eine ständige Beugehaltung der Beine in Verbindung mit einer mangelnden Hüftstreckung

Zusammenfassung

Besonderheiten, die bei der Befunderhebung in Bauchlage zu beachten sind

ATNR

Spontane Haltung – Asymmetrie

Kopf
Schulter
Arme
Rumpf-WS
Becken
Beine

Bevorzugte Seite

Bei Kopfdrehung

Gesichtsseitige Armstreckung
Gesichtsseitige Beinstreckung
Gesichtsseitige Add., Innenrotation Bein
Gesichtsseitige rel. Streckreaktion Arm/Hand
Gesichtsseitige rel. Streckreaktion Fuß/Bein
Hinterhauptseitige Armbeugung
Hinterhauptseitige Beinbeugung
Hinterhauptseitige Abd., Außenrotation
Hinterhauptseitige rel. Beugereaktion Arm/Hand
Hinterhauptseitige rel. Beugereaktion Bein/Fuß
Schwenkung der Beine nach

STNR

Spontane Haltung

Kopf gebeugt
Kopf angehoben
Arme gebeugt
Arme gestreckt
WS kyphosiert
Beine gebeugt
Beine gestreckt

Schultern vorgezogen, Arme adduziert
Beugestellung der Ellbenbogen
Pronation der Unterarme, Handbeugung, Faustung
Fähigkeit zum Stützen auf Ellenbogen
Fähigkeit zum Stützen auf Hände
Hände gefaustet
Widerstand gegen Beugung der Beine

Beim Anheben des Kopfes
verzögerte Streckung der Arme
relative Streckreaktion der Arme
Beugung der Beine
relative Beugereaktion der Beine
Dorsalflexion der Füße

TLR
Spontane Haltung
Streckmuster
Beugemuster

Kopfbewegung (Beugemuster)
Fähigkeit zum Anheben des Kopfes
Fähigkeit zur Streckung der WS
Fähigkeit zum Stützen auf Arme und Hände

Kopfbewegung (Streckmuster)
Starre Streckhaltung bei Anheben des Kopfes
Stützen auf den Händen (mit Hilfe des Streckmuster
Verlust der Stützfunktion bei Kopfbeugung
Widerstand gegen Beugung des Kopfes
relative Auswirkungen

Wie kommt der Patient in Bauchlage?
Über welche Seite?

Vierfüßlerstand

Nachweis tonischer Reflexe

ATNR (asymmetrischer tonischer Nackenreflex)

Unter seinem Einfluß bleibt die Belastung der vier Extremitäten oft ein mühsamer Versuch, weil es für die Patienten schwierig ist, den Rumpf über der Unterlage zu halten. Der Vierfüßlerstand erfordert eine Stützfunktion auf Händen und Knien.
Der ATNR bewirkt jedoch, daß die Stützen laufend durch einschießende, unkontrollierte Tonusschwankungen der Muskeln erschüttert und gefährdet werden, und daß der asymmetrische Reflextonus die Abstützung stört (Abb. **34**). So droht die Abstützung ständig zusammenzubrechen (Abb. **35**), und bei vielen, besonders bei athetotischen Patienten, ist unter diesen schwierigen statischen Bedingungen eine muskuläre Verwirrung zu beobachten.
Dieser Schwierigkeit versuchen die Patienten oft damit zu begegnen, daß sie die unwillkürlichen Muskelschwankungen durch eine starre

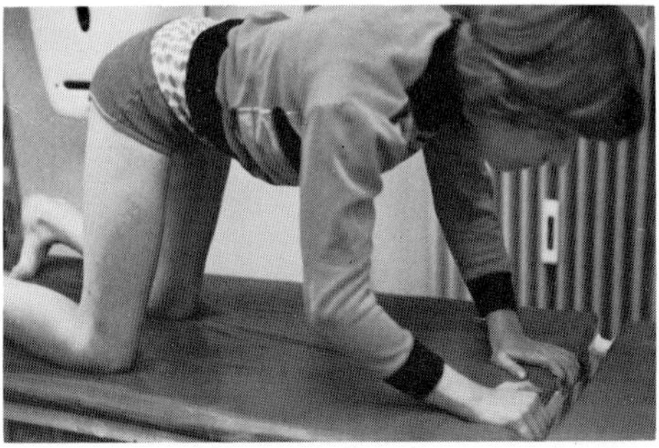

34 Wechselnder Tonus in Abhängigkeit von der Kopfhaltung macht den Vierfüßlerstand unsicher

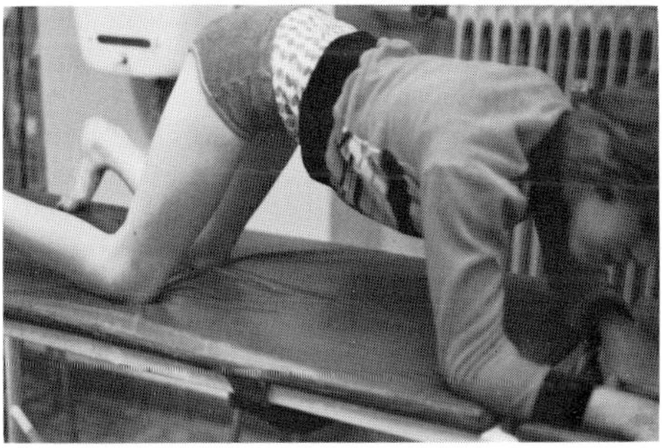

35 Die Tonusschwankungen der Muskulatur sind bei Abstützung auf den Ellenbogen leichter zu beherrschen

Beugung des Kopfes unter Kontrolle zu bringen versuchen. Doch bleibt dieser Versuch oft vergeblich. Die Kontrolle versagt, wenn sich reaktiv der Kopf zur Seite dreht und hinterhauptseitig die Armstütze einknickt.
Unter dem Einfluß des ATNR ist es daher für die Patienten immer schwierig, die Mittelstellung des Kopfes im Vierfüßlerstand beizubehalten oder die Stützfunktion auf den Armen zu sichern. Oft gerät plötzlich die Kopfhaltung unter Drehung und Neigung zur bevorzugten Seite außer Kontrolle.
Versucht nun der Patient, die Kopfstellung aktiv zu korrigieren oder gar eine Bewegung zur anderen Seite hin durchzuführen, dann löst er erst recht asymmetrische Reaktionen an Rumpf und Extremitäten aus.
Oft genügt zur Aktivierung dieses Reflexes allein das selbständige Anheben des Kopfes. Viele Patienten unterlassen unter diesen Schwierigkeiten nach kurzer Zeit die Abstützung auf den Händen und begnügen sich mit einer Stützfunktion auf den Ellenbogen. Andere versuchen erst gar nicht, sich auf Hände oder Ellenbogen zu stützen, sondern nehmen den Kopf zur Sicherung dieser Haltung zu Hilfe (Abb. **36**).

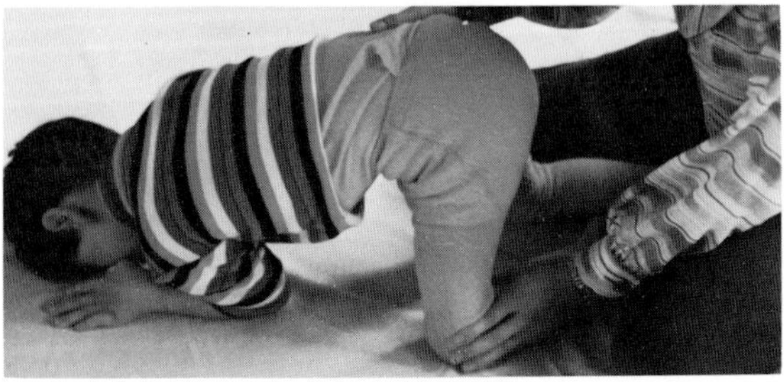

36 In dieser Position versucht der Patient die vom Kopf her ausgelösten Fehlbewegungen zu reduzieren

Die Insuffizienz zeigt sich auch darin, daß die Patienten sich weigern, den Versuch zur Abstützung auf den Händen durchzuführen. Weigerung ist oft Ausdruck ihrer Unfähigkeit.
Bei manchen Kindern ist beim Bemühen, sich auf den Händen abzustützen, eine andere fehlerhafte Assoziation zu beobachten, nämlich die Abstützung auf den Händen mit Belastung des Handrückens oder die Faustung der Hand statt der Stützfunktion auf der offenen Hand.

Wenn auch die Tonusschwankungen an den Beinen meist nicht so deutlich wie an den Armen sind, so ist doch auch hier eine Abhängigkeit der Beinbewegungen von der Kopfhaltung zu beobachten.

STNR (symmetrischer tonischer Nackenreflex)

Die Persistenz dieses Reflexes zeigt in besonders deutlicher Weise, wie sehr Bewegungen an Armen und Beinen von der Kopfhaltung abhängig sind.
Wenn Stützfunktion und Bewegungen der Extremitäten durch Heben und Senken des Kopfes beeinflußt werden, ist eine Balancesicherung immer erschwert (Abb. 37). Alle Gleichgewichtsreaktionen – auch die einfachsten – setzen ja ein Minimum an Muskelkoordination im Vierfüßlerstand voraus. Und da auch der Vierfüßlerstand nur eine scheinbare Ruhehaltung darstellt, ist das Anheben der Körperschwerpunkte selbst unter diesen Standbedingungen immer schwierig.
Der STNR zwingt in symmetrischer Form die Patienten zu einer gewissen Überkompensation der Standsicherung, und dies schon unter diesen relativ einfachen statischen Bedingungen. Eine Beobachtung, der wir unter erschwerten statischen Voraussetzungen bei der aufrechten Körperhaltung und beim Gang später wieder begegnen.

Infolge einer Flexorspastizität an den Armen sind viele Patienten zur Abstützung auf den Händen nicht oder nur unter großen Schwierig-

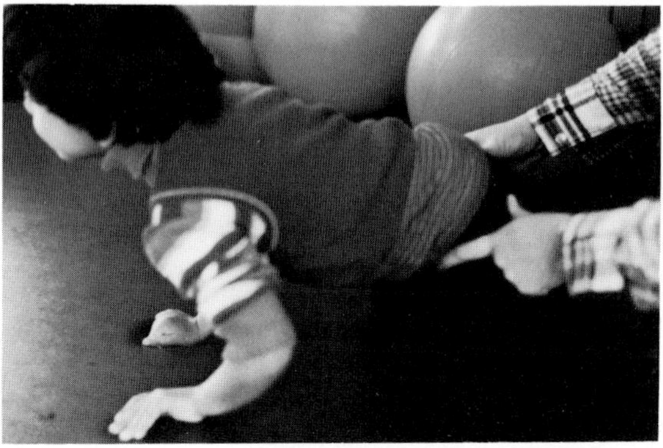

37 Vierfüßlerstand unter dem Einfluß des STNR

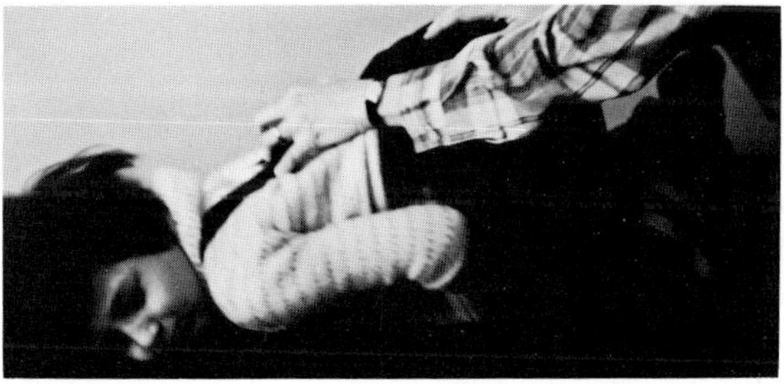

38 Abstützung auf den Händen unter der Auswirkung des STNR nicht möglich

keiten in der Lage. Viele Kinder halten den Kopf am Boden gebeugt und die Wirbelsäule kyphosiert. Der Schultergürtel ist nach vorne gezogen, auch die Ellenbogen bleiben gebeugt und die Hände vielfach gefaustet (Abb. **38**).

Aber auch bei den leichteren Fällen bewirkt die Abhängigkeit der Tonusverteilung an Armen und Beinen von der Kopfhaltung her ein großes Hindernis (Abb. **39**).

Je nach Vorherrschen der Störungen an den oberen oder unteren Extremitäten kann man unterschiedliche Bilder beobachten.

Patienten mit einer ausgesprochenen Flexoraktivität an den oberen Körperteilen halten meist den Kopf gebeugt und die Wirbelsäule kyphosiert. Es ist eine mehr oder weniger ausgeprägte Beugestellung, meist in Verbindung mit einer Faustung der Hände, auffällig.

Wenn in Verbindung mit einem passiven Anheben des Kopfes am

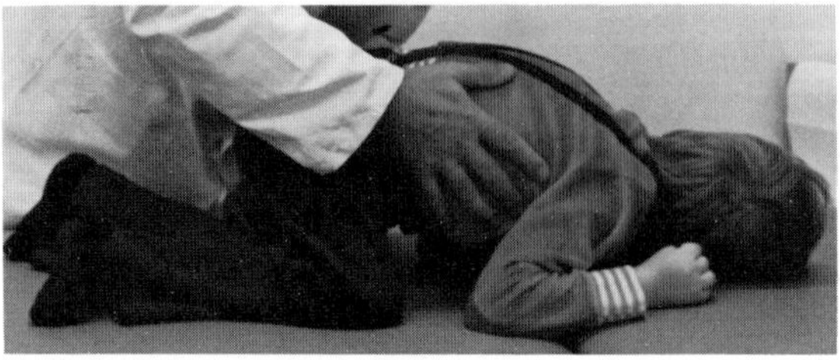

39 Beugung des Kopfes geht einher mit Beugereaktion in den oberen Körper- und Extremitätenpartien

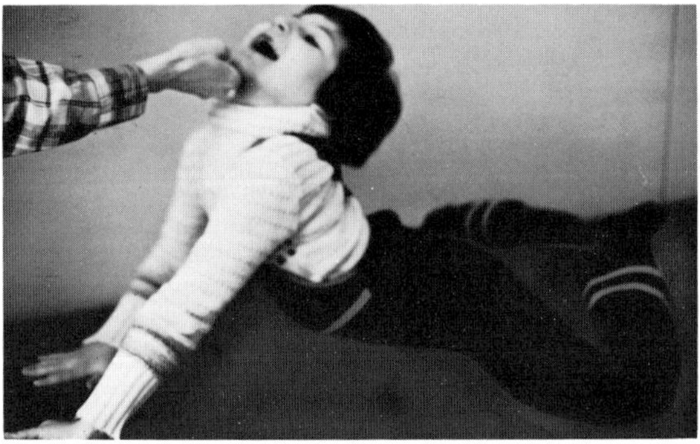

40 Streckung am Kopf bewirkt Beugung der Beine bei gleichzeitiger Streckung der Arme

Kinn, auch mit Verzögerung, eine reaktive Streckung der Arme und selbst eine Öffnung der Hände erreicht wird (Abb. **40**), so tritt doch im Zusammenhang mit dieser oberen Streckreaktion an Kopf und Armen eine automatische Beugung in Hüften und Knien ein mit einer deutlichen Tendenz, sich auf die Fersen zu setzen (Abb. **41**).
Andere, die sich nicht auf die Fersen setzen können, zeigen eine Beugereaktion an den Beinen in der Form, daß sie Füße und Unterschenkel von der Unterlage abheben und eine Dorsalflexion der Füße ausführen (Abb. **42**).
Beim Sitz *zwischen* den Fersen – meist setzen sich die Patienten nicht *auf* die Fersen – sind Kopf und Rumpf auch in schweren Fällen relativ gut aufgerichtet und auch kontrolliert.
In manchen Fällen, bei denen eine Abstützung am Kinn notwendig ist, tritt bei Wegnahme dieser Hilfe eine Beugehaltung des Kopfes spontan wieder ein und in Verbindung damit eine reaktive Beugung der Arme.

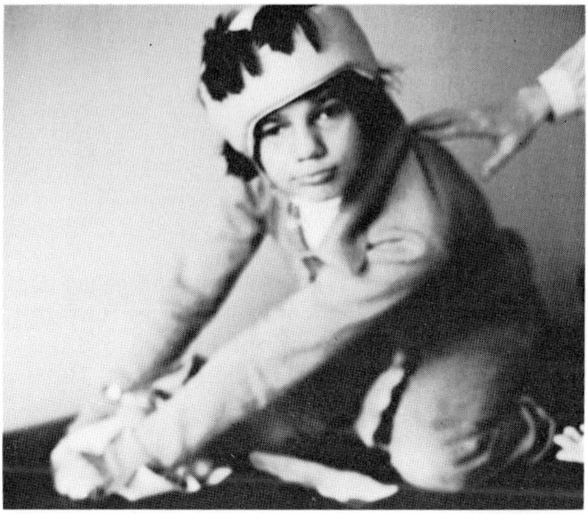

41 Beim Sitz zwischen den Fersen relativ gute Kopfkontrolle und Stützfunktion

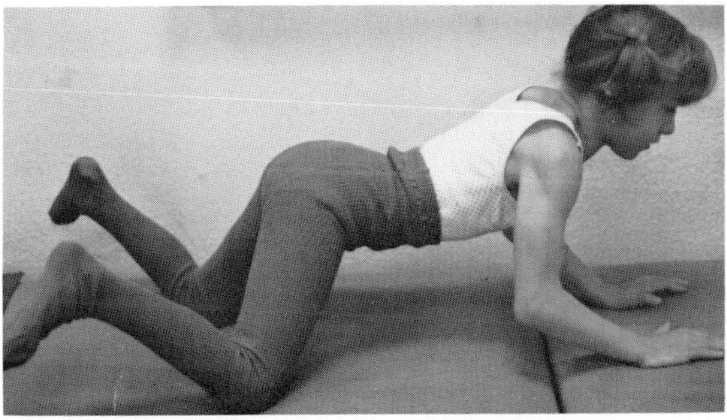

42 Starre Beugereaktionen – am auffälligsten ist das Anheben der Unterschenkel und die Dorsalflexion der Füße

Die Patienten legen den Kopf auf die Unterlage oder fallen auf das Gesicht. Viele Patienten empfinden ihre Unsicherheit an den oberen Extremitäten und setzen aus diesem Grunde einer Bewegung des Rumpfes zu den Armen hin, d. h. einem Anheben des Gesäßes aus dem Fersensitz, heftigen Widerstand entgegen (Abb. **43**).
Dieser Widerstand ist auch bei einer passiven Streckung der Beine zu beobachten. Die Patienten stemmen sich gegen eine passive Verschiebung des Rumpfes zum Kopf hin (Abb. **44**).
Knie und Hüften bleiben ängstlich gebeugt, und wenn das Verschieben nach vorne erzwungen wird, kann es bei gleichzeitigem Festhalten der Füße in Plantarflexion zu einem einschießenden Streckreflex an den Beinen kommen. Dadurch wird gleichzeitig eine Beugereaktion an den Armen ausgelöst. Der Patient fällt haltlos auf das Gesicht (Abb. **45**).

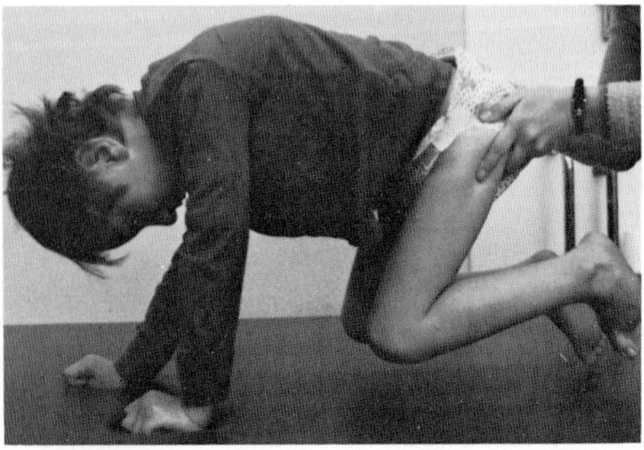

43 Widerstand gegen das Vorschieben des Rumpfes in Kopfrichtung und starres Beibehalten der Hüftbeugung

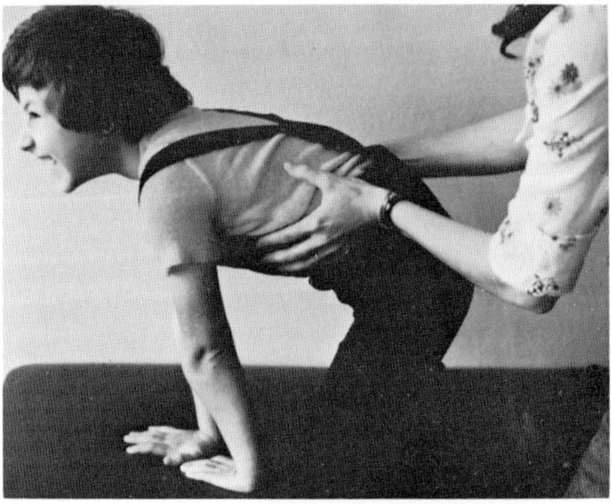

44 Bei passiver Lagerung des Rumpfes zum Kopf hin droht der Verlust der Stützfunktion

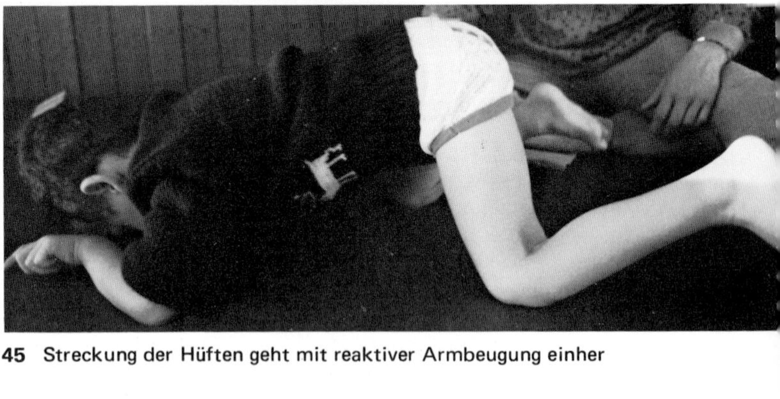

45 Streckung der Hüften geht mit reaktiver Armbeugung einher

Bei starker Beugeaktivität an den oberen Extremitäten, bei der Unfähigkeit zum Abstützen auf Armen und Beinen fehlt auch die sogenannte Sprungbereitschaft.

Krabbeln

Auch in leichten Fällen bewirkt die Abhängigkeit der Tonusverteilung an Armen und Beinen von der Kopfhaltung ein schweres Hindernis beim Krabbeln. Durch die reflektorisch bedingte Koordinationsstörung ist das Bewegungsausmaß stets mehr oder weniger eingeengt, besonders dann, wenn sich zusätzliche Reflexaktivitäten, z. B. asymmetrische tonische Einflüsse, auswirken.
Krabbeln ist ja eine Vorwärtsbewegung „auf allen Vieren“ unter einfachen dynamischen Bedingungen. Es setzt aber, noch mehr als eine statische Sicherung im Vierfüßlerstand, eine Abstimmung der Hand- und Armbewegungen mit den Beinbewegungen und eine Verlagerung der Körperschwerpunkte voraus. Ein Kriechversuch läßt dies immer deutlich werden. Bei Störungen fehlen alternierende Bewegungen. Es sind dabei folgende Formen der Koordinationsstörung zu beobachten:
Gleichzeitiges Vorsetzen der Arme und symmetrisches Nachziehen der Beine (Häschensprung) (Abb. **46 a** u. **b**).
Sind die Koordinationsstörungen an den Armen weniger ausgeprägt, dann erfolgen die Armbewegungen modifizierter als die Beinbewegungen. Oft bleiben aber die Hände gefaustet. Die Stützfunktion der Arme erfolgt unter gleichzeitiger Extension der Hals- und Brustwirbelsäule mit starrer Armhaltung.
Hemiplegiker haben Schwierigkeiten bei der Vorwärtsführung des gesunden Armes.
Die Unfähigkeit zur Ausübung einer Stützfunktion macht eine Balance unmöglich. Solche Patienten sind daher immer zu wechselseitigem Vorführen der Arme unfähig.

TLR (tonischer Labyrinthreflex)

Noch größere Schwierigkeiten bereitet dieser Reflex mit seiner gleichsinnigen gesamten Streck- und Beugereaktion an Armen und Beinen. Er bewirkt ganz typische Bewegungserscheinungen. Viele Patienten sind zu einem Vierfüßlerstand unfähig. Sie sind nicht in der Lage, den Rumpf zu halten (Abb. **47**). Arme und Beine klappen in einer gleichen Beugebewegung in Hüft- und Kniegelenk zusammen.
Herrscht eine Strecktendenz vor, so setzt ein solcher Patient jeder Beugung Widerstand entgegen (umgekehrt bei vorherrschendem Beugespasmus der Streckung). Passiv und aktiv läßt sich eine Strecktendenz, wenn auch mit Widerstand, überwinden, aber bei der Beugebewegung des Kopfes fällt dieser ruckartig nach unten und in Verbindung mit dieser Kopfbewegung kommt es zu einer ebenso plötzlichen Flexion des ganzen Körpers.

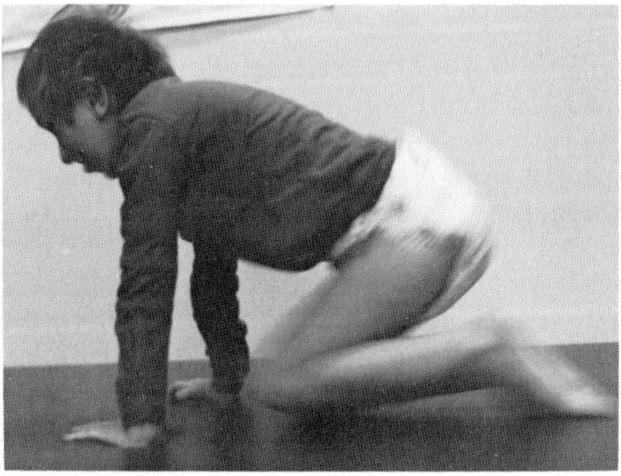

a

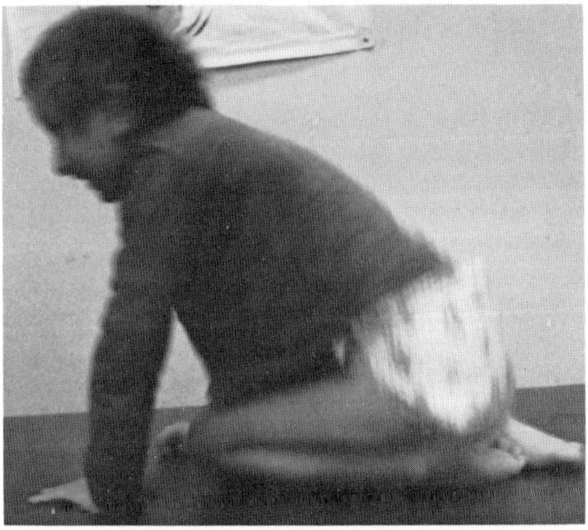

b

46 a u. **b** Symmetrisches Abstützen und sprunghafte symmetrische Beugebewegung der Beine (Häschensprung)

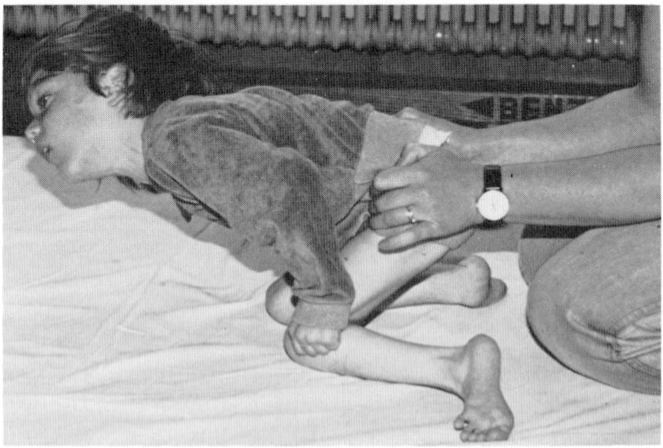

47 Totale Fehlbewegungen bewirken, daß die Patienten den Vierfüßlerstand nicht einnehmen können

Gekreuzter Streckreflex

Häufig ist beim Kriechen die Persistenz dieses Streckreflexes zu beobachten. Das ist daran zu erkennen, daß bei Beugung eines Beines ein reaktiver Extensorenstoß auf der anderen Seite zustande kommt.

Positives motorisches Leistungsbild trotz persistenter tonischer Reflexe

Noch mehr als in den verschiedenen Körperlagen ist in der einfachsten Körperstellung, die unter statischen Bedingungen zu erfolgen hat, neben dem Nachweis einer persistenten Reflexaktivität die Feststellung motorischer Fähigkeiten erforderlich. Es ist wichtig, auch geringe und begrenzte motorische Leistungen zu erkennen und zu analysieren.

Im Vordergrund steht die Prüfung, ob ein Patient den Vierfüßlerstand erreicht, und auf welche Weise dieser gelingt.

Patienten mit stärkerer Störung der Arme stemmen zuerst das Becken hoch und schieben dann den Rumpf über die Hände nach oben (Abb. **48**). Die Arme werden dabei mühsam gestreckt oder bleiben unvollständig gebeugt (Abb. **49**).

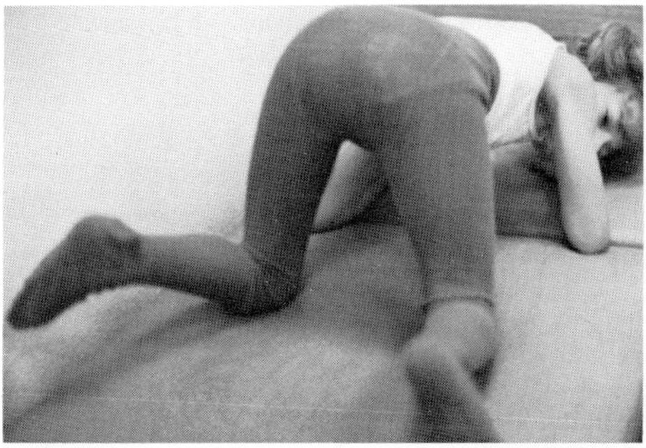

48 Um den Vierfüßlerstand zu erreichen, wird zunächst das Becken hochgestemmt

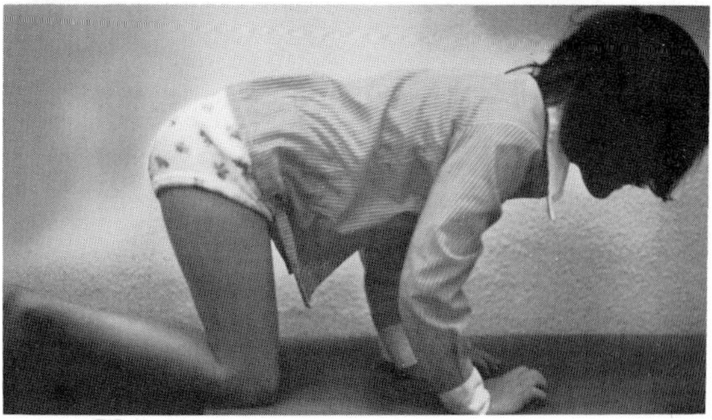

49 Unvollständige und unsichere Streckung der Arme

Wenn unterschiedliche Störungen der Armfunktionen bestehen, so bleibt auf der stärker geschädigten Seite die Beugestellung mehr ausgeprägt.
Bei Patienten mit vorherrschender Störung an den Beinen wird die Stemmbewegung mit den Armen bis zur vollen Streckung eingeleitet. Nachträglich erfolgt dann ein mühsames Hochstemmen des Beckens, begleitet von einer Verschiebung der Beine und des Rumpfes nach hinten (Abb. **50**).

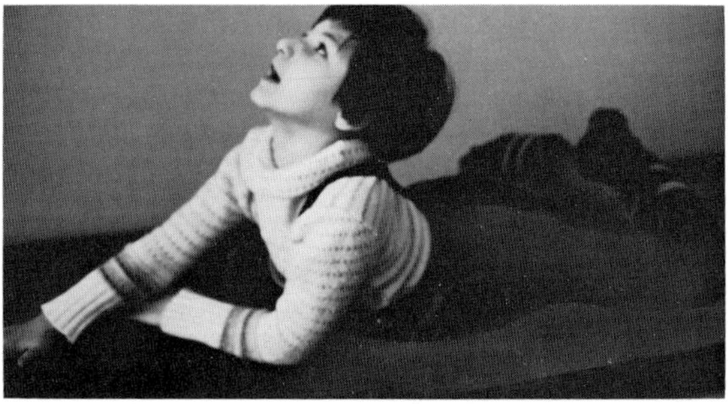

50 Einleitende Streckung der Arme, wenn die Armbewegungen besser als die Beinbewegungen sind

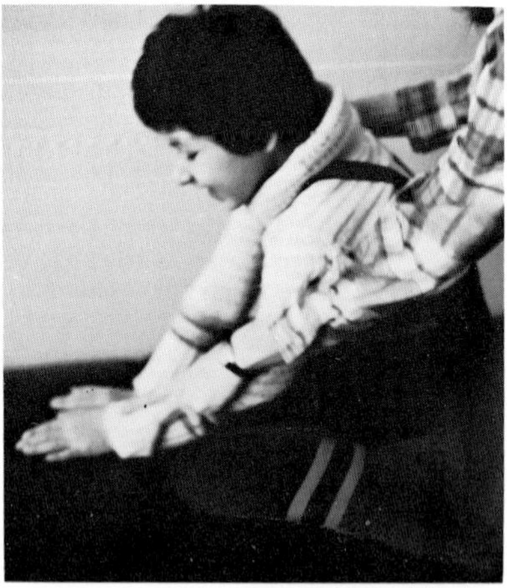

51 Weitgehende Ausschaltung der tonischen Reflexaktivität beim Sitzen zwischen den Beinen

Bei persistenten symmetrischem tonischem Nackenreflex geht diese Bewegung in der Regel noch weiter. Die Patienten bevorzugen das Sitzen zwischen den Fersen (Abb. **51**). Das sind meist jene Patienten,

die Streckbewegungen der Arme mit Überstreckung der Halswirbelsäule und extremem Anheben des Kopfes einleiten.
Auch die Hände geben über die motorische Leistungsfähigkeit Aufschluß.
Während „in Ruhe" oft noch eine offene Handhaltung eingenommen wird, kommt es bei Prüfung der Stemmreaktionen in vielen Fällen zur Beugung der Hand und zur reaktiven Faustung (Abb. **52**).

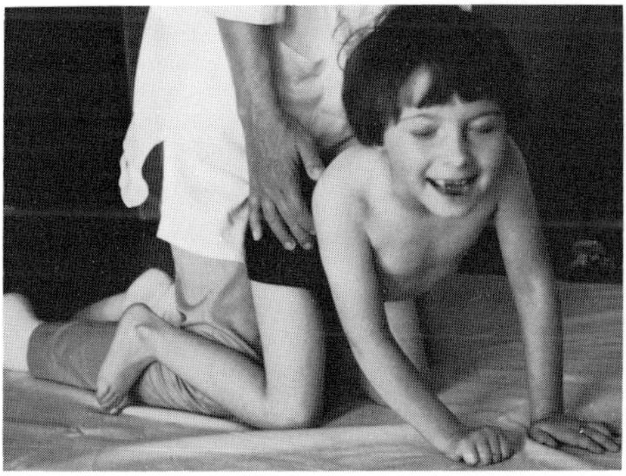

52 Reaktiver Faustschluß rechts beim Verschieben des Beckens zur Seite hin

Eine reaktive Änderung der Fußhaltung ist ein Indikator für die motorische Leistungsfähigkeit. Patienten mit starkem Beugemuster zeigen spontan eine konstante Dorsalflexion der Füße und verstärkte Beugehaltung in den Kniegelenken (Abb. **53**).
Wenn die Beine stärker geschädigt sind, dann ist am Becken oder den Beinen die Stemmreaktion schlechter. Sind die Arme stärker behindert, ist der Stemmvorgang im Bereich der Schultern schwächer, verzögert oder nicht möglich.

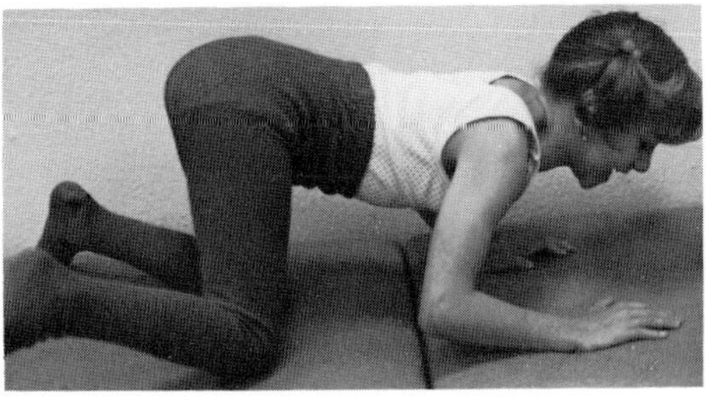

53 Ausdruck einer primitiven Motorik ist eine Beugereaktion der Beine, noch mehr eine konstante Dorsalflexion der Füße

Eine Abhängigkeit des Vierfüßlerstandes von der Kopfhaltung stört immer die Koordination und damit die Balancesicherung. Sie bedeutet ein ernstes Hindernis für das Kriechen (Abb. **54**).

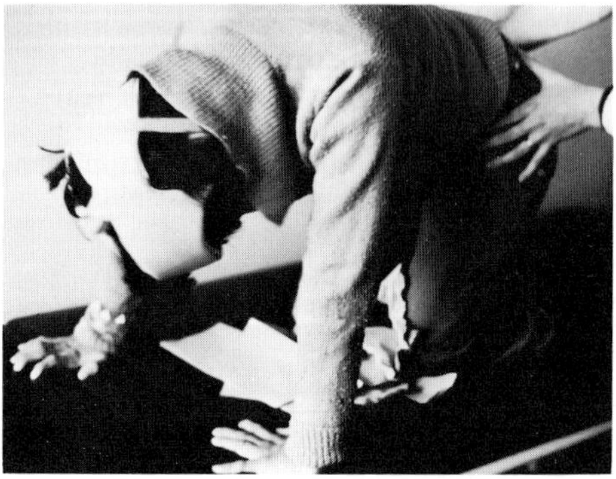

54 Bewegungen der Extremitäten sind von der Kopfhaltung abhängig

Zusammenfassung

Besonderheiten, die bei der Befunderhebung im Vierfüßlerstand zu beachten sind

Stabilität trotz ATNR

Kopf
Schulter
Arme
Rumpf, WS
Beine

Bevorzugte Kopfstellung

Mittelstellung des Kopfes
Haltungssicherung oder -änderung bei Kopfbewegung

Stabilität trotz STNR

Fähigkeit zum Vierfüßlerstand
Bewegungen abhängig von der Kopfhaltung
Standsicherung abhängig von der Kopfhaltung

Stützfunktion der Arme und Hände
reaktive Armstreckung, WS-Extension und Beinbeugung bei Anheben des Kopfes am Kinn
Verlust d. Stützen auf d. Hände bei Aufgabe der Kinnunterstützung

Tendenz sich auf die Fersen zu setzen
bei Anheben d. Gesäß – Widerstand und Beibehaltung d. Beinbeugung
Streckreaktion d. Beine mit Beugereaktion d. Arme
relative Streck- und Beugereaktion
in Abhängigkeit v. Kopfstreckung und -beugung

Stabilität trotz TLR
ruckartige Kopfbeugung mit Verlust der Stützfunktion an Armen und Beinen

Positives motorisches Leistungsbild trotz persistenter tonischer Reflexe

Stemmreaktion re/li
Stemmreaktion an den Schultern re/li
Stemmreaktion an den Beinen re/li

Aktive Bewegungsfähigkeit

Krabbeln

koordiniert
gleichzeitiges Vorsetzen der Arme
symmetrisches Nachziehen der Beine

b) *Hemiparesen* – Schwierigkeiten bei Vorsetzen der gesunden Arme

Kommt der Patient in den Vierfüßlerstand?

1. einleitendes Hochstemmen d. Beine und nachfolgendes Abstützen auf die Hände
   vollständige Streckung beider Arme
   vollständige Streckung der Arme re/li.
2. Beginn der Stemmbewegung mit einleitendem Anheben des Kopfes und Stemmvorgang an den Armen, nachfolgendes Hochstemmen der Beine

Sitzen

Nachweis tonischer Reflexe

ATNR (asymmetrischer tonischer Nackenreflex)

In Positionen mit Vorherrschen der Extensorenspastizität – dazu zählt auch die Sitzhaltung – wirkt dieser Reflex sich besonders aus.

Den Einfluß des ATNR sucht der Patient durch extreme Beugehaltung des Kopfes abzuschwächen, bzw. aufzuheben (Zwang zur Beugehaltung) (Abb. **55**). In einer solchen Beugestellung des Kopfes ist die Auswirkung der tonischen Reflexaktivität am geringsten.
Auch im Sitzen ist zu beobachten, daß eine Seite bevorzugt wird (Abb. **56**). Die Patienten halten meist den Kopf zu dieser Seite hin gedreht und geneigt. Eine gewisse Koordination besteht zwischen Kopf und Augen. Die aktiven Bewegungen der Augen – Blickrichtung – sind zur bevorzugten Seite hin gerichtet. Augen und Kopfbewegungen erfolgen koordiniert. Die Kontrolle geht aber verloren, wenn die gleichgerichtete Bewegung nicht beibehalten werden kann, gleichgültig, ob die Änderung vom Kopf oder von den Augen ausgeht.

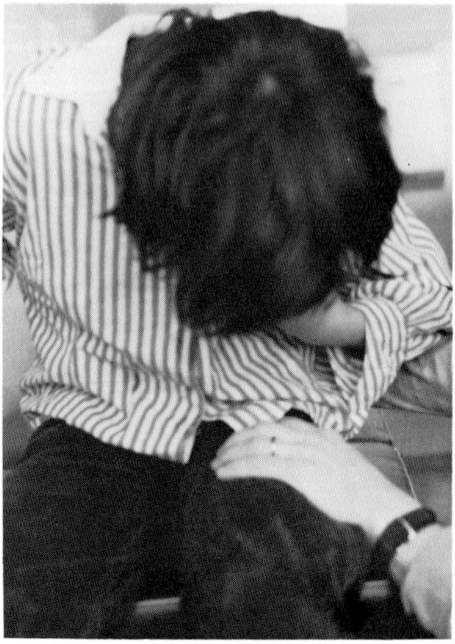

55 Zwang zur Beugehaltung

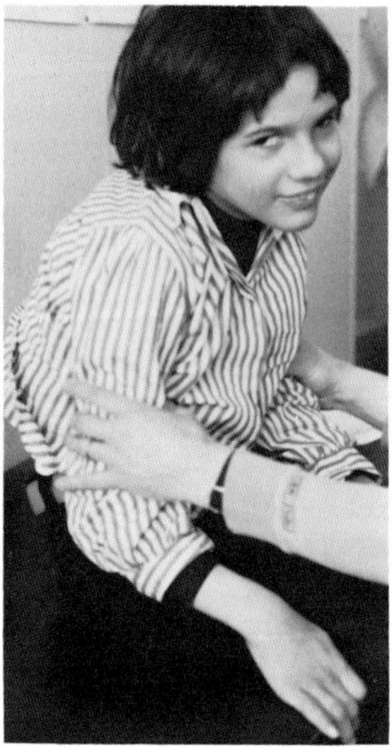

56 Bevorzugte Kopfdrehung und Blickrichtung

Das ist bei den einschießenden Tonusaktivitäten unter dem Einfluß des ATNR stets der Fall.
Ein aktiver Wechsel der Kopfhaltung, eine Drehung zur anderen Seite gefährdet immer Blick und Kopfhaltung (Abb. 57). Meist werden willkürliche Bewegungen in diese „verkehrte" Richtung mit einer ruckartigen Rückkehr des Kopfes zur bevorzugten Seite beantwortet, begleitet von mimischen Reaktionen und Mitbewegungen der Extremitäten.
Die Unfähigkeit zu Kopfbewegungen von der bevorzugten Seite weg ist ein schweres Hindernis und gefährdet auch die Fähigkeit zum Sitzen.
Eine fehlende Kopfkontrolle bedingt immer auch einen Verlust der Haltungskontrolle und macht Manipulationen schwierig oder unmöglich. Der Verlust der Sitzhaltung und die Unfähigkeit zur Ausübung von Armbewegungen haben immer schwerwiegende Folgen.
Grundsätzlich kann gesagt werden, daß ein freies Sitzen unter dem Einfluß des ATNR erschwert ist und daß die Sitzhaltung entweder passiv gesichert werden muß, oder daß die Kinder zur Sicherung der Sitzhaltung die Hände zu Hilfe nehmen müssen, ganz abgesehen vom Zwang zur Beugehaltung des Kopfes (Abb. 58).
Daher kommt es, daß das Sitzen oft ihre ganze Aufmerksamkeit in Anspruch nimmt, und nur solange möglich ist, als der Kopf extrem

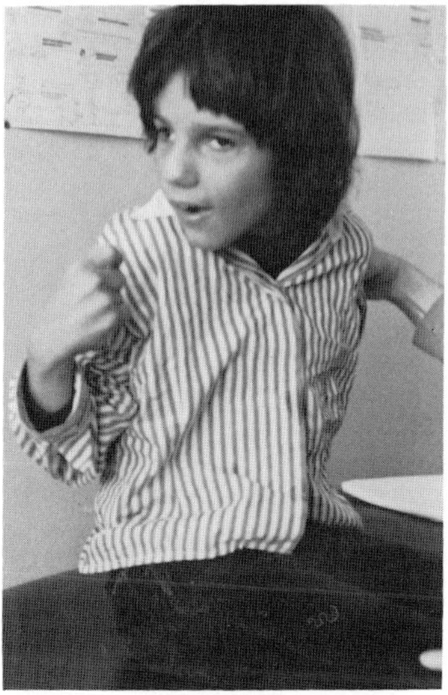

57 Ruckartige, unwillkürliche Rückkehr des Kopfes in die bevorzugte Richtung, wenn der Patient den Kopf zur anderen Seite drehen will

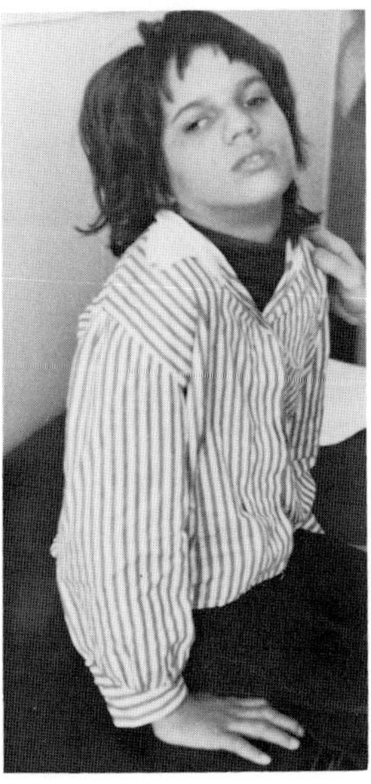

58 Die Hände müssen zur Sicherung der Sitzhaltung mithelfen

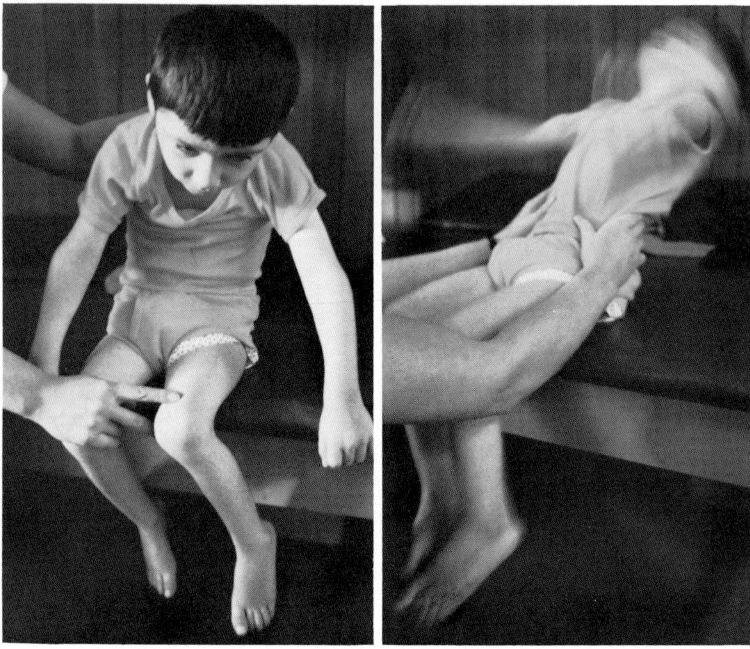

a b

59 a u. b Totale Streckreaktion (Extensorenstoß) bei Verlust der Kopfbeugehaltung

gebeugt oder zur bevorzugten Seite hin gehalten wird, oder solange keine manuellen Tätigkeiten ausgeübt werden. Bei der Einwirkung des geringsten Störfaktors schießt jedoch ein Streckertonus ruckartig ein. Er bewirkt nicht nur eine reaktive Kopfbewegung, sondern auch eine Änderung der Wirbelsäulenhaltung. Eine Straffung der gesamten Rumpfmuskulatur mit Strecktendenz ist die Folge, es kommt zum Verlust von Balance und Sitzhaltung (Abb. **59 a** u. **b**).

Die Patienten fallen entweder zur Seite oder nach hinten um. Die erschwerte Sitzbalance, die ständig besteht, auch die Gefahr, bei allen aktiven gezielten manuellen Bewegungsversuchen nach hinten zu fallen, läßt die Patienten oft völlig inaktiv werden.

Werden Bewegungen provoziert, so zeigen sich die Auswirkungen des ATNR sofort in den typischen Mitbewegungen der Arme, und zwar bevorzugt in einer gesichtsseitigen Streckung (Streckmuster) und einer hinterhauptseitigen Beugung (Beugemuster) oder völligen Verwirrung der Rumpf- und Extremitätenbewegungen (Abb. **60 a–c**).

Die klassischen Fehlbewegungen der Arme sind dabei meist verwischt oder relativ selten.

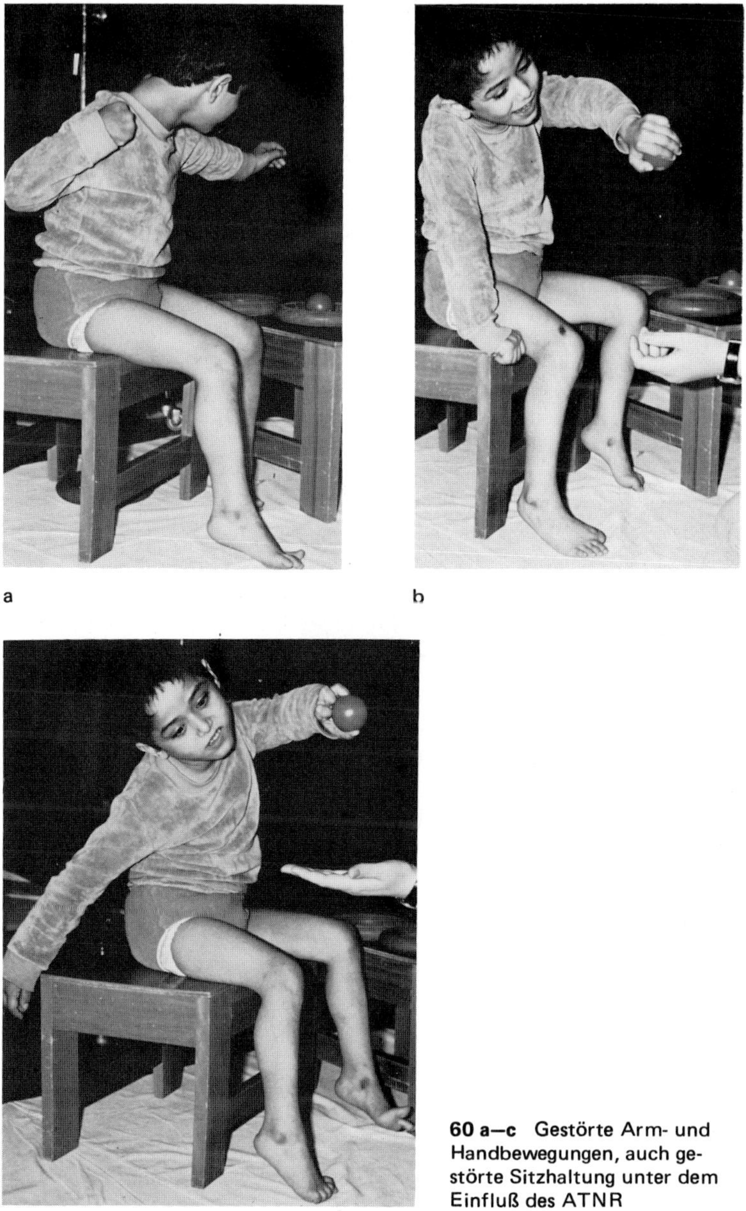

a b

c

60 a–c Gestörte Arm- und Handbewegungen, auch gestörte Sitzhaltung unter dem Einfluß des ATNR

Diese reaktiven Störungen der Arm- und Handbewegungen in Verbindung mit dem Verlust der Sitzhaltung sind das eigentliche Hindernis für die Ausbildung eines Patienten, sei es in Schule oder Beruf. Selbst wenn die Sitzhaltung noch passiv einigermaßen zu erreichen wäre, so bedeutet doch die Unfähigkeit zu gezielten manuellen Verrichtungen und Armbewegungen praktisch ein unüberwindliches Hindernis.
Gegenstände können auf der Gesichtsseite wohl noch ergriffen werden, aber eine aktive Armbewegung zum Mund hin löst nur Fehlreaktionen aus. So bewirkt die Beugung des Armes eine Drehung des Kopfes.
Manche Patienten können wenigstens eine einseitige manuelle Tätigkeit ausüben.
Der ständige Einsatz der gesichtsseitigen Hand begünstigt aber die Ausbildung sekundärer Veränderungen (Abb. **61**). Die Streckung der gesichtsseitigen Hand und die begleitende gleichgerichtete Kopf- und Rumpfbewegung zu dieser Armseite birgt die Gefahr der Ausbildung eines Haltungsfehlers in sich.

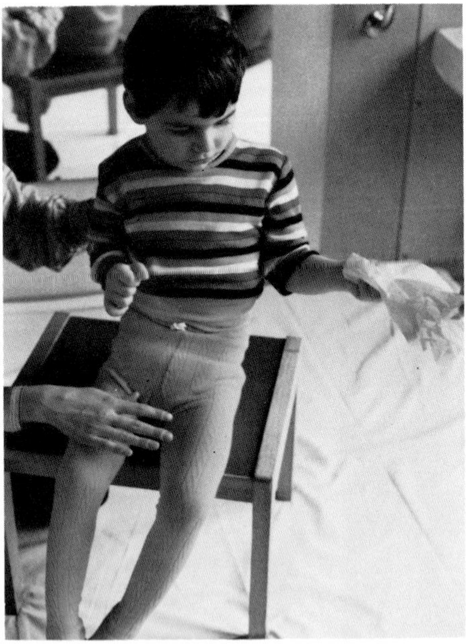

61 Asymmetrische Sitzhaltung durch ständig asymmetrischen Einsatz der linken Hand und Drehung des Kopfes nach links

Aus der zunächst noch nicht fixierten, aber ständigen Verdrehung wird zuletzt eine Verkrümmung am Rumpf und auch an den Extremitäten.

Die Asymmetrie dehnt sich auch auf die Wirbelsäulenbasis aus und führt zur Schiefstellung des Beckens. Im Zusammenhang damit kann dies eine einseitige Subluxation oder Luxation der Hüfte, auch eine Beuge- und Abduktionskontraktur auf der anderen Hüftseite zur Folge haben.
An der hinterhauptseitigen Hand bildet sich neben der Beugekontraktur vor allem eine Pronationskontraktur am Unterarm aus. Schließlich sind die Kinder zum Zufassen mit dieser Hand nicht mehr fähig.
Unter dem Einfluß eines Extensorenspasmus mit Kopfdrehung und Streckreaktion der Arme ist das Greifen immer kompliziert. Besonders beidhändige Manipulationen sind erschwert oder unmöglich, weil die Patienten nicht mehr in der Lage sind, die Hände in Mittelstellung vor dem Rumpf einander zu nähern oder einen Gegenstand mit beiden Händen zu erfassen (Abb. **62**).

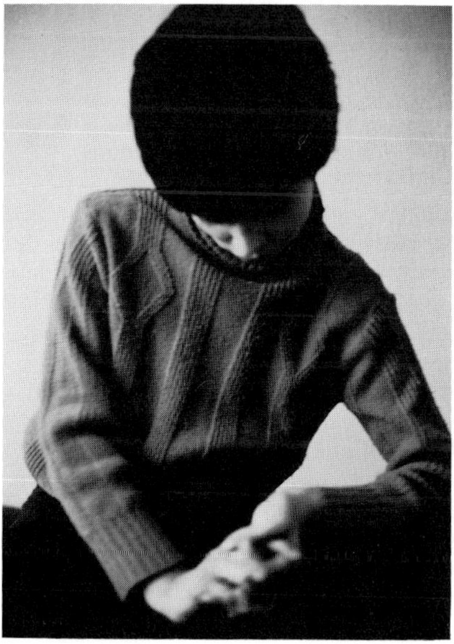

62 Schwierigkeit und Unfähigkeit zur Ausübung beidhändiger Greiffunktionen mit begleitender Unruhe

STNR (symmetrischer tonischer Nackenreflex)

Auch unter der Persistenz dieses Reflexes machen sich im Sitzen sehr hinderliche, vor allem assoziierte Reaktionen bemerkbar, viel mehr als allgemein angenommen wird. Dies zeigt sich besonders bei Armbewegungen. Wenn auch ohne Armbewegung die Sicherung der Sitz-

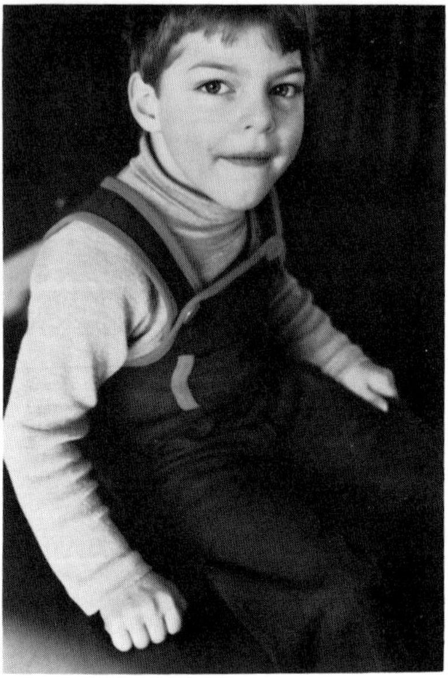

63 Lockere Haltung und gute Änderung der Blickrichtung

haltung noch ausreichen mag und relativ gut erfolgt, so treten bei der Persistenz dieses Reflexes bereits unter Elevation der Arme ganz deutliche Störungen auf (Abb. **63**).

Der Patient verliert nicht nur die Kontrolle über die Rumpfhaltung, sondern auch die Armbewegungen selbst werden deutlich gestört. Die Reichweite wird eingeschränkt. Eine Flexorenspastizität macht sich an den Armen mehr oder weniger stark bemerkbar; im Stehen ist diese geringer (Abb. **64**). Solange solche assoziierten Reaktionen ablaufen, sind Greiffunktionen im Sitzen immer behindert.

Oft reicht schon das Bemühen um eine aktive Sicherung der Sitzhaltung aus, um bei Persistenz dieses Reflexes nicht nur eine Beugung des Kopfes, sondern auch eine verstärkte Kyphosierung des Rumpfes zu bewirken (Abb. **65**).

Sekundär kommt es zur Ausbildung eines Rundbuckels.

Aber nicht nur die Reichweite der Armbewegungen ist im Sitzen beeinträchtigt, sondern es leidet auch die Genauigkeit der Armbewegungen und der Krafteinsatz.

Schon bei relativ leichten Störungen ist unter dem Einfluß des symmetrischen tonischen Nackenreflexes die manuelle Tätigkeit stets in Mitleidenschaft gezogen, ein Umstand, der die Zunahme der Beugeaktivität begünstigt und auch zur Ausbildung sekundärer Veränderungen (Pronationskontrakturen) an Armen und Händen beiträgt.

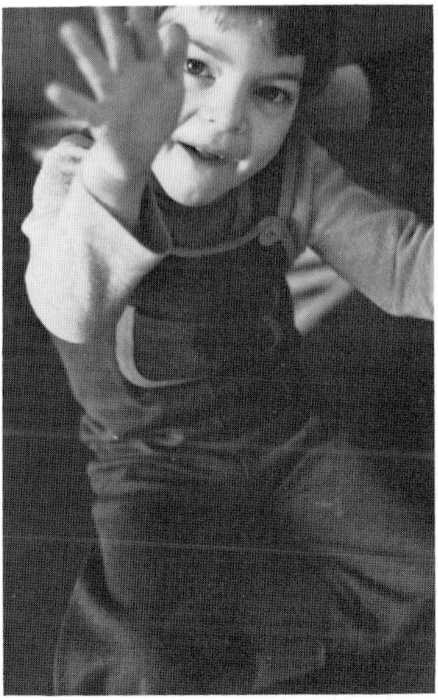

64 Haltungsverlust bei aktiven Armbewegungen

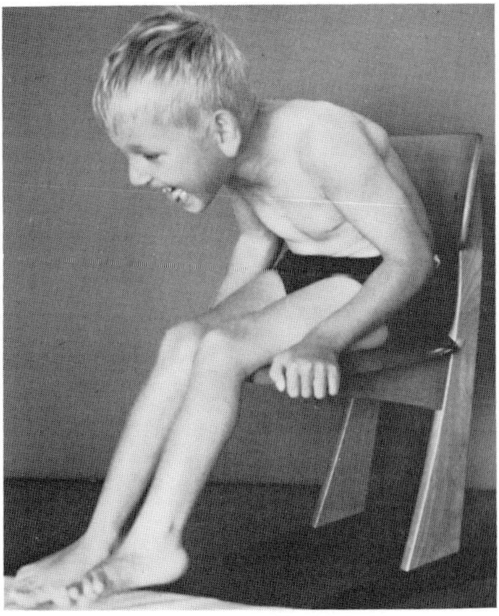

65 Reaktive totale Kyphose und Beinstreckung beim selbständigen Sitzen

Da diese Störung der manuellen Tätigkeit bei fast allen spastischen Bewegungsformen nachzuweisen ist, ist die Gebrauchsfähigkeit der Hände beim Spastiker ein Problem erster Ordnung. Dies gilt selbst für abortive Störungen und auch dann, wenn die Hände nur durch assoziierte Reaktionen beeinträchtigt sind. Wir beobachten beispielsweise

- Zunahme der Spastik einer geschädigten Hand bei aktiven Bewegungen der gesunden Seite und
- Zunahme der Ruhespannung der scheinbar gesunden Hände, sowie Mitbewegungen entfernter – scheinbar gesunder – Körperteile bei aktiven Bewegungen von spastischen unteren Extremitäten.

TLR (tonischer Labyrinthreflex)

Der tonische Labyrinthreflex bewirkt auch im Sitzen schwere Störungen der Bewegungsfähigkeit.

Die Patienten sind unfähig, sich selbst aufzusetzen und zeigen beim passiven Aufrichten zunächst eine auffällige Starre und Steifheit (s. Abb. **9**), aber in halber Aufrichtung schlägt der Tonus um. An die Stelle des starren Widerstandes von Rumpf und Wirbelsäule tritt eine Erschlaffung insgesamt. Der Kopf fällt plötzlich nach vorne und die Wirbelsäule nimmt eine schlaffe langbogige Kyphose ein (Abb. **66**). Auch der Widerstand der Beine läßt nach. An die Stelle der Streckhypertonie tritt eine schlaffe Beugehypotonie. Die vorher gestreckte Wirbelsäule geht ruckartig in Beugung über. Die Schultern, die vorher

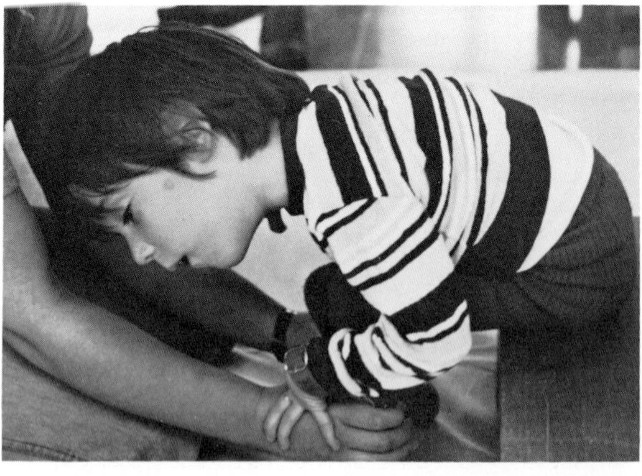

66 Umschlagen des Streckmusters in totale schlaffe Beugehaltung

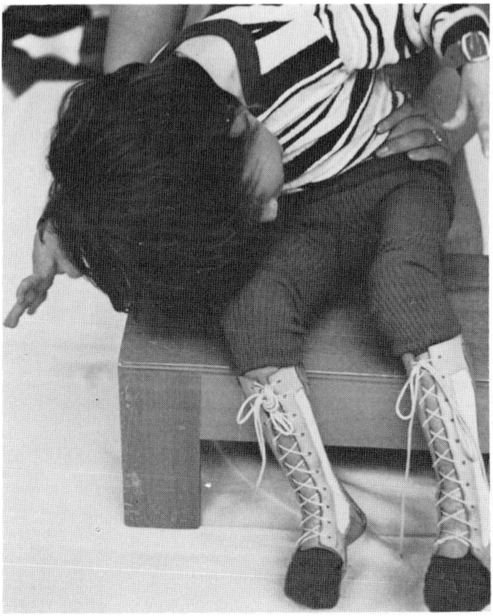

67 Haltloses Umfallen nach vorne

retrahiert waren, sinken nach vorne. Der ganze Patient fällt haltlos nach vorne (Abb. **67**).
Will man im Sitzen die Streckung der Wirbelsäule – der Lendenwirbelsäule vor allen Dingen – erzwingen, so kann es umgekehrt zum Extensorenstoß mit Retraktion der Schultern und reaktiver Streckung der Beine kommen, so daß die Patienten nicht mehr sitzen können. Auch beim Anheben des Kopfes am Kinn tritt diese Streckreaktion ein. Die Patienten drohen dann nach hinten umzufallen.

Positives motorisches Leistungsbild

Sitzfähigkeit trotz persistenter tonischer Reflexaktivität

Wie in anderen Positionen sind neben dem Nachweis der persistenten Reflexaktivität im Sitzen ergänzende Erhebungen notwendig. Die Fähigkeit zum Sitzen bedeutet ein zentrales motorisches Entwicklungsereignis. Sogar die geistige Entwicklung eines Menschen ist davon weitgehend abhängig. Ein Mensch kann sich nicht entfalten, wenn er von Kind auf genötigt ist, zu liegen und an die Decke zu starren. Die gute Sitzhaltung ist es vor allem, die ihm die Beziehung zur Umwelt ermöglicht.

Voraussetzungen für die Sitzfähigkeit

Kopfkontrolle

Diese wird geprüft durch Anheben aus Rückenlage. Man kann dabei (Abb. **68a–c**) ein

- Zurückhängen des Kopfes,
- teilweises Anheben des Kopfes und
- ein gutes aktives Anheben des Kopfes

beobachten.

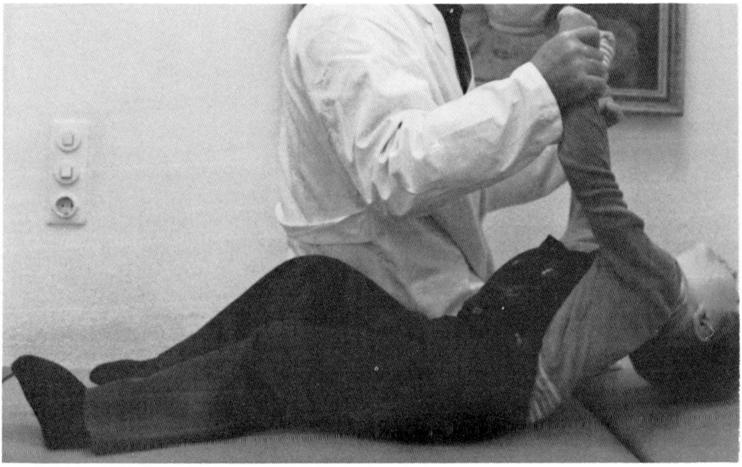

68 a

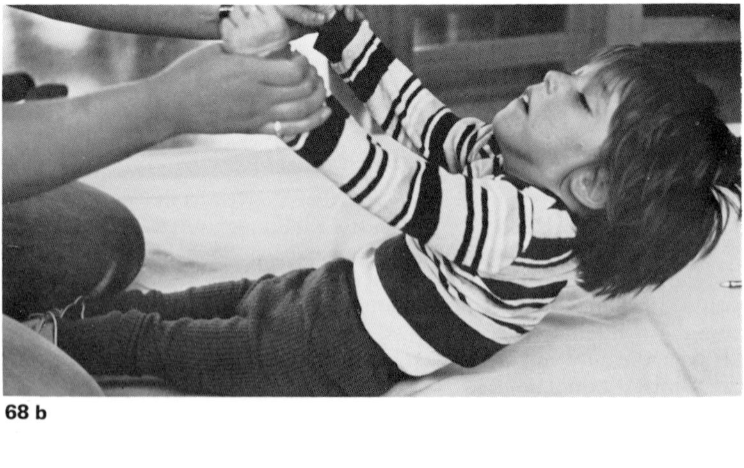

68 b

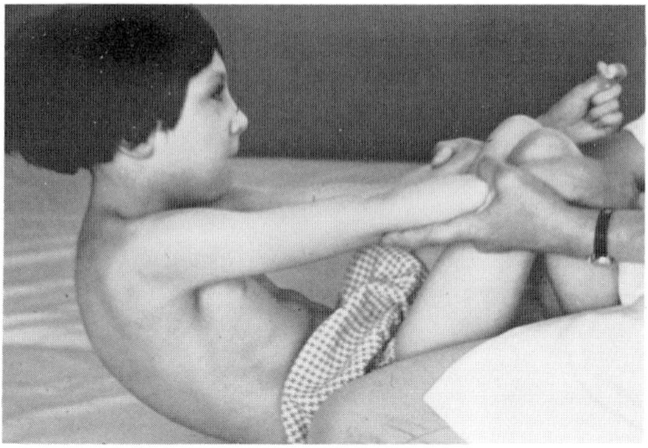

68 Kopfkontrolle: **a** fehlend, **b** schlecht, **c** gut

Nachweis des Labyrinthstellreflexes

Der Nachweis des Labyrinthreflexes, d. h. der Fähigkeit zur räumlich richtigen Einstellung des Kopfes, wird unter wechselnden statischen Bedingungen vorgenommen, so als Dorsalflexion des Kopfes in Bauchlage (Abb. **69**) oder als Einstellung in die Senkrechte unter wechselnden statischen Bedingungen (Abb. **70 a** u. **b**).
Wichtig ist auch die Anpassung der Kopfhaltung beim Drehen des Rumpfes. Bei spastischen Störungen erfolgt die Kopfbewegung nicht koordiniert mit den Schultern.

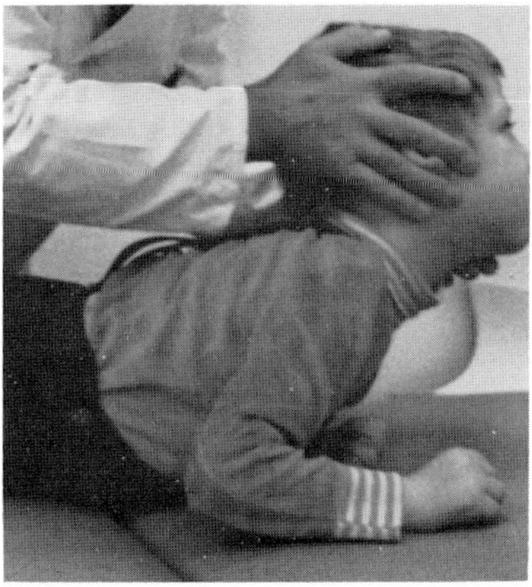

69 Unterstütztes Anheben des Kopfes in Bauchlage

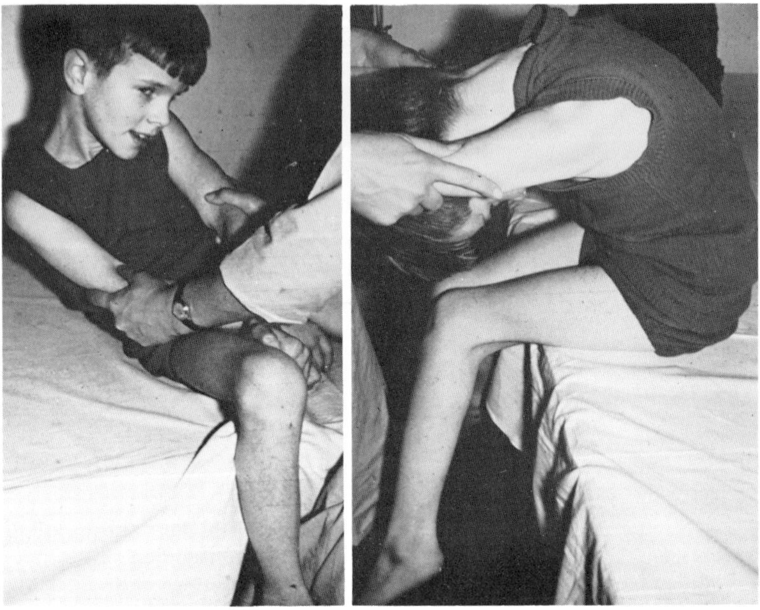

a b

70 a u. b Prüfung der räumlich richtigen Einstellung des Kopfes

Körperstellreflexe

Der Kopfstellreflex dient dazu, den Körper in einer Ebene mit dem Kopf zu halten. Dies geschieht in Kettenbewegungen, d. h. einer initialen Kopfbewegung folgen Rumpf- und Extremitätenbewegungen. Die Schulter- oder Körperstellreflexe auf den Körper sichern und ermöglichen Rumpf- und Extremitätenbewegungen in abgestimmten und koordinierten Formen.

Sitzhaltung

Die Sicherung der Sitzhaltung muß durch zusätzliche Angaben erläutert werden, so durch die Frage, wie diese Sitzhaltung erfolgt. Es gibt verschiedene Möglichkeiten:

- unter selbsttätiger Sicherung mit den Händen (Abb. 71),
- in Form eines Freien Sitzes (Abb. 72) und
- im Spastikerstuhl mit oder ohne Rückenlehne

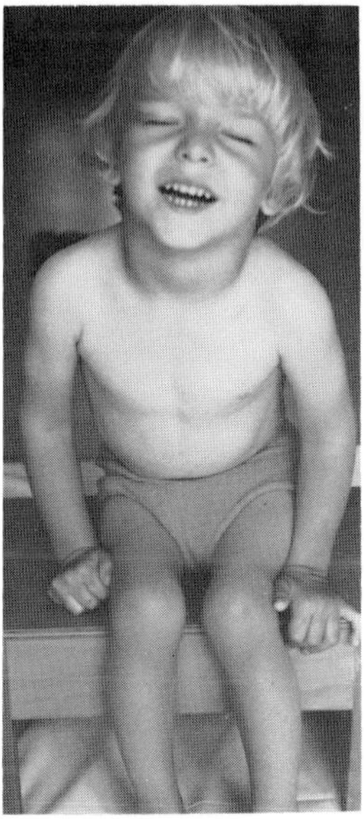

71 Sicherung der Sitzhaltung mit den Händen

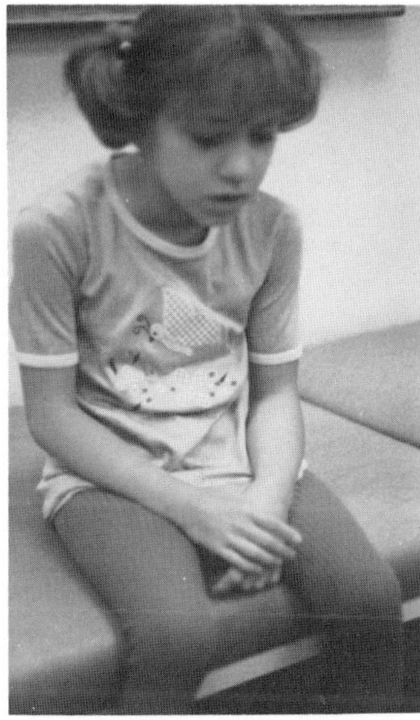

72 Sitz – selbständig, frei, d. h. ohne Unterstützung

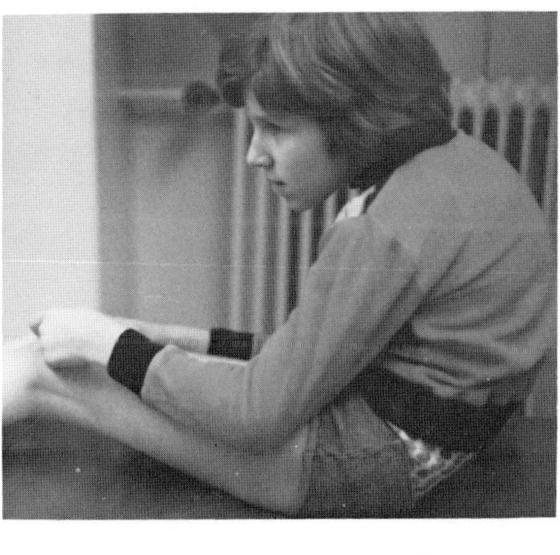

73 Langsitz – aber mit Beckenkippung und Sitzkyphose

Weiter ist zu prüfen, in welcher Form das Sitzen möglich ist:
im Langsitz (Abb. 73)

Schneidersitz,	Sitz zwischen den Fersen,
Seitsitz,	Sitz am Tischrand.

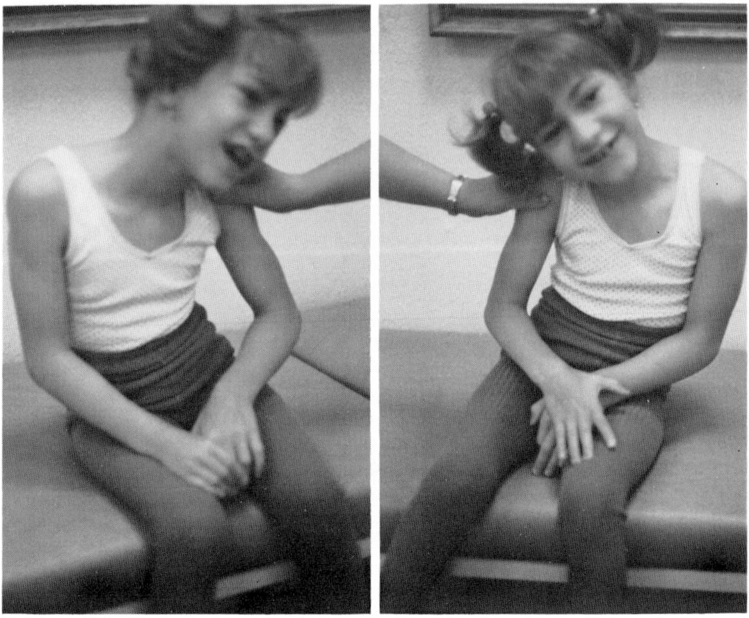

a b

74 a u. b Koordinierte Bewegung, um trotz Schub zur Seite das Gleichgewicht zu halten

Ausdruck der motorischen Leistungsfähigkeit ist auch der Nachweis einer Stemmreaktion (Abb. **74**) und die Fähigkeit zur Drehung um die Längsachse oder umgekehrt die Beibehaltung der Balance beim Anheben der Arme in Sitzhaltung.

Sekundäre Schäden

Das Sitzen kann von den Beinen her gestört sein. Der Befund sollte Hinweise darauf enthalten. Eine Vorstellung davon gibt das sogenannte Ischiokruralphänomen, d. h. es kommt bei passiver Streckung der Knie zur Zunahme der Lendenkyphose und einer Beckenkippung nach hinten (Abb. **75a** u. **b**).

Ist auch der M. gastrocnemius verkürzt, so führt die Dorsalflexion des Fußes bei gleichzeitiger Verkürzung der Mm. ischiocrurales zur Beugung im Kniegelenk.

Sind die ischiokruralen Muskeln verkürzt, dann läßt sich im Sitzen bei gestreckten Knien eine Abduktion der Beine nicht durchführen (Grazilisphänomen).

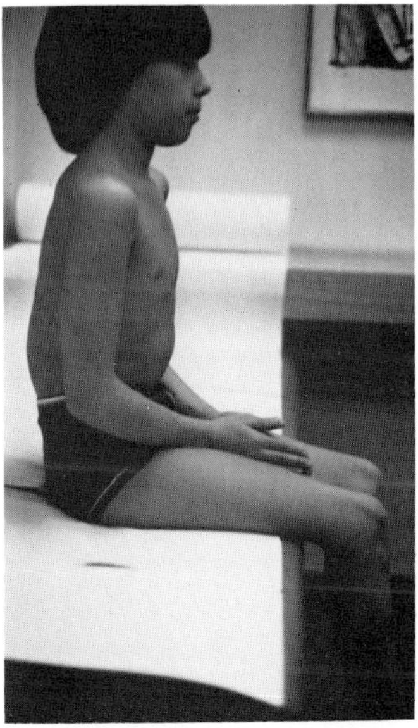

75 a mäßige Sitzkyphose

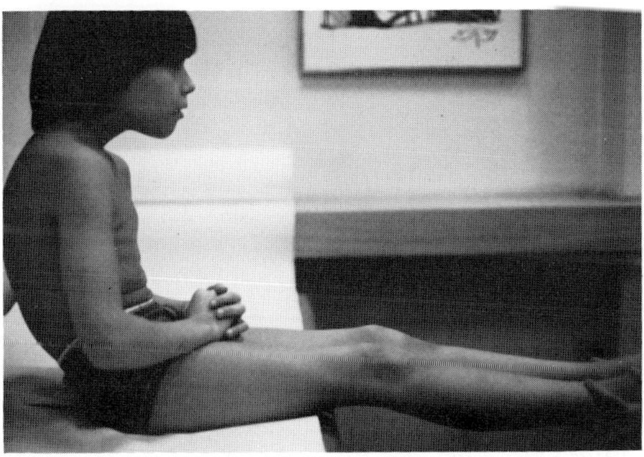

75 b Beckenkippung nach hinten und Zunahme der Kyphose bei Kniestreckung

Zusammenfassung

Besonderheiten, die bei der Befunderhebung in Sitzhaltung zu beachten sind

ATNR

Sichere Sitzhaltung
Zwang zur Beugung des Kopfes
bevorzugte Kopfhaltung re/li
bevorzugte Blickrichtung re/li
Fähigkeit zu Kopfbewegungen
Beugehaltung des Rumpfes
Verlust der Sitzbalance (spontan)
Verlust der Sitzbalance bei Armbewegungen
Armbewegungen re/li
beidhändige Bewegungsfähigkeit
Bewegung der Hand zum Mund re/li

STNR

Sitz mit Rumpfbeugung
Beugehaltung der Arme
Einschränkung der Armreichweite
Auslösen von assoziierten Fehlbewegungen
Beinstreckung

TLR

Fähigkeit sich aufzusetzen
(starker) Widerstand beim (passiven) Hochziehen
in halber Sitzhaltung Erschlaffung
drohendes Umfallen nach vorne
Extensorenstoß (mit Umfallen nach hinten)

Positives motorisches Leistungsbild

Voraussetzung für eine Sitzfähigkeit

Kopfkontrolle
Zurückhängen des Kopfes bei Hochziehen
teilweises Anheben des Kopfes
gutes Anheben des Kopfes
Labyrinthstellreflex (Einstellung des Kopfes in die Senkrechte unter wechselnden Bedingungen)
Anpassung des Kopfes beim Drehen des Rumpfes

Sicherung der Sitzhaltung

Mit den Händen
unterstützter Sitz
freier Sitz

Sitzform
Lang-, Seit-, Fersen-, Stuhlsitz
Stemmreaktionen
Balanceverlust bei Anheben der Arme
Balanceverlust bei Drehen des Rumpfes

Beweglichkeit der unteren Extremitäten
Ischiokruralphänomen
Graziliszeichen

Stand und Gang

Nachweis tonischer Reflexe

ATNR (asymmetrischer tonischer Nackenreflex)

Während Sitzen und Gebrauch der Hände bei Persistenz dieses Reflexes zuweilen noch möglich sind, wenn auch schwierig, so sind solche Patienten nicht mehr zum Stehen und Gehen fähig.
Der ständige Wechsel der Tonusverteilung unter dem ATNR läßt eine Gleichgewichtssicherung nicht zu.
Die Beine klappen hinterhauptseitig ruckartig zusammen. Eine solche statische Insuffizienz ist oft schon bei leichten Fällen vorhanden, weil dic Verlagerung der Oberkörperschwerpunkte über die Unterstützungsfläche der Füße diese Patienten überfordern. Erschwerend wirkt sich aus, daß die Kopfhaltung im Stand noch mehr als im Sitzen entgleist (Abb. **76a–d**).
Eine Kontrolle der Bewegungen gelingt manchen Patienten unter solchen statischen Bedingungen nicht mehr.
Bei Athetosen wird immer wieder der Kopf reflektorisch nach hinten gerissen. Um diesem Extensorenstoß zu begegnen, halten die Patienten den Kopf meist krampfhaft gebeugt oder geneigt.
Die Mühe der Reflexbeherrschung spiegelt sich oft auch in der Mimik wider (Abb. **77**).
Meist ist die Rumpfhaltung asymmetrisch, mehr oder weniger auch die Kopfhaltung.
Es gibt Patienten, die die Verlagerung der Schwerpunkte durch eine schiefe Rumpfhaltung einigermaßen kompensieren, wobei die Körperschwerpunkte mehr auf der Hinterhauptseite gehalten werden, und gesichtsseitig (bevorzugte Seite) die Führung übernommen wird (Abb. **78**).
Eine gewisse Standsicherung ist oft durch eine extreme Beugehaltung des Kopfes in Verbindung mit einer Kyphosierung der Wirbelsäule und einem Vorwärtsführen sowie zusätzlicher Extension der Arme zu erreichen. Aber das sind Ausnahmen, und dieses oft akrobatisch anmutende Gehen gestattet nur eine Fortbewegung über wenige Schritte (s. Abb. **77**).

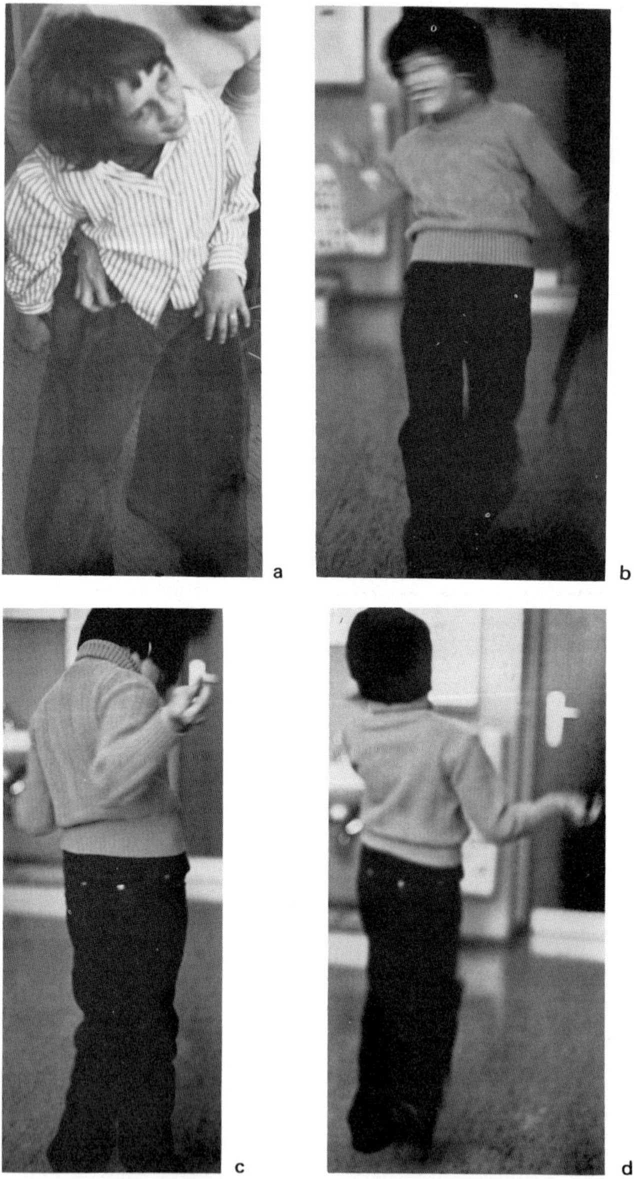

76 a–d Bewegungsbilder unter dem Einfluß des ATNR

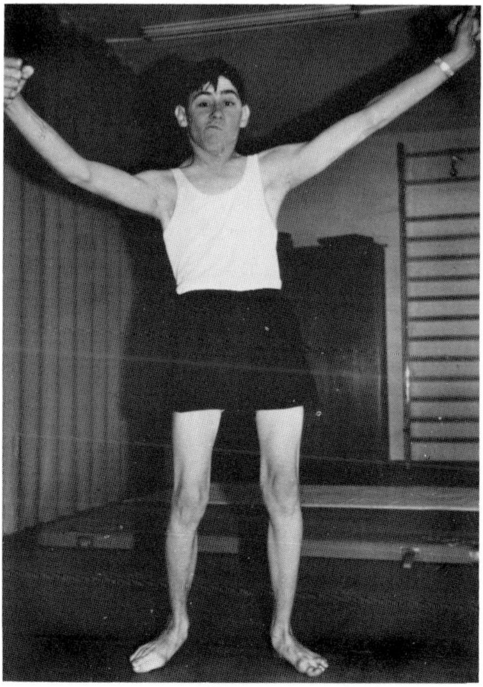

77 Grimassieren, Beugehaltung am Kopf und Rumpf, Elevation der gestreckten Arme. Breitspuriger, unkoordinierter Gang

Der ATNR wirkt sich also auf Stabilität und Bewegungen der Beine, auf Rumpfhaltung und Verlagerung der Oberkörperschwerpunkte, auf Kopf- und Armhaltung, welche zur Balancesicherung herangezogen werden muß, immer nachteilig aus. Auffallend ist wieder die Asymmetrie nicht nur von Kopf, Rumpf und Extremitäten, sondern auch der Bewegungen, besonders der Schrittbewegungen.

STNR (symmetrischer tonischer Nackenreflex)

Die Persistenz dieses Reflexes bewirkt im Stand und Gang typische reflektorische, symmetrische Haltungen und Bewegungen des Rumpfes und der Extremitäten. Eine Seitendifferenz kann davon herrühren, daß beide Seiten nicht gleich stark geschädigt sind. Es gibt seitenbetonte Tetraplegien.

Das typische Bild sieht so aus: Beugehaltung des Kopfes, langbogige oder rundbucklige Kyphose der Wirbelsäule. Während die Arme eine krampfhafte Beugestellung aufweisen, ist an den Beinen ein Streck-

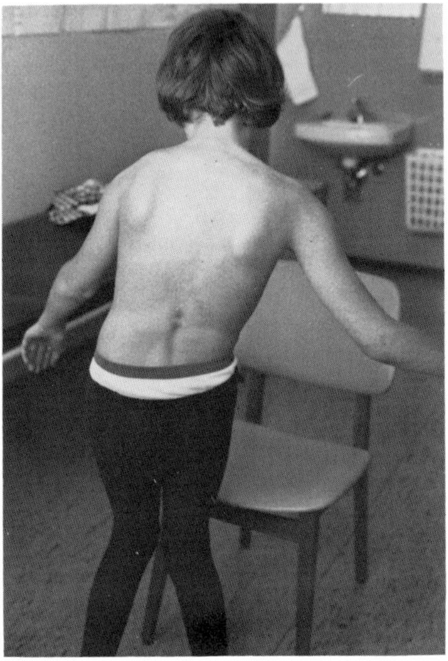

78 Schwierige Stand- und Gangsicherung unter Einfluß des ATNR

muster mit fehlenden oder mangelhaften Stell- und statokinetischen Reaktionen auffällig (Säulenbein) (Abb. **79** u. **80**).
Beim Gehen kleben die Patienten am Boden, die Beine sind meist adduziert, oft überkreuzt, in Hüft- und Kniegelenken mehr oder weniger eingeknickt. Der Gang erfolgt mit kompensatorisch abduzierten Füßen bei Adduktion der Oberschenkel, also auf verbreiterter Fußspur. Er ist aber nur möglich unter ausgleichenden Bewegungen der oberen Extremitäten, andernfalls muß Abstützung an Gegenständen erfolgen. Die einzelnen Gangphasen fehlen vollständig. Der Gang ist stets unkoordiniert und undynamisch. Die Haltung ist vornübergebeugt, die Patienten sind unfähig, den Rumpf aufzurichten und die Wirbelsäule zu strecken.
Meist macht die Balancesicherung den Einsatz von Hilfsmitteln erforderlich.

TLR (tonischer Labyrinthreflex)

Es ist schwierig, diesen tonischen Reflex im Stand und Gang isoliert darzustellen. Gewisse Unterscheidungen sind mit Einschränkung möglich.

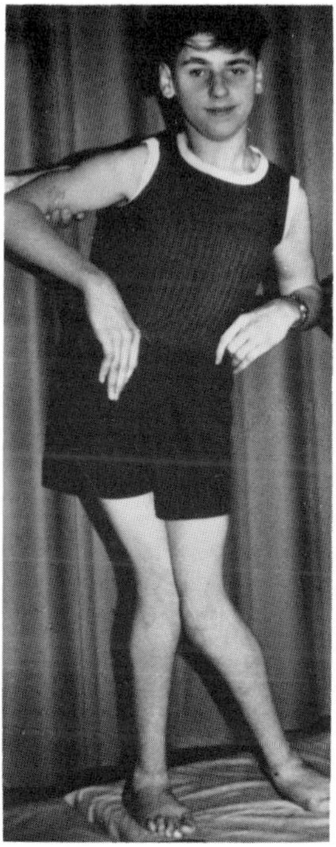

79 Säulenbein. Das Streckmuster an den Beinen macht das Stehen fast unmöglich

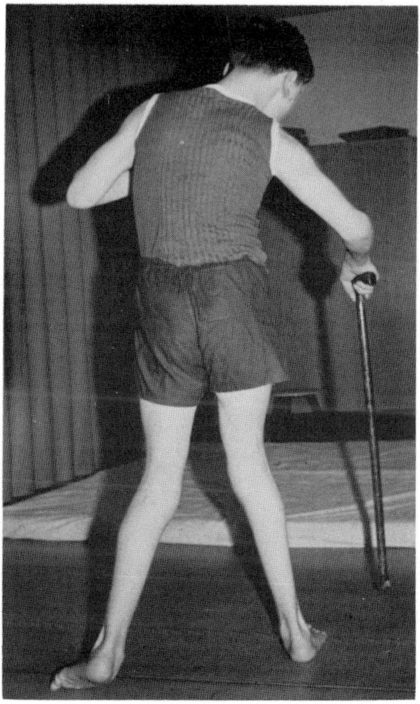

80 Ausgleich der starren Beinbewegungen (Scherengang) durch Rumpfbewegungen

Während unter dem Einfluß des STNR allein unterschiedliche Reaktionen an den Extremitäten auftreten, mit Streckreaktion der Beine und Beugereaktion der Arme, sind unter der Persistenz des TLR alle vier Extremitäten in gleichem Sinne beeinflußt und – wie auf den Bildern (Abb. **81 a** u. **b**) – durch eine starre totale Beugereaktion gebremst. Ein freies Gehen ist nicht möglich. Man beachte auch den offenen Mund.

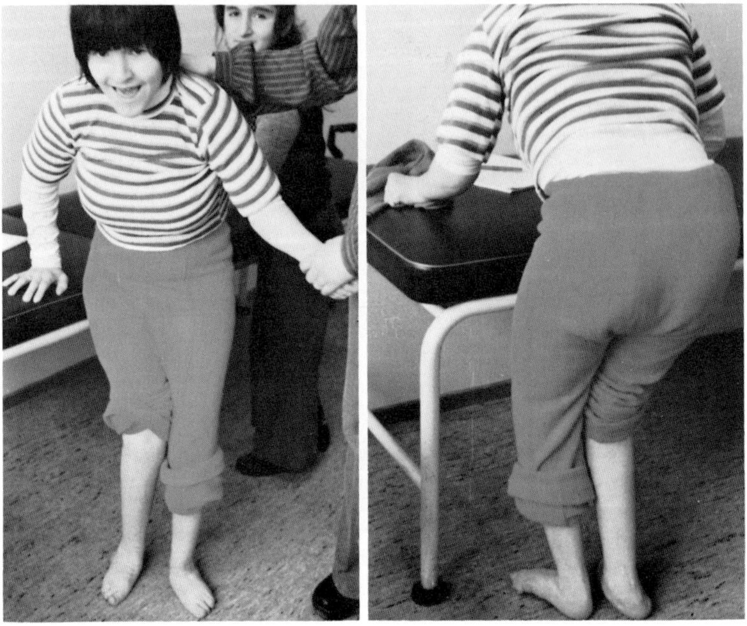

a b

81 a u. b Starre, totale Beugehaltung an Kopf, Rumpf, Armen und Beinen

Gekreuzter Streckreflex

Das Abheben des Schwungbeins ruft eine reflektorische Streckreaktion des Standbeins hervor (Abb. **82a u. b**).
Der gekreuzte Streckreflex bewirkt bei einer Hemiparese ebenfalls typische Reaktionen:
Beim Stand auf beiden Beinen ist das geschädigte Bein entspannt.
Beim Anheben des gesunden Beines erfolgt sofort ein kräftiger Strekkertonus mit Balanceverlust. Ein positives Trendelenburg-Zeichen mit Überstreckung des Knies und Krallenstellung der Zehen ist ebenfalls charakteristisch.
Beim Stand auf dem gesunden Bein ist wieder eine lockere Beinhaltung, auch auf der geschädigten Seite, zu beobachten (Abb. **83a u. b**).

Beim Fehlen des gekreuzten Streckreflexes bewirkt die Beugung eines Beines – also des Schwungbeins – auch die Beugung des Standbeins. Solche Patienten lassen Hüft- und Kniegelenk in der Stütz- und Schwungphase halb gebeugt.

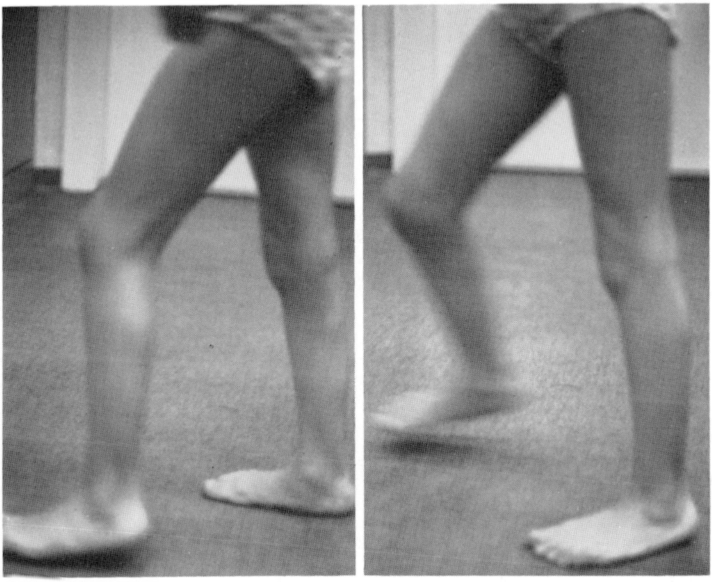

a b

82 a u. **b** Reflektorische Überstreckung des Knies am Standbein bei Beugung des Schwungbeins

Das geschieht dadurch, daß am Schwungbein ein starker Streckertonus eine ausreichende Beugung verhindert, am Standbein eine fehlende Streckreaktion umgekehrt das Durchschwingen des Schwungbeins erschwert.

Es ist also unter der Belastung der Beine ein gleichzeitiger vermehrter Strecker- und Beugertonus zu beobachten (Abb. **84 a** u. **b**).

Positive überschießende Stützreaktion

Diese reflektorische Reaktion tritt beim Kontakt der Füße mit dem Boden auf.

Es kommt unter der Streckreaktion der Beine zur Aufhebung der Beweglichkeit in Hüft- und Kniegelenken mit Starre der Beine (Säulenbein), Adduktion der Oberschenkel, oft mit Überkreuzung der Beine und Innenrotation, vor allem aber zu einer Spitzfußstellung (Punktbelastung) (Abb. **85 a** u. **b**).

Eine positive überschießende Stützreaktion verursacht außerdem Schwierigkeiten beim Aufstehen aus dem Sitz.

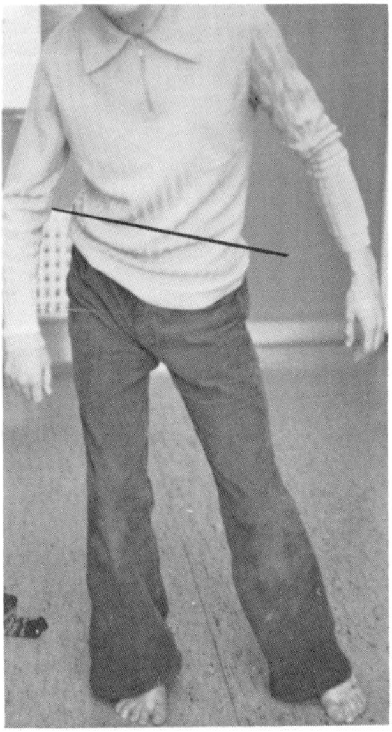

83 a Absinken des Beckens beim Stand auf spastischem Bein

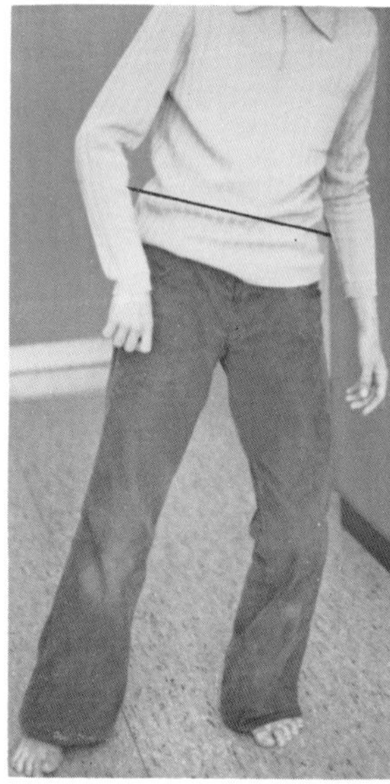

83 b Typischer statischer Ausgleich beim Stand auf dem gesunden Bein

Die Patienten müssen sich an den Händen zum Stand hochziehen. Die Unfähigkeit zur Beugung der Beine macht eine extreme Kyphosierung der ganzen Wirbelsäule und des Rumpfes erforderlich, um das Körpergewicht über die Unterstützungsfläche der Füße nach vorne zu verlagern (Abb. 86).
Die Patienten haben auch Schwierigkeiten beim Hinsetzen.
Sie fallen mit dem Gesäß auf die Sitzgelegenheit, manche mit gestreckten Beinen, andere knicken ruckartig in den Knien ein.
Die Patienten haben Schwierigkeiten beim Treppensteigen.
Sie sind gezwungen, sich von Stufe zu Stufe am Geländer hochzuziehen, weil bei jedem Anheben des Schwungbeins auf die nächste Stufe eine negative Stützreaktion droht, und der Patient auf dem Stützbein zusammenklappt. Die Patienten sind auch unfähig, in Beugestellung von Hüft- und Kniegelenken das Gewicht des Körpers zu tragen (Abb. 87).

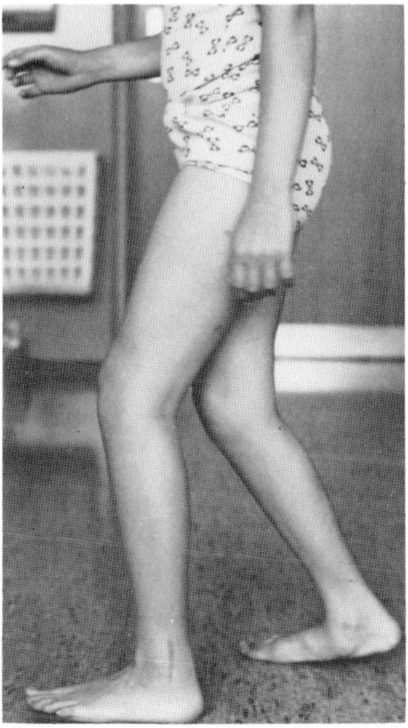

a

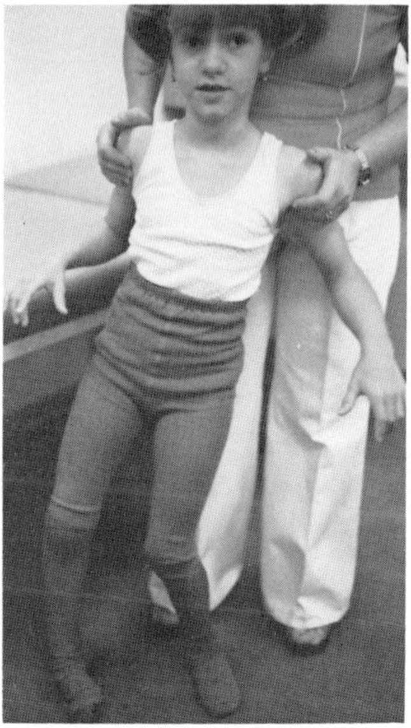

b

84 a u. b Gleichzeitig vermehrte Streck- und Beugereaktion

Positives motorisches Leistungsbild trotz persistenter tonischer Reflexe

Stand

Prüfung der Fähigkeit, auf den Beinen das Gewicht des Körpers zu tragen.
Dabei muß man differenzieren, ob diese Stützreaktion bei Abstützung des Patienten an Kopf, Schultern, Armen, Händen, Becken, Ober- und Unterschenkeln möglich ist.

Balancereaktionen (Stellreaktionen)

Diese zeigen sich beim Anheben der Arme im Stand (Anheben ohne Verlust der Balance) und beim Drehen um die Längsachse.
Voraussetzung für das Gehen ist auch die Fähigkeit zur Belastung der Beine in Schrittstellung.
Wer den Einbeinstand ausführen kann, ist fähig zum Gehen (Abb. **88a u. b**).

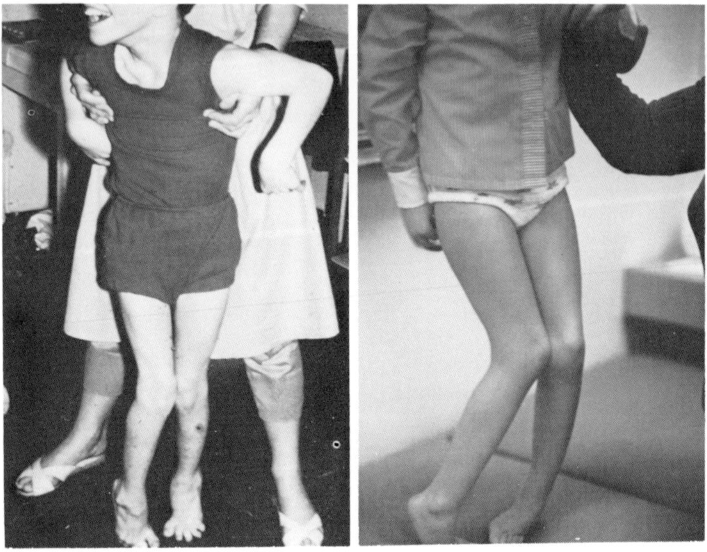

a b

85 a u. b Säulenbein – Punktbelastung – aber Fähigkeit zum Tragen des Körpergewichts

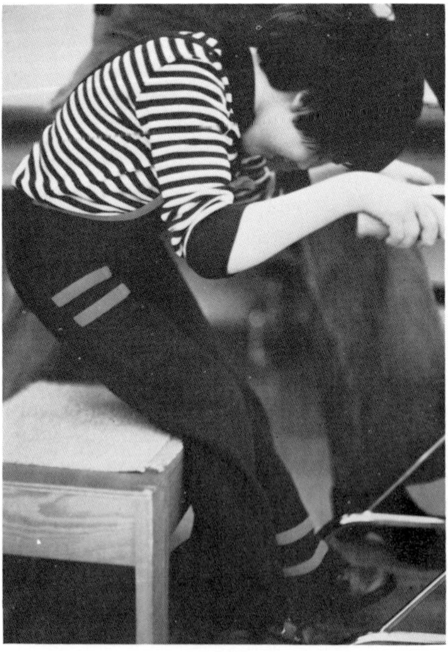

86 Unfähigkeit, die Bewegung zum Sitzen oder Aufstehen so durchzuführen, daß die Oberkörperschwerpunkte über der Unterstützungsfläche der Füße bleiben

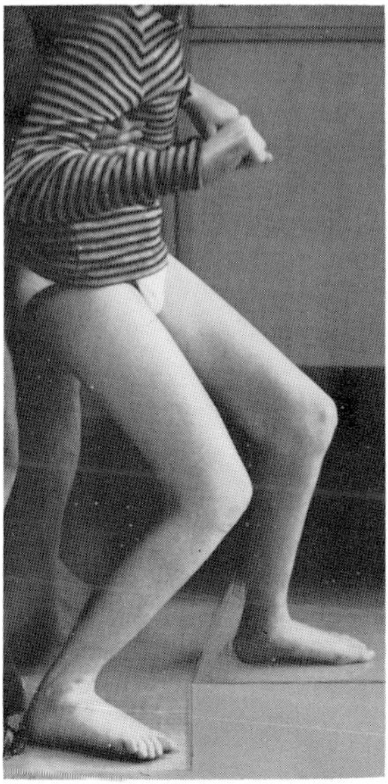

87 Negative Stützreaktion. Das Stützbein klappt bei Beugung des Schwungbeins zusammen

a 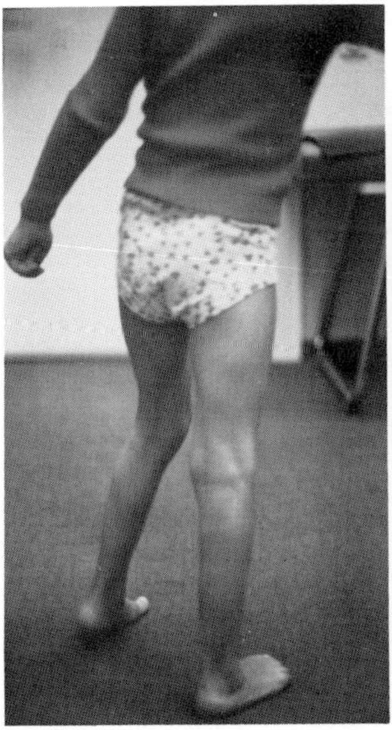 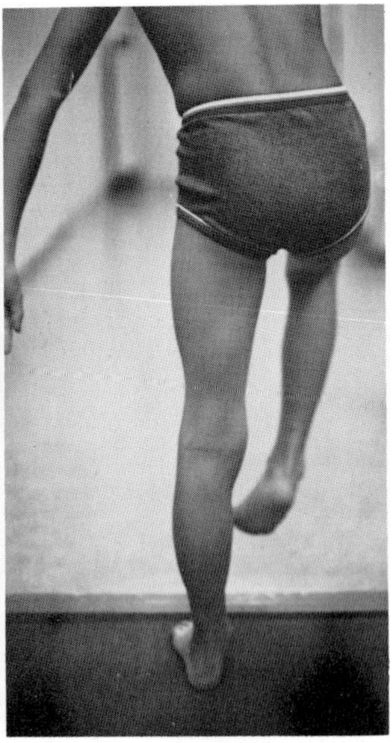 b

88 a u. b Der Einbeinstand kann nicht oder nur kurz eingenommen werden

a

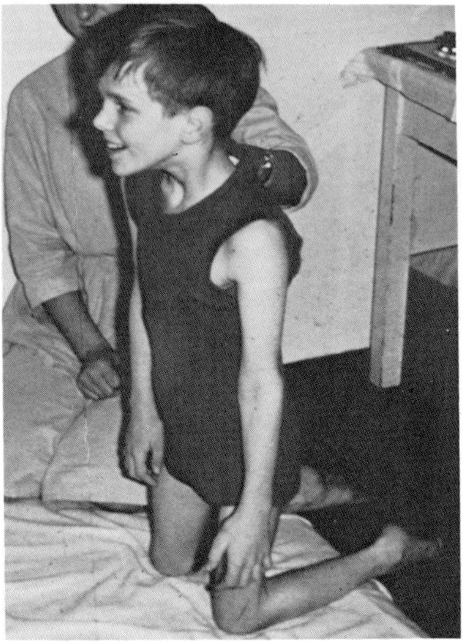

b

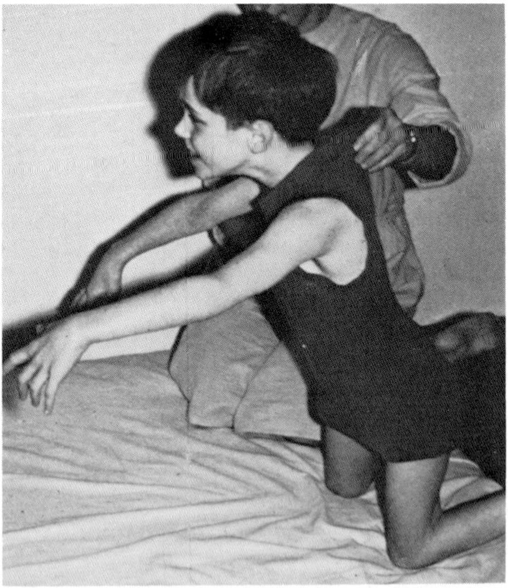

89 a u. b Unter Sprungbereitschaft versteht man die typisch reflektorische Streckbewegung der Arme und Hände beim Sturz nach vorne

Statokinetische Reaktionen

Dazu zählt die Sprungbereitschaft (Abb. **89a** u. **b**). Sie erfolgt bei einer infantilen Zerebralparese oft verzögert. Deswegen stürzen die Kinder manchmal haltlos auf das Gesicht.
Es ist zu prüfen, ob diese Sprungbereitschaft vorhanden ist, verzögert oder unvollkommen erfolgt, ob sie gleichmäßig mit beiden Händen eintritt oder asymmetrisch vorgenommen wird.
Weiter gehört zu den Gleichgewichtsreaktionen der Nachweis, ob unter mehr oder weniger dynamischen Bedingungen die Sicherung des Gleichgewichts in der Bewegung beibehalten werden kann, der Nachweis der Standfestigkeit mit Prüfung der Fähigkeit zur Ausübung von Ausgleichsbewegungen.
Ein Gesunder ist in der Lage, Ausgleichbewegungen zu machen oder in typischen Stemmreaktionen einer Verlagerung der Körperschwerpunkte im Stehen entgegenzuwirken. Der spastische Patient fällt beim Stoß zur Seite mit einem Kreuzschritt in Stoßrichtung um (Abb. **90**). Die Fähigkeit zur Ausführung von Ausgleichsbewegungen wird daher in verschiedenen Stellungen und Haltungen als Vorbedingung für die Standfestigkeit geprüft.
Bei der Art der Bewegungsprüfungen, wie wir sie geschildert haben, ist unschwer zu erkennen: In den Fällen, bei denen schon in Rücken- oder Bauchlage unter tonischer Reflexaktivität Fehlbewegungen auftreten oder bei denen es schon zu sekundären Deformitäten und Fehlstellungen gekommen ist, ist eine Standsicherung immer gefährdet.

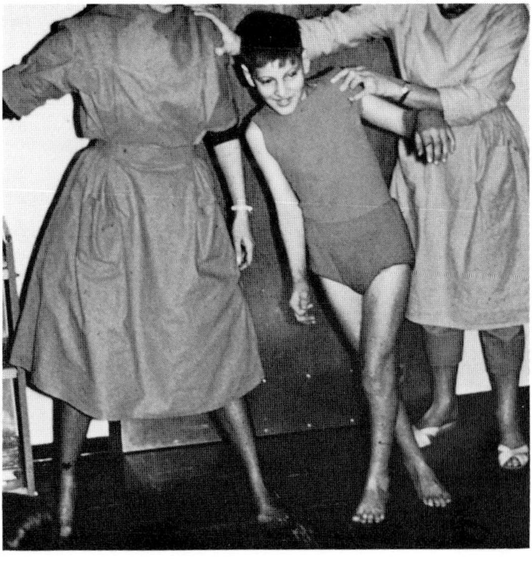

90 Kreuzschritt und Umfallen in Stoßrichtung

Noch mehr wirkt sich die Reflexaktivität auf alle dynamischen Situationen aus, die schon bei manchen Verrichtungen im Sitzen, erst recht aber beim Gehen erforderlich sind. Doch sollen diese statischen und dynamischen Bedingungen der Spastizität in einem besonderen Kapitel gewürdigt werden (s. Kap. 3).

Zusammenfassung

Besonderheiten, die bei der Befunderhebung im Stand und Gang zu beachten sind

Störung von Stand und Gang unter der Einwirkung des ATNR, STNR, TLR

Einfluß der pathologischen Reflexaktivität auf

Kopf
Schulter – Arme
Rumpf – WS
Becken
Beine – Füße

Positive überschießende Stützreaktion

Hochziehen aus dem Stuhlsitz zum Stand
Zurückfallen auf den Sitz beim Hinsetzen
negative Stützreaktion beim Treppensteigen

Positives motorisches Leistungsbild trotz persistenter tonischer Reflexe

Vorbedingungen für den Stand und Gang

Stutzreaktion d. Beine (Übernahme d. Körpergewichts)

Unterstützung an Kopf, Schultern, Arme, Hände, Becken, Ober- und Unterschenkel

Unterstützter Stand (Stock, Unterarmstützen, Gehböckchen, Rollator, an Möbeln)

freier Stand
stabiles Gleichgewicht

bei Hemiparesen

Stand auf beiden Beinen	locker/starr
bei Stand auf geschädigter Seite – Streckreaktion	re/li
bei Stand auf gesunder Seite – Entspannung	re/li

Gang

Mit Hilfe von Gehwagen, Rollator, Stöcken, Unterarmstützen, Gehböckchen

Unterstützung an Schultern, Rumpf, Armen, Becken, Ober- oder Unterschenkel

freier Gang
Steppergang ein-/beidseitig
Scherengang
Watscheln
verkürzte Schrittlänge einseitig re/li
verkürzte Schrittlänge beidseitig
in Spitz-, Hackenfußstellung
plattfüßig
Trendelenburg-Zeichen re/li
gekreuzter Streckreflex

Ausgleichsbewegungen
mit den Armen
mit dem Rumpf einseitig/beidseitig
assoziierte Mitbewegungen

Balancereaktionen
Fähigkeit zum Heben der Arme
Fähigkeit zum Drehen des Rumpfes
Fähigkeit zur Belastung in Schrittstellung
Fähigkeit zur Wiedererlangung des Gleichgewichts

Gehen – seitwärts, rückwärts
Gehen auf einer Linie

Hüpfen
auf beiden Beinen
auf einem Bein re/li

Treppensteigen

Kurzfassung des Untersuchungsablaufs

(Zutreffende Befunde sind mit + zu bestätigen, nicht zutreffende mit – zu kennzeichnen)

Rückenlage

A Nachweis tonischer Reflexe

1. Auswirkung des ATNR
   Spontanhaltung: Asymmetrie
   – Streckmuster li/re
   – Beugemuster li/re
   bevorzugte Seite li/re
   Reaktion bei akt./pass. Kopfdrehung
2. Auswirkung STNR
   Spontanhaltung: Symmetrie
   Beuge-/Streckmuster (Arme/Beine)
   Streck-/Beugemuster (Arme/Beine)
   Reaktion bei akt./pass. Kopfbeugung

3. Auswirkung TLR
   Spontanhaltung – totale gleichsinnige Fehlhaltung
   totales Streck-/Beugemuster
   Reaktion beim Anheben
4. Gekreuzter Streckreflex re./li.

B. Positives motorisches Leistungsbild

Stellreaktionen	Kopf/Schulter
	Schulter/Körper
	Körper/Schulter/Kopf

C. Kontrakturen

Bauchlage

A. Nachweis tonischer Reflexe
1. Auswirkung ATNR
   Spontanhaltung
   – Streckmuster li/re
   – Beugemuster li/re
   bevorzugte Seite li/re
   Reaktion bei Kopfbewegung
2. Auswirkung STNR
   Spontanhaltung
   – Beuge-/Streckmuster Arme/Beine
   – Streck-/Beugemuster Beine/Arme
   Reaktion bei akt./pass. Anheben des Kopfes
3. Auswirkung TLR
   Spontanhaltung
   totales Beuge-Streckmuster
   Reaktion bei akt./pass. Kopfbewegung

Vierfüßlerstand

A. Nachweis tonischer Reflexe
1. Auswirkung ATNR
   Stabilität
   Abhängigkeit von akt./pass. Kopfbewegung
2. Auswirkung STNR
   Stabilität
   Reaktion Streckung/Beugung Arme/Beine
   akt./pass. Kopfbeugung
   Stützfunktion Arme/Hände
3. Auswirkung TLR
   Stabilität
   Reaktion auf Kopfbeugung – Beugung/Streckung

B. Positives motorisches Leistungsbild

Stemmreaktionen
Krabbeln

Sitzen

A. Nachweis tonischer Reflexe

1. Auswirkung TTNR
   Zwang zur Beugehaltung/einschießende Streckung
   bevorzugte Seite re/li
   Fähigkeit zur Kopf-/Armbewegung re/li

2. Auswirkung STNR
   Beuge-/Streckmuster Arme/Beine

3. Auswirkung TLR
   Sitzfähigkeit

B. Positive motorische Leistungsbilder
   Kopfkontrolle
   Sitzen frei
   unterstützt
   Stemmreaktionen
   Armbewegungen

Kniestand

beid-/einseitig re/li
Aufstehen

Stand

Stützfähigkeit
Stand frei
unterstützt

Gang

Schrittbewegungen frei
unterstützt

2. Übungsprinzipien und theoretische Grundlagen einer funktionellen Spastikerbehandlung

Allgemeine Behandlungsgrundsätze

Behandlungsmaßnahmen haben zum Ziel:

- Beseitigung oder Beeinflussung der tonischen Reflexe an Kopf, Rumpf, Armen und Beinen,
- Drehung des Körpers um die Längsachse,
- Ausführung von Stellreaktionen,
- Bahnung von Armbewegungen,
- Haltung von Kopf und Körper in physiologischen Positionen,
- Verhütung von Kontrakturen und
- Fortbewegung.

Die Möglichkeit einer lupenreinen methodischen Behandlung mit Wiederherstellung der typischen koordinierten Bewegungen ist bei Spastikern meist nicht gegeben. In der Regel ist dabei die Behandlung auf umschriebene und praktische Ziele auszurichten, also auf

- Fortbewegung in irgend einer Form, und sei es mit dem Rollstuhl,
- Verbesserung der Sitzfähigkeit,
- Verbesserung von Arm- und Handbewegungen,
- Erziehung zur Selbsthilfe und
- Vergrößerung des Aktionsvolumens.

Von praktischer Bedeutung sind Behandlungsmethoden nach BOBATH und VOJTA.

Übungsbehandlung nach Bobath

BOBATH geht davon aus, daß bei zerebral gestörten Kindern die Rückbildung der primitiven Reflexe nicht oder nur unvollständig erfolgt.
Da bei spastischen Kindern nur ein Teil der Stell- und Balancereaktionen ausgebildet ist, soll die Behandlung diesem Umstand Rechnung tragen. Denn solange die tonischen Reflexe aktiv sind und der Muskeltonus verändert ist, können die Patienten keine normale Haltung einnehmen und keine typischen, koordinierten Bewegungen ausführen.

Die Behandlung zielt daher sowohl auf die Unterdrückung der tonischen Reflexaktivität, wie auch auf die Bahnung von Bewegungen entsprechend der motorischen Entwicklung ab, in Anlehnung an die motorische Entwicklung gesunder Kinder.
Hemmung und Bahnung stellen dabei nicht getrennte Ereignisse dar, sondern sollen nahtlos ineinander übergehen. Der Patient soll zunehmend eine normale, natürliche Bewegungsweise erleben und erlernen. Die Schwierigkeit liegt darin, das Ausmaß und die Art der Behandlung individuell der gegebenen Situation anzupassen. Die Behandlung kann nicht schematisch erfolgen. Sie ist auf den individuellen motorischen Zustand abzustimmen.
Diese Feststellungen schließen jedoch nicht aus, eine *grundsätzliche Darstellung* der einzelnen Schritte aufzuzeigen, angefangen von den passiven Hilfen bis zur Sicherung der Kopfhaltung oder der Haltung des Schultergürtels, des Rumpfes, des Beckens, bis hin zur Bahnung von Bewegungen der Arme und Beine.
An die Stelle der Fehlbewegungen sollten zweckmäßige Bewegungen von Schlüsselpunkten aus, wie Kopf, Nacken, Schulter, Hüften gebahnt werden. Der Ausfall von typischen Bewegungen und Stellungen soll also durch Üben von Bewegungen analog der motorischen Entwicklung eines gesunden Kindes kompensiert werden.

Übungsbehandlung nach Vojta

VOJTA geht davon aus, daß die Bedingungen für die selbständige Fortbewegung durch Lage- und Haltungssicherung erfolgen muß. Er sagt mit Recht, ohne Basis kann keine normale koordinierte Bewegung erfolgen.
Eine der Bedingungen ist daher die Aufrichtung, weil alle Bewegungen unter dem Einfluß der Schwerkraft stehen.
Er fordert phasengerechte Bewegungen, d. h. typische Bewegungen entsprechend einer bestimmten motorischen Entwicklungsstufe.

Die theoretischen Grundlagen sicht VOJTA vor allem in der normalen Entwicklung, die er in 4 Stadien einteilt:

1. Ein erstes Stadium – Beugestadium – bestehe bis zur 6. Woche in einem totalen Beugemuster bei Asymmetrie von Kopf und Nacken.
2. Ein erstes Streckstadium reiche bis zum 4. Monat mit Öffnen der Hand in Bauchlage, Streckung, und zwar symmetrischer Streckung des Nackens, einem Nachlassen der Hüftbeugung und einer Beinstellung in leichter Abduktion.
3. Das zweite Beugestadium reiche bis zum 8. Monat. Es bilde sich eine stabile Rückenlage für die Extremitätenbewegung und für die

Hand- und Augenkoordination aus und aus der Bauchlage eine symmetrische Abstützung auf den Armen, Krabbelbewegungen der Beine, eine beginnende Aufrichtung des Schultergürtels und ein Anheben des Beckenrings. Auch die Drehung um die Längsachse mit der Verbesserung der Greiffunktionen und dem Beginn des Krabbelns falle in dieses zweite Beugestadium.
4. Das zweite Streckstadium reiche bis zum 14. Lebensmonat. Dieses Streckstadium führe zur Aufrichtung des Rumpfes, zum selbständigen Sitz und zu den ersten Schritten.

Von bestimmten Zonen her hat nach VOJTA der Therapeut Bewegungen auszulösen – ein sogenanntes Reflexkriechen. VOJTA unterscheidet dabei Haupt- und Hilfszonen. Eine Hauptzone sieht er distal von Schultergürtel und am Beckenring. Hilfszonen sind Rumpf, Schultergürtel und wieder Beckenring.
Die Anregung von Bewegungen in den Hauptzonen löse Koordinationskomplexe aus. Die Anregung von Bewegungen in den Nebenzonen bewirke Dehnungswiderstände an Muskeln und ermögliche die Kontrolle der Bewegungen und auch die Anwendung der Zonen in günstigen Ausgangsstellungen (Einzelheiten sind den speziellen Lehrbüchern zu entnehmen).
In Bauchlage werden Armbewegungen auf der Gesichtsseite durch Druck auf den Epicondylus medialis humeri ausgelöst. Armbewegungen auf der Hinterhauptseite werden durch Druck auf den distalen, radialen Rand des Unterarms veranlaßt.
Die Auslösung von Beinbewegungen auf der Gesichtsseite erfolgt durch Druck auf den medialen Femurkondylus, und die Auslösung der Anregung zur Bewegung des Beins auf der Hinterhauptseite erfolgt durch Druck auf die Ferse und Einwärtsdrehung des Fußes.

Als Hilfszonen am Rumpf dienen Druckpunkte am unteren Schulterblattwinkel hinterhauptseitig. Auch Dehnung der Mm. interspinales und intercostales kommt zur Anwendung. Kopf und Kinn, obere und untere Extremitäten sind ebenfalls Hilfszonen.
Im Nachstehenden sollen nicht BOBATH und VOJTA gelehrt werden, sondern es soll eine prinzipielle Darstellung der geeigneten Behandlungsschritte im Rahmen der Krankengymnastik erfolgen. Deshalb verzichten wir auch auf die Schilderung der sogenannten Pioniermethoden der Spastikerbehandlung nach Phelps, Kabat, Perlstein, Lecoy, Pohl, Temple-Fay, Dever, Collis und Petö usw.
Es ist notwendig, praktische Gesichtspunkte der Therapie bei Spastikern so darzustellen, daß daraus das individuelle Behandlungsziel für den einzelnen Patienten hergeleitet werden kann. Dies geschieht hier selbst auf die Gefahr hin, daß viele Details unberücksichtigt bleiben. Eine prinzipielle Darstellung von Behandlungsmethoden wird in der Medizin immer notwendig sein. Sie bilden die Grundlage für den Aufbau diverser Details im Behandlungsablauf.

Hier geht es darum, auch den Eltern eine gewisse Anleitung für die funktionelle Therapie in die Hand zu geben. In einer Zeit, in der wir immer von der therapeutischen Mitarbeit der Eltern reden, müssen wir auch den Eltern gewisse Vorstellungen von diesen Therapien vermitteln.
Analog zur typischen Entwicklung eines gesunden Kindes wird der Aufbau der Bewegungsformen in Rückenlage begonnen und dann von der Bauchlage über den Vierfüßlerstand, den Sitz, den Kniestand, schließlich bis zum Stand und Gang geschildert, also eine Übungsbehandlung analog der motorischen Entwicklung eines gesunden Kindes dargestellt.

Krankengymnastische Behandlung

Das Behandlungsziel ist grundsätzlich darauf abgestimmt, *Fehlbewegungen* von Kopf, Rumpf und Beinen zu hemmen und *Voraussetzungen für fließende Bewegungen* der einzelnen Körperteile in der jeweiligen Position *herzustellen.*
Jede Ausgangsstellung ist zugleich auch die Grundlage für die Einleitung bestimmter funktioneller Behandlungsmaßnahmen.

Rückenlage

Hemmung und Bahnung

Wegen der unterschiedlichen Auswirkung der Bewegungsstörungen an Kopf, Schulter und Extremitäten ist eine Reflexhemmung oder Bahnung entsprechend der motorischen Situation vorzunehmen. Die Bahnung von Bewegungen unter Beachtung statischer Gesichtspunkte ist in dieser Position noch nicht notwendig.
Im Vordergrund steht zunächst die *Mittelstellung des Kopfes.* Bei asymmetrischer tonischer Reflexaktivität ist diese gefährdet.
Durch Dehnung der verkürzten Seite wird eine Korrektur der Fehlstellung und eine Tonusschulung der Muskulatur angestrebt. Zugleich erfolgt eine *Korrektur der Rumpfhaltung* durch passive Drehung und Dehnung des Rumpfes und des Beckens von den Beinen her (Abb. **91**).
Die Spastik der Beine macht zusätzliche therapeutische Schritte erforderlich. Bei symmetrischer tonischer Aktivität der Beuger wird eine Streckung in den Hüften zu erreichen versucht. Das geschieht durch Überhängen der Beine über den Tischrand unter gleichzeitig gehaltener Außendrehung und Streckung der Arme, die seitlich am Körper gelagert werden (Abb. **92**).

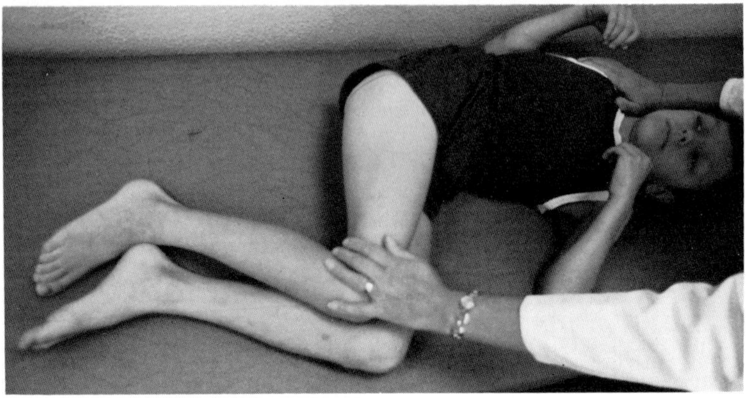

91 Korrektur einer Fehlhaltung und Dehnung der stärker gestörten Seite

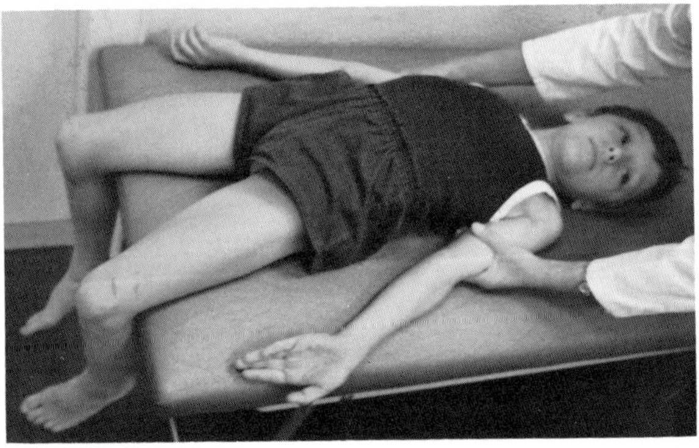

92 Beine über den Tischrand, Arme in Außendrehung gestreckt

An den oberen Extremitäten ist häufig eine symmetrische Beugeaktivität persistent, in Verbindung mit einem falschen Streckmuster an den Beinen.
Die Unterbrechung eines spastischen Beugemusters an den oberen Extremitäten kann unter verschiedenen Armführungen und -bewegungen erfolgen, so mit einer Armbewegung von den Schultern her unter Außendrehung und Abduktion der Arme. Auf diese Weise ist auch eine Streckung in den Ellenbogen zu erreichen.
An den Beinen läßt sich eine tonische Streckaktivität gleichzeitig dadurch unterbrechen, daß die Oberschenkel mäßig abduziert und die

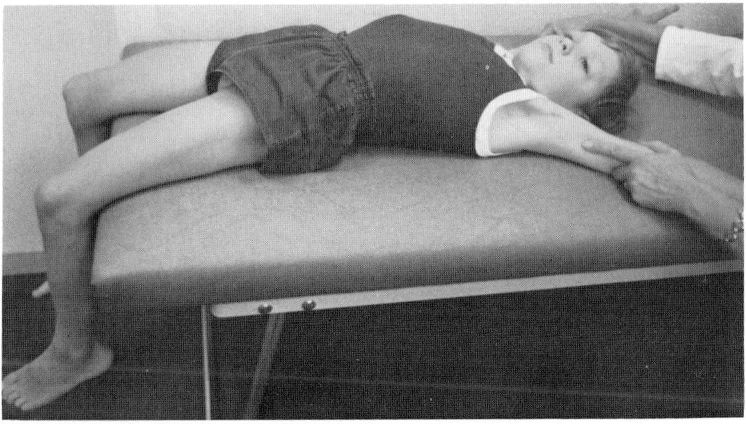

93 Überwindung der Flexorenspastizität an den Armen

Unterschenkel in Beugestellung über die Unterlage hängen, bzw. in dieser Position aufgestellt werden.
Da in Verbindung mit einer tonischen Beugereaktion der Arme sich in der Regel eine Vorwärtsführung der Schultern und eine Kyphosierung der Wirbelsäule einstellt, zielt die Gymnastik auf intensive Korrektur dieser Beugebewegung an der oberen Körperhälfte ab. Zu diesem Zweck werden die Arme außenrotiert und gestreckt nach oben und mäßig nach außen geführt. Dabei kommt auch eine Streckung der oberen Wirbelsäule zustande (Abb. **93**).

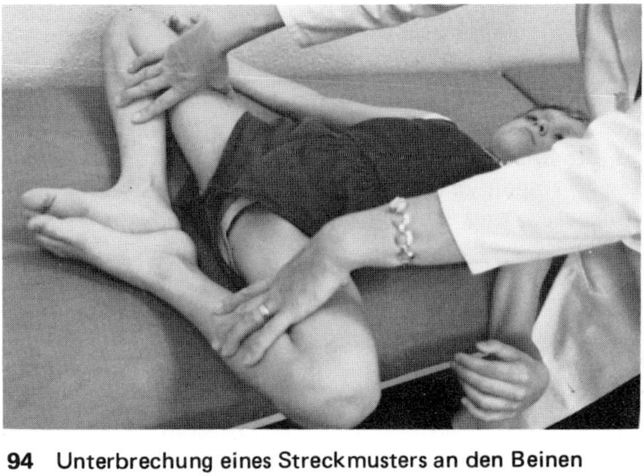

94 Unterbrechung eines Streckmusters an den Beinen

Persistente Streckreaktionen an den unteren Extremitäten machen besondere Maßnahmen notwendig. Die einfachste Form der Unterbrechung ist eine Abduktion und Beugung der Beine in den Hüft- und Kniegelenken. Schlüsselpunkte sind dabei die Oberschenkel (Abb. **94**).

Tonusstörungen an den unteren Extremitäten sind oft symmetrisch und bedingen gleichgerichtete Haltungen und Bewegungen unter der Einwirkung des STNR, auch des TLR. Eine Unterbrechung ist mit einseitiger Beugung und entgegengesetzter Streckung, sowie zusätzlicher Außen- bzw. Innenrotation der Beine zu erreichen.
Diese Bewegungen bedeuten schon den Übergang zur Bahnung der Beinbewegungen (Abb. **95**).

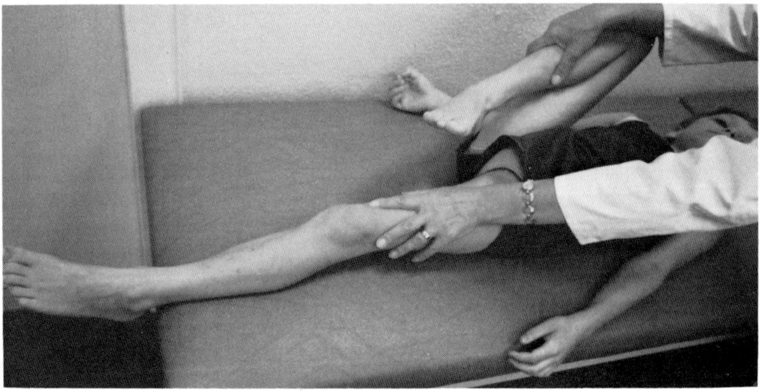

95 Erste Bahnung von Beinbewegungen

Drehen aus Rücken- in Bauchlage

Hemmung und Bahnung lassen sich nie voneinander trennen. Unterbrechung tonischer Reflexe und Schulung typischer Bewegungen sollen stets fließend ineinander übergehen. Dies gilt noch mehr bei den nachfolgenden Übungen, die zuerst am Kopf, dann an den Schultern, am Rumpf ansetzen, und schließlich zu den Beinen hin fortgesetzt werden. Diese Bewegungsschulungen, wie sie in den folgenden Abbildungen (Abb. **96–105**) dargestellt sind, dienen der Bahnung des *Drehens aus Rücken- in Bauchlage* in einer gegliederten Kette.
Die Fähigkeit zum Anheben und Drehen des Kopfes erfordert eine spezielle Vorbereitung unter Mithilfe und Führung durch den Therapeuten. Eine Aufforderung zum aktiven Anheben des Kopfes würde bei einem Patienten nur ein Beugemuster an den oberen Extremitäten, also eine verstärkte Beugeaktivität auslösen, und bei einem

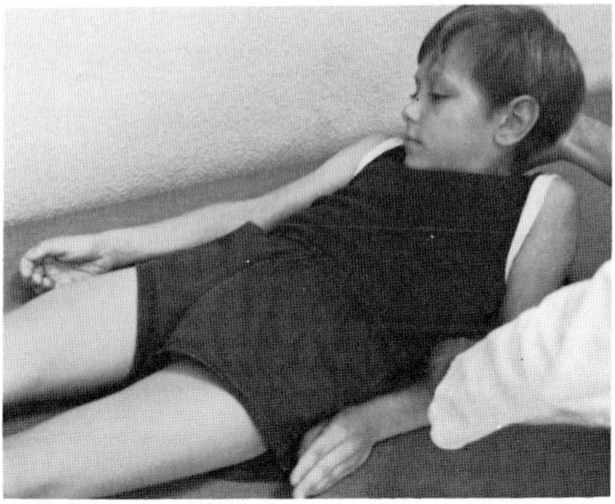

96 Drehen aus Rücken- und Bauchlage, Vorbereitung von Kopfbewegungen (Anheben und Drehen)

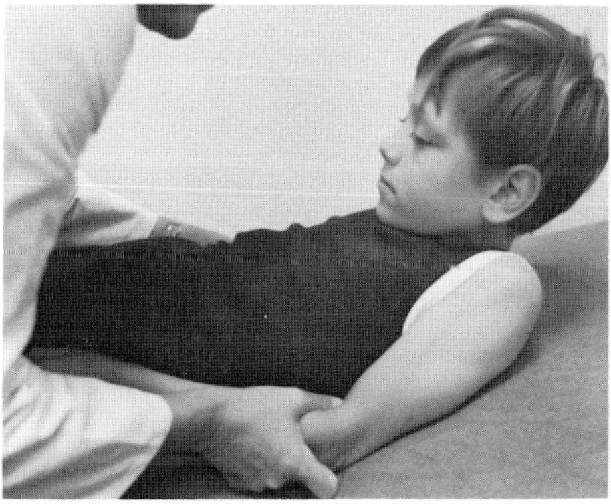

97 Diese Stemmbewegung an den Ellenbogen erleichtert das Anheben des Kopfes

Streckmuster wäre eine initiale Streckung die Folge. Daher wird eine dosierte Beugeaktivität vorbereitet. Das aktive Anheben des Kopfes aus Rückenlage (Abb. **96**) muß unterstützt werden. Der Ansatz erfolgt entweder am Kopf selbst oder wird mit einer passiven Stemmbewegung an einem oder an beiden Oberarmen zu den Schultern hin eingeleitet (Abb. **97**). So wird die Arbeit der Halsbeuger erleichtert, die tonische Beugeaktivität an den Schultern gemindert und auf den notwendigen aktiven Muskeleinsatz beschränkt.
Es empfiehlt sich zunächst eine einseitige Bewegungsbahnung, weil der Therapeut dabei eine Hand zur Unterstützung der Kopfbewegung frei hat und eine dosierte Führung so gewährleistet ist.
Bei symmetrischer, aber auch bei asymmetrischer Reflexaktivität ist darüber hinaus die Kombination der Kopfbewegung mit einer Schulterdrehung, also einer gleichzeitigen Drehung des Kopfes und der Schulter angezeigt.

Die einseitige Kopfbewegung wird ausgedehnt auf aktive Mitbewegungen der Schulter und weiter auf eine geführte Bewegung des Armes von der Schulter her (Abb. **98**).
Das *Ziel* dieser Bewegungsschulung, bei der die passiven Hilfen allmählich über ein Tapping am hinteren Schulterumfang zur freien aktiven Kopf-Schulter-Bewegung führen sollen, ist die *Ausführung einer aktiven Armbewegung, einer Armbewegung vor dem Rumpf.*

Armbewegungen

Alle Bewegungen unter Rotation des Rumpfes dienen mehr oder weniger dazu, den Patienten zu einer *Armbewegung zur Körpermitte* hin zu befähigen (Abb. **99**).

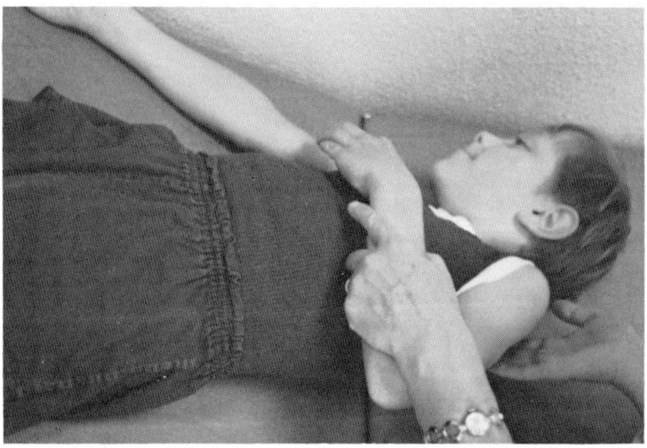

98 Bahnung der Schulter-(und Kopf-)bewegung

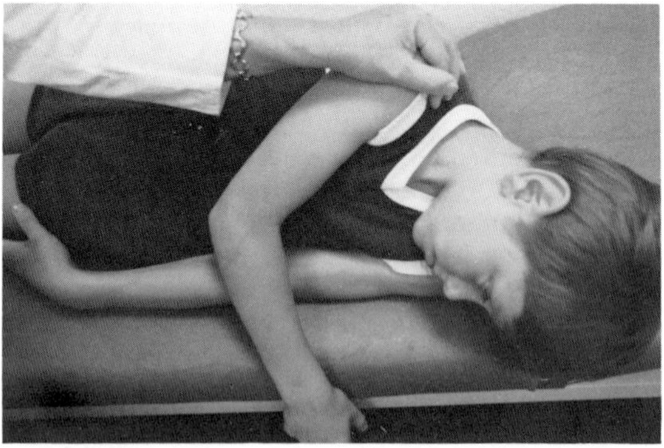

99 Unterstützte Armbewegung zur Körpermitte hin

Das Bewegungsausmaß soll schließlich eine Handbewegung zur kontralateralen Schulter ermöglichen. Die Schulterbewegung wird von einer Drehbewegung der oberen Rumpfabschnitte begleitet. Wichtig ist die Koordination der Drehbewegung an den Schultern mit der Kopfhaltung und -bewegung (Abb. **100**). Diese Bewegungsschulung kann vom Kopf oder von den Armen her eingeleitet werden. Sie dient

– der Sensomotorik, d. h. der Vermittlung des Empfindens einer Entspannung und dosierten Anspannung der Muskeln,
– der räumlichen Änderung der Kopfstellung und
– der Einstellung des Kopfes zum Rumpf.

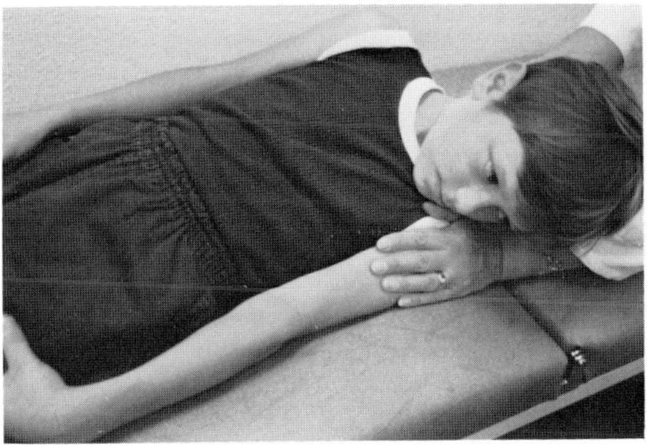

100 Koordinierte Kopf- und Schulterbewegung

Dem richtigen Empfinden der Kopfhaltung folgt die gegliederte Mitbewegung der Schultern und die Rotation um die Längsachse. Das sind die drei Ereignisse, die das Fundemant für den weiteren motorischen Aufbau darstellen.
Damit wird deutlich, wie bei der Übungsbehandlung immer Hemmung und Bahnung ineinander übergehen. Das Ziel sind sogenannte Stellreaktionen, d. h. Bewegungen, die vom Kopf her eingeleitet werden.
Die Bewegung, vom Kopf her beginnend und über die Schultern fortgesetzt, ist die erste Voraussetzung für das Drehen aus Rücken- in Bauchlage.
Solche Drehbewegungen können auch von anderen Körperteilen her ausgelöst werden, z. B. von den Schultern her. Dabei ist aber die dosierte Mitbewegung des Kopfes wichtig (Abb. **101**). Diese Mitbewegung darf nicht entgleisen und muß evtl. unterstützt werden.

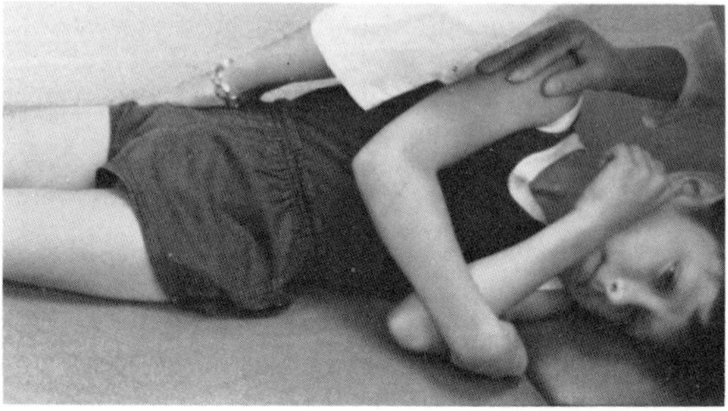

101 Bahnung von der Schulter her – Hemmung am Becken

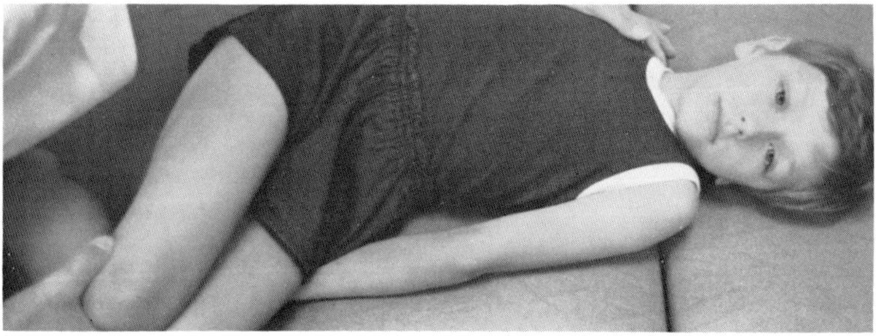

102 Hemmung der Drehbewegung des Rumpfes an der Schulter – Bahnung an den Beinen

Der Impuls zur Ausübung einer Drehbewegung kann auch von den Beinen her gegeben werden (Abb. **102**). Um diese Bewegung so ausgiebig wie möglich zu machen und um das Gefühl für die Rotation um die Längsachse zu vermitteln, wird nicht nur die entgegengesetzte Schulter zurückgehalten, sondern auch die Drehung von *der* Seite weggeführt, an der die Spastizität ausgeprägter ist. Der Seitenunterschied oder auch der Spannungsunterschied läßt sich bei passiver Ausführung dieser Beindrehung am unterschiedlichen Widerstand wahrnehmen.
Das Ausmaß dieser Spannungs- und Bewegungsbahnung erfährt durch gleichzeitige Streckung und Außendrehung des entgegengesetzten Armes eine Verstärkung (Abb. **103**).
Aus dieser passiven Drehung heraus wird wieder zu einer *freien Armbewegung* übergegangen (Abb. **104**). Passive Dehnung und anschließende aktive Bewegung sind das bekannte Prinzip zur Anregung einer aktiven Muskeltätigkeit (propriozeptive Erleichterungsmethode).

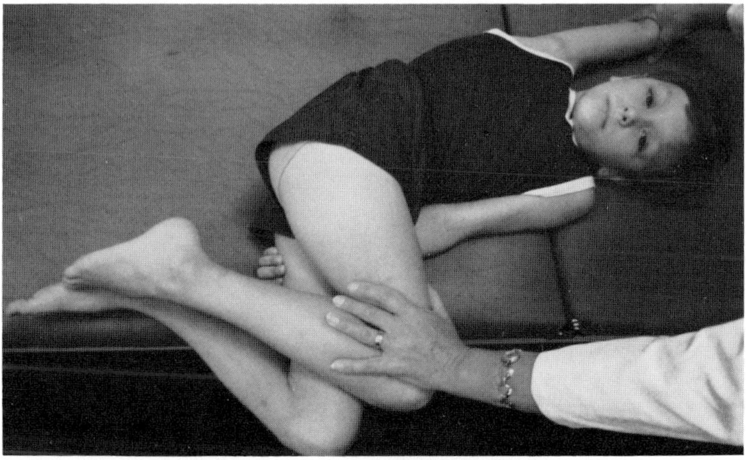

103 Zusätzliche Ausdehnung der Kettenbewegung zum Arm

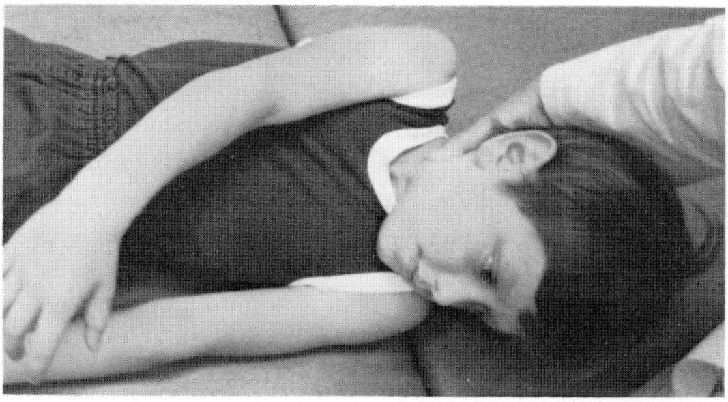

104 Passive Unterstützung am Kopf erleichtert die Armbewegung

Wieder ist darauf zu achten, daß mit der Weiterführung der Armbewegung vor den Rumpf auch eine koordinierte Rumpfdrehung und Mitbewegung des Kopfes in fließender Form erfolgt, also Koordination in Spannung und Entspannung, in isolierten und kombinierten Bewegungen.
Bei asymmetrischer Tonuslage ist es besser, die Drehung um die Längsachse von einem oder beiden Beinen her einzuleiten (Abb. **105**). Es sollte eine möglichst ausgiebige Drehung erfolgen. Dies wird durch passive Gegendrehung an der Schulter erreicht.
Eine solche Gliederung der Kopf-, Rumpf- und Beinbewegungen ist immer wieder zu üben. Es ist der typische Bewegungsablauf beim

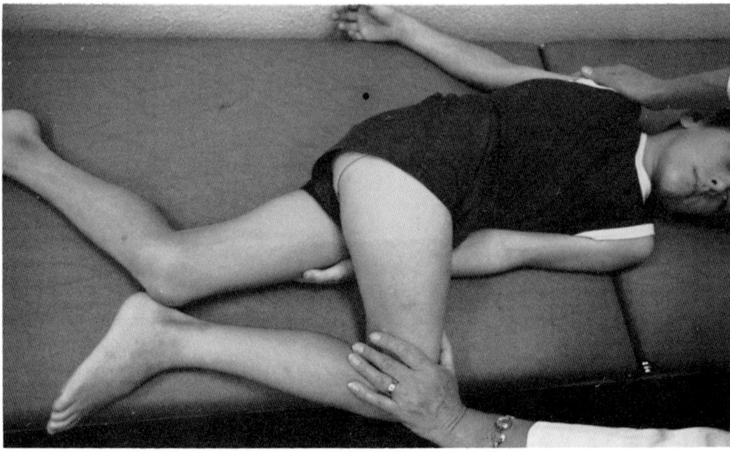

105 Einseitige Einleitung der Rumpfdrehung bei asymmetrischer Tonuslage

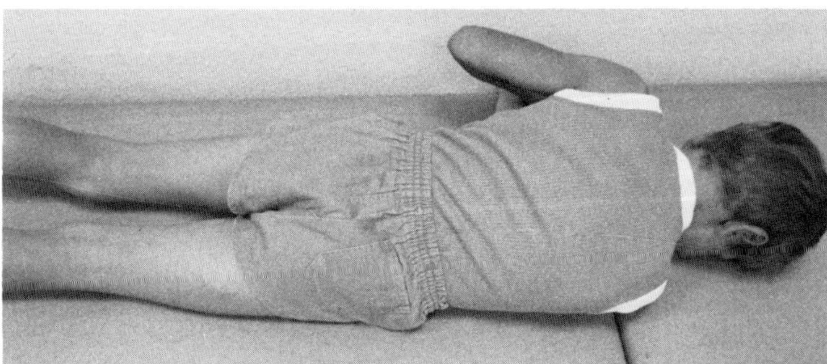

106 Abschluß der Drehbewegung. Schwierig ist das Anheben der unten liegenden Schulter

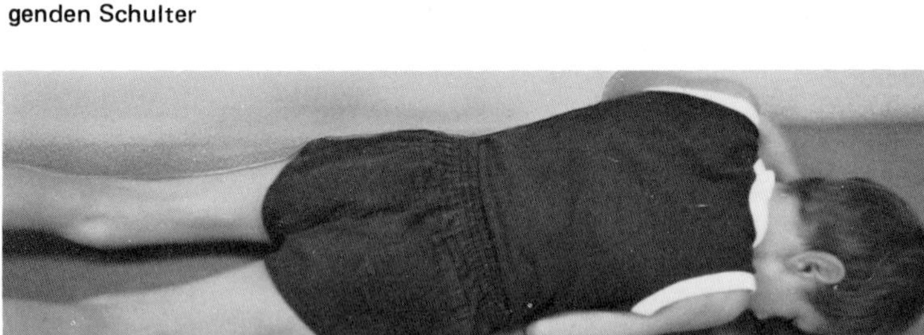

107 Lösung des unten liegenden Armes und Anheben des Kopfes

Drehen aus Rücken- in Bauchlage. Wir Gesunde sind uns der einzelnen Komponenten gar nicht bewußt. Bei spastisch Gelähmten ist dieser Bewegungsablauf daher Punkt um Punkt zu bahnen und zu vermitteln, zunächst mehr passiv, dann zunehmend aktiv. So werden die sensomotorischen Empfindungen geschult.

Abschluß der Drehbewegung

Auch die letzte Phase der Drehbewegung muß demonstriert, geschult und in Einzelheiten geübt werden. Es handelt sich um das Anheben der unten liegenden Schulter aus halber Bauchlage nach hinten und oben und die Lösung des Armes unter gleichzeitiger Streckung der Wirbelsäule und Anheben des Kopfes (Abb. **106** u. **107**). Alle diese Stufen erfordern eine genaue Anleitung. Kein einziger Bewegungsablauf darf ausgelassen werden.

Spezielle Übungen zur Verbesserung der Kopfkontrolle

Ein Kind wird in der Regel aus Rückenlage angehoben. Kleinkinder lernen bald diese Bewegung kennen und machen die entsprechenden Mitbewegungen. Sie heben den Kopf dabei an.
Das Anheben spastischer Kinder erfolgt meist nicht anders. Aber dieses Vorgehen birgt bei Spastikern große Erschwernisse in sich, besonders bei persistenten totalen Bewegungsmustern, vor allem Streckmustern.
Die räumlich richtige Einstellung des Kopfes läßt sich aus Rückenlage und aus dem Sitz trainieren (Abb. **108** u. **109**). Es wird der Patient zunehmend angehoben oder nach hinten geneigt, bis zu einem Punkt, an dem er die Kopfkontrolle zu verlieren droht.
Dabei empfiehlt es sich, die Neigung nach hinten nicht in geradliniger Richtung durchzuführen, sondern die Muskeln asymmetrisch anzu-

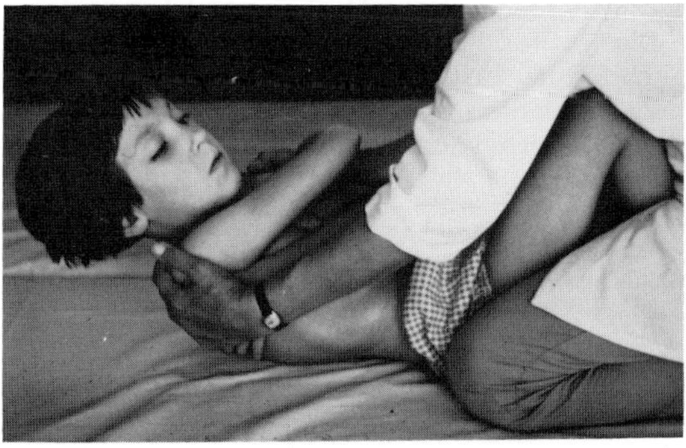

108 Hemmung der Schulter- und Armbewegung, Bahnung der Kopfbewegung

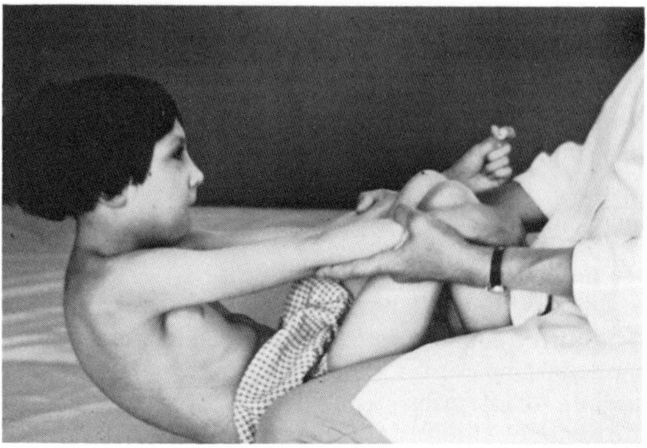

109 Zunehmende Neigung des Rumpfes nach hinten

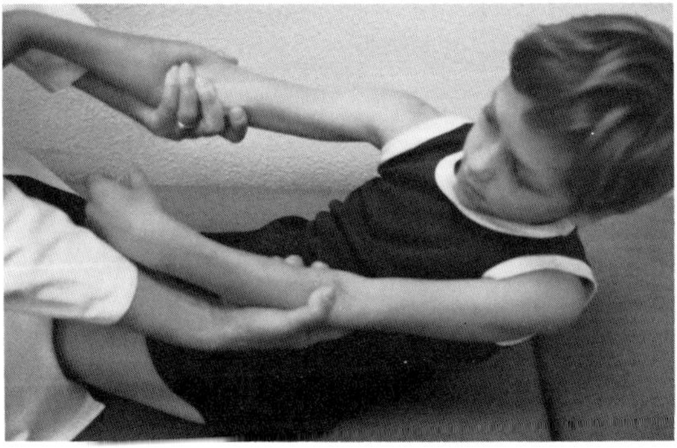

110 Asymmetrische Schulterbewegungen und gleichzeitig zunehmende Rumpfneigung nach hinten

regen und die Kopfkontrolle durch eine gleichzeitige Drehung des Rumpfes zu erleichtern. So ist ein reziprokes Spannungsempfinden bei asymmetrischem und symmetrischem Muskeleinsatz besser zu schulen (Abb. **110**). Dies gilt für die Führung der Bewegung von den Schultern her, wie auch für die Ausführung der Bewegung bei Unterstützung an den Armen. Auch die Dehnung einer Seite ist geeignet, das Empfinden für einen dosierten Muskeleinsatz zu fördern.

Ausgangsstellung Bauchlage

Die Bauchlage ist in der motorischen Entwicklung eines Kindes von großer Bedeutung. Das *Anheben des Kopfes* aus Bauchlage ist das früheste motorische Ereignis, das aktiv und dosiert erfolgt (1. – 2. Monat). An diese Fähigkeit sind weitere geknüpft, so das Betrachten

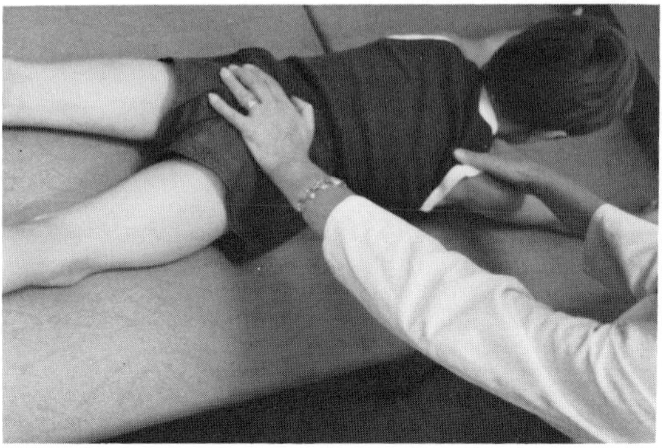

111 Das Anheben des Kopfes ist eine fundamentale motorische Funktion

der Umgebung, auch der Griff in die Umgebung und damit der Erwerb einer ersten Beziehung zur Umwelt.
Die krankengymnastische Behandlung hat sich daher bei der Bauchlage des Kindes auf folgende Punkte zu konzentrieren:

- die Fähigkeit zum Anheben des Kopfes,
- die Streckung der oberen Wirbelsäulenabschnitte,
- die Abstützung auf den Ellenbogen in Mittelstellung des Kopfes, und bei Änderung der Blickrichtung
- das Abstützen auf den Händen und
- schließlich das Zugreifen (Abb. **111**).

Solche Übungen und Fähigkeiten dienen auch der Vorbereitung des Vierfüßlerstandes.

Anheben des Kopfes

Am Anfang steht immer die Unterbrechung der tonischen Reflexaktivität.
Bei asymmetrischer tonischer Reflexaktivität ist das Gefühl der Mitte am Kopf über die Dehnung der stärker betroffenen Seite zu erreichen. Die Dehnung soll dort einsetzen, wo die Asymmetrie sich auswirkt. Dies kann am Kopf, an den Schultern, am Rumpf oder an den Beinen der Fall sein (Abb. **112**).
Das besondere Augenmerk gilt den Armen. Sie werden in unterschiedlicher Ausgangsstellung gehalten. Am Anfang werden sie noch seitlich vom Körper gestreckt und außengedreht gehalten. Dabei ist auch auf die Öffnung der Hand und Streckung der Handgelenke zu achten.

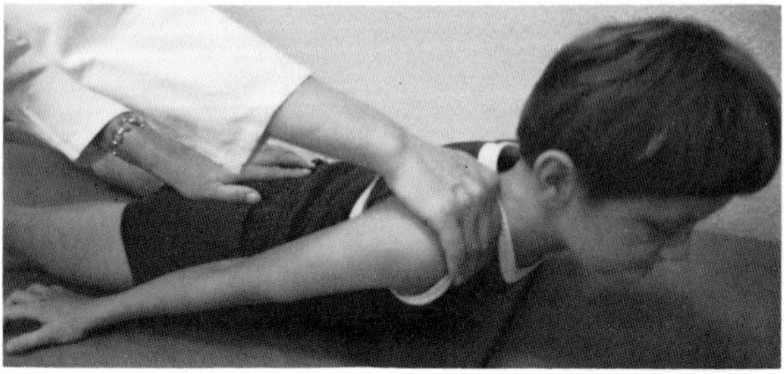

112 Kopfheben erfordert Unterbrechung und Unterstützung an Schlüsselpunkten

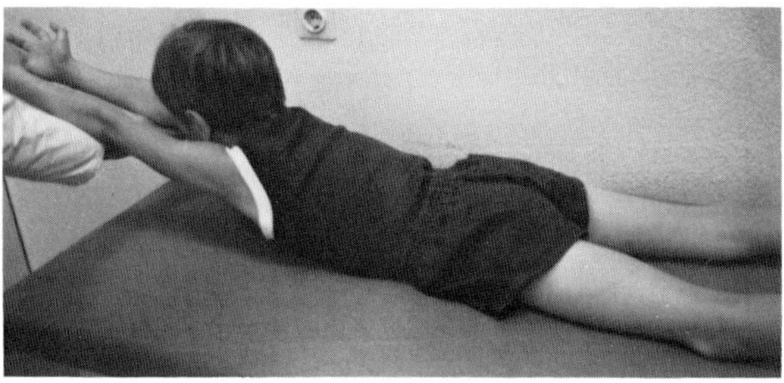

113 Elevation der Arme und Streckung der Wirbelsäule

Streckung der Wirbelsäule

Das Anheben des Kopfes in Verbindung mit der Streckung der Wirbelsäule läßt sich auch unter Ausnützung des ganzen Strecksynergismus, also unter Streckung und Abduktion der Beine leichter erreichen. Jedoch kann ein vorherrschender Extensorenspasmus statt Streckung eine Lagerung in Beugung notwendig machen.
In vielen Fällen gelingt das Anheben des Kopfes und auch die *Streckung der oberen Wirbelsäule* nur so, daß der Therapeut mit einer Hand unter die ausgestreckten Oberarme greift (Abb. **113**) und mit der anderen Hand passiv die Wirbelsäule überstreckt.
Asymmetrien der Rumpfhaltung sind in dieser Position leicht zu erkennen. Sie sind auch zu tasten. Sie lassen sich durch zusätzliche Rotationsbewegungen um die Längsachse und gleichzeitige Schwenkung des Rumpfes zur Seite hin, durch Dehnung und Korrektur der mehr geschädigten Körperpartie gut korrigieren. Diese Stellung ist daher besonders für die Korrektur von symmetrischen und asymmetrischen Wirbelsäulenstörungen und -haltungen geeignet.

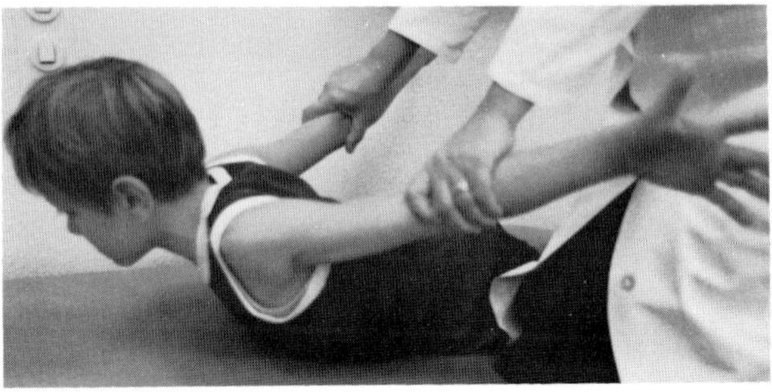

114 In dieser Ausgangsstellung sind Wirbelsäulenstreckung, Rumpfrotation und Anheben des Kopfes besonders wirksam

Von großer Bedeutung ist die Fähigkeit zum Anheben des Kopfes. In schweren Krankheitsfällen bleibt keine andere Wahl, als dieses Anheben, wie auch die Streckung der Wirbelsäule durch Unterstützung am Kinn einzuleiten. Meist gelingt aber das Anheben des Kopfes in Verbindung mit der Streckung der Wirbelsäule bei Außendrehung und Abduktion der Arme (Abb. **114**). Diese Form der Übung ist dem Anheben am Kinn vorzuziehen.

Abstützung auf den Ellenbogen

Die nächste Übungsstufe gilt dem Abstützen auf den Ellenbogen. Am besten geht man dabei so vor, daß zur Abstützung zunächst ein Arm unter Rotation der Schultern freigegeben und erst danach die Abstützung auf beiden Ellenbogen gebahnt wird (Abb. **115**). Bei dieser Stützfunktion ist darauf zu achten, daß der Kopf angehoben und die Wirbelsäule möglichst gestreckt bleibt.
Die Abstützung auf den Ellenbogen darf nicht zurück in ein Beugemuster führen. Da in der Regel ein Beugemuster mit einer Pronation der Unterarme einhergeht, muß auch auf die Supination der Unterarme geachtet werden, um eine dosierte Abstützung auf den Ellenbogen zu erreichen.

Bahnung von Beinbewegungen

Die Fähigkeit zur Abstützung auf den Ellenbogen macht den Weg frei zur Bahnung von Beinbewegungen, zunächst in den proximalen Gliedmaßenabschnitten. Man veranlaßt eine einseitige Beugung und Abduktion eines Beines unter Beibehaltung der Kopf-, Wirbelsäulen- und Armhaltung. Wichtig ist die Aufdrehung des Beckens (Abb. **116**).

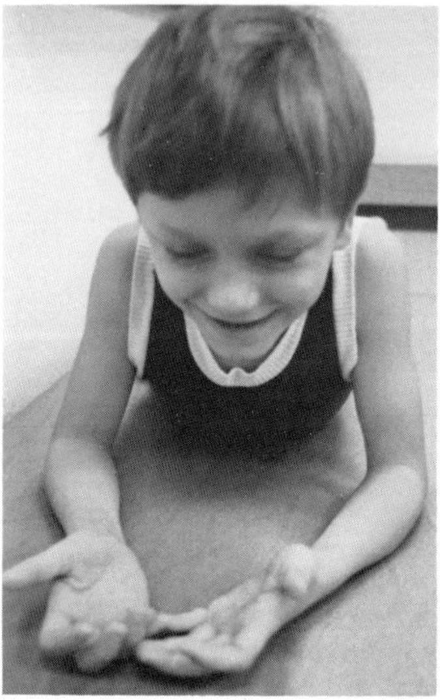

115 Abstützung auf den Ellenbogen

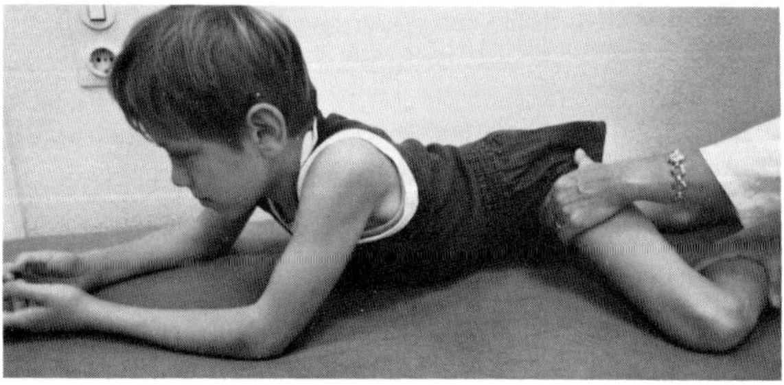

116 Beugung eines Beines (aktiv oder passiv) in Verbindung mit Drehung des Beckens in der Lendenwirbelsäule

Abstützen auf den Händen

Am Ende dieser Übungsstufe steht die Stützfunktion auf den Händen und die Bahnung von Stellreaktionen an den Schultern bei Beibehaltung der Kopfkontrolle (Abb. **117**).

Die Streckung der Wirbelsäule muß unter wechselnden Bedingungen möglich sein. Das ist eine der Voraussetzungen für die weitere motorische Entwicklung.

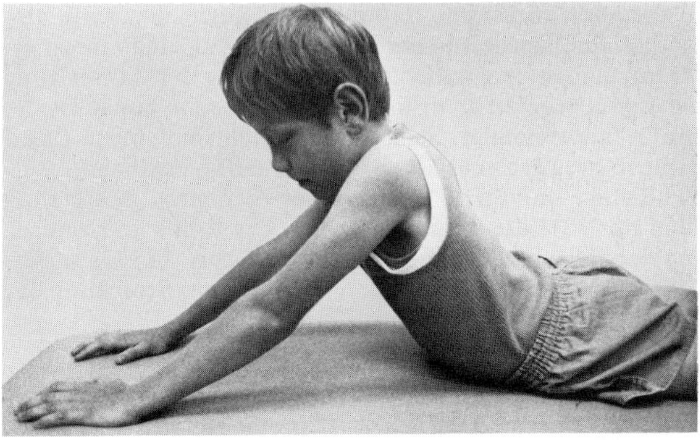

117 Stützfunktion auf den Händen

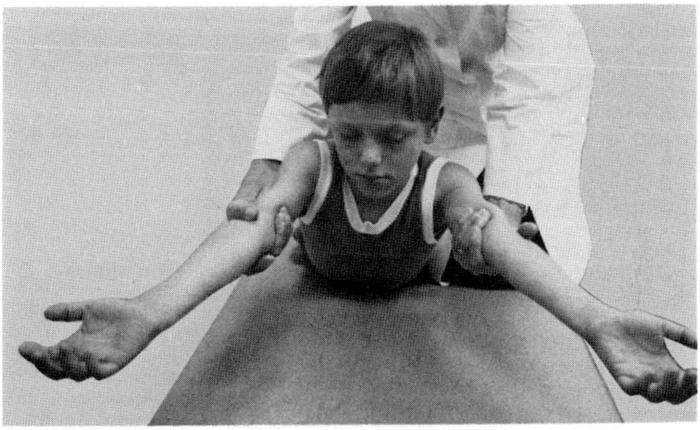

118 Streckung der Wirbelsäule – Unterbrechung einer Beugereaktion und Bahnung der Abstützung

Da bei vielen Patienten die Abstützung nicht auf Anhieb gelingt, bedarf sie einer Vorbereitung. Dies betrifft besonders die Spastiker mit vorherrschenden persistenten pathologischen Bewegungsmustern an den oberen Extremitäten, vor allem für solche mit Beugereaktionen. Hier kommt es in ganz besonderem Maße auf die Streckung der Wirbelsäule an. Diese Extension ist so zu erreichen, daß der Therapeut zunächst eine Außendrehung und Abduktion der gestreckten Arme

in solcher Ausdehnung vornimmt, daß der Kopf ausreichend mit angehoben wird und eine Streckung der Wirbelsäule zugleich erfolgt (Abb. **118**). Dann erst ist es möglich, eine Änderung der Armhaltung, wie sie für die Abstützung erforderlich ist, zuzulassen – zunächst breit und dann immer schmäler. Selbstverständlich sind solche Übungen durch Rumpfbewegungen von den Armen her zu ergänzen.
In schweren Fällen ist eine Streckreaktion der Arme und Abstützung auf den Händen nur über das passive Anheben des Kinns und eine Überstreckung der Halswirbelsäule zu erreichen (Abb. **119**). Das Anheben des Kopfes trägt zu einer, oft auch verzögerten, Streckung der Arme und einer Stützfunktion auf den Händen bei.

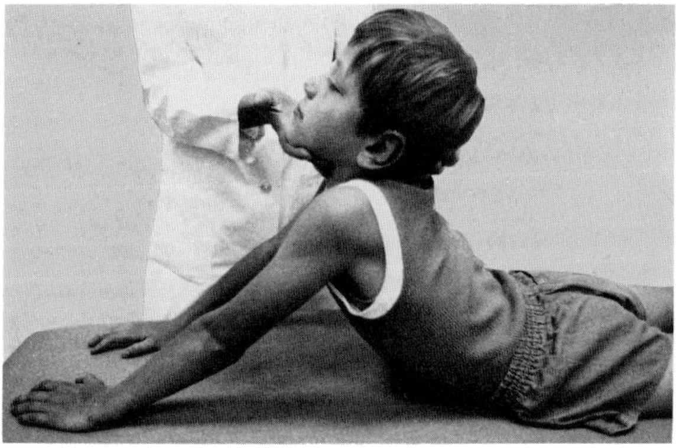

119 Anheben am Kinn und Überstreckung der Wirbelsäule – gleichzeitig oder nachfolgend Streckung der Arme

Die Bahnung der Bewegungen im Bereich der oberen Körperhälfte setzt die Beibehaltung der Hüftstreckung voraus. Eine Beugung der Hüften wäre Ausdruck eines falschen Bewegungsmusters und würde auch die Streckung der oberen Körperanteile stören.
Wird eine Abstützung unter passiver Mithilfe und Kontrolle erreicht, so ist eine sichere Stützfunktion noch nicht gewährleistet.
Es sollte eine Tonus- und Bewegungsschulung an Kopf, Schultern und Armen angeschlossen werden, zunächst nur in Form von isometrischen Muskelkontraktionen, also der Schulung der Haltungsmechanismen, dann erst in Form des Übergangs zu aktiven Bewegungsexkursionen.
Durch überraschende Stöße gegen die Schultern (Tapping) sucht der Therapeut den wechselnden Muskeleinsatz unter veränderten Bedingungen in verschiedener Richtung und unter wechselnder Heftigkeit zu bahnen (Abb. **120**). Dieses „Schubsen" ist besonders zu der Seite

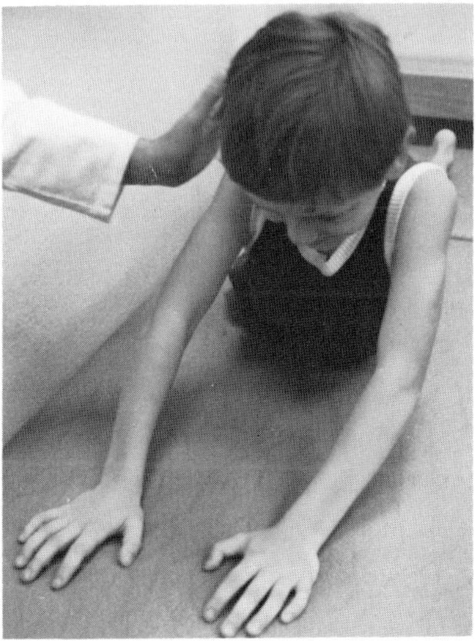

120 Stoß gegen die Schulter und Beibehaltung der Abstützung

hin angezeigt, auf der die Bewegungen unsicherer, schwächer, weniger koordiniert, vom Patienten weniger kontrollierbar sind. Man achte auf die Beibehaltung der Armstellung.

Überleitung zum Vierfüßlerstand

An diese Tonusschulung schließen sich aktive Bewegungen an, zunächst am Kopf in Form von Heben, Senken und Drehen (Abb. **121**), dann die Verlagerung der Schwerpunkte von einer Seite auf die andere und zuletzt das Anheben eines Armes unter gleichzeitiger Außendrehung des Rumpfes mit dem Ziel der Befähigung zum Abstützen auf einer Hand- oder Armseite.

Die Stützfunktion auf den Händen sollte auch unter anderen Bedingungen beibehalten werden können, wie z. B. Bewegungen der Beine (Abb. **122**). Teils aktiv, teils passiv veranlaßt man eine Beinbeugung und in Verbindung damit eine *Drehung des Beckens*, sowie ein Anheben einer Beckenhälfte. Der passiven Beugebewegung sollte die aktive Beinbewegung folgen.

Oft läßt sich diese Beinbeugung von proximal her besser bahnen. Dazu faßt der Therapeut den Patienten an den Oberarmen und verbindet mit einer gleichzeitigen Streckung und Drehung der oberen Wirbelsäulenabschnitte einen dosierten Zug. Reaktiv tritt so eine gleichseitige Beugung des Beines in Hüft- und Kniegelenk ein (Abb. **123**).

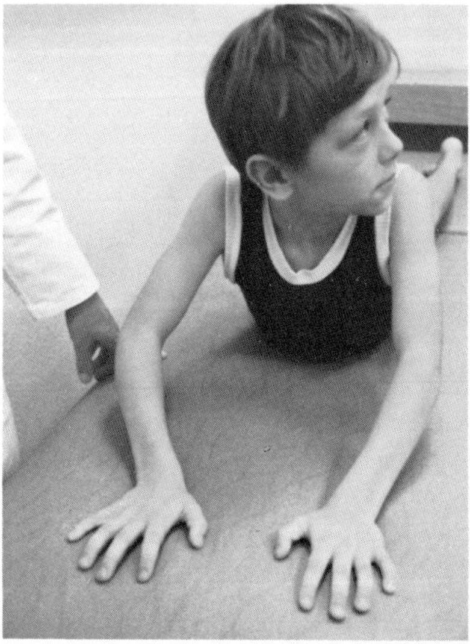

121 Kopfbewegung ohne Verlust der Stützfunktion

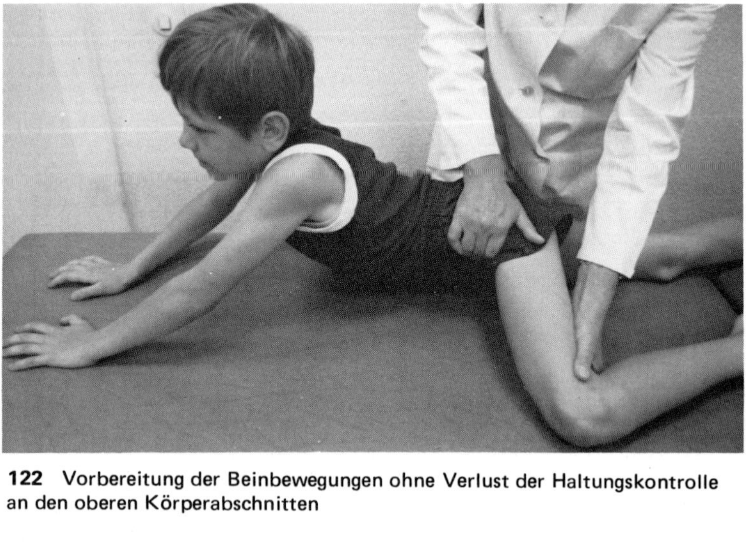

122 Vorbereitung der Beinbewegungen ohne Verlust der Haltungskontrolle an den oberen Körperabschnitten

Diese Bewegungen dienen bereits der Vorbereitung zum Kriechen. Sie leiten zu dieser nächsten motorischen Entwicklungsstufe über.

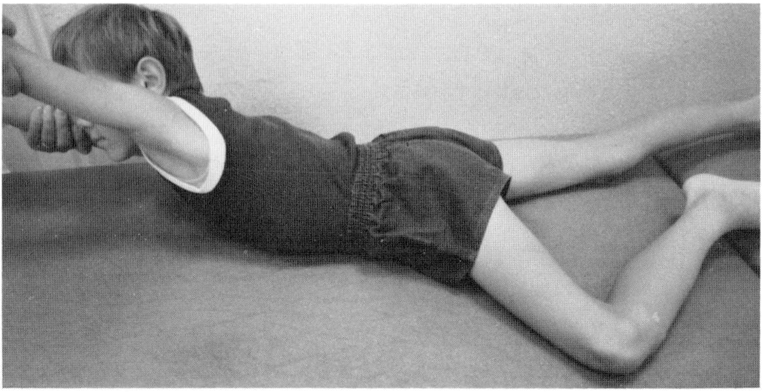

123 Kettenbewegung von den Armen her

Vorbereitung des Vierfüßlerstandes

An die Übungen in der Bauchlage schließen sich Vorbereitungen zum Vierfüßlerstand an. Es gilt, den Rumpf von der Unterlage anzuheben. Zunächst muß die Streckung des Rückens gebahnt werden (Abb. **124**), weil sowohl bei symmetrischen und asymmetrischen Reflexaktivitäten (neben einer Streckhaltung der Beine) eine Kyphosierung der Wirbelsäule, auch ein Zwang zur Beugehaltung an den proximalen Körperteilen vorherrschend ist.
Die Aufmerksamkeit gilt zunächst den Beinen, d. h. der Unterbrechung des Streckmusters. Dies geschieht mit Hilfe des Fersensitzes.

Danach erst erfolgt unter Anheben und Strecken des Kopfes mit Hilfe der passiv angehobenen Arme die Streckung der Wirbelsäule. Der Therapeut drückt mit seinem Knie gegen die Hauptkrümmung der Wirbelsäule und unterstützt auf diese Weise die Extension. Diese muß oft durch Drehung und Dehnung ergänzt werden, besonders wenn asymmetrische Verkürzungen und reaktive Muskelkontraktionen die Haltung stören (Abb. **125**).
Der Patient sollte fähig werden, im Fersensitz eine Verlagerung von Rumpf und Armen nach vorne vorzunehmen und dabei das Becken ohne Verlust der Haltungskontrolle anzuheben.
Auch das Aufrichten zum Kniestand läßt sich aus dieser Ausgangsstellung bahnen. Die Sicherung und Bahnung der Aufrichtung zum Kniestand ist durch Außendrehung der gestreckt gehaltenen Arme zu erleichtern (Abb. **126**).
Die sensomotorische Schulung zielt dabei nicht nur auf die Extension der Wirbelsäule unter Außendrehung und Streckung der Arme

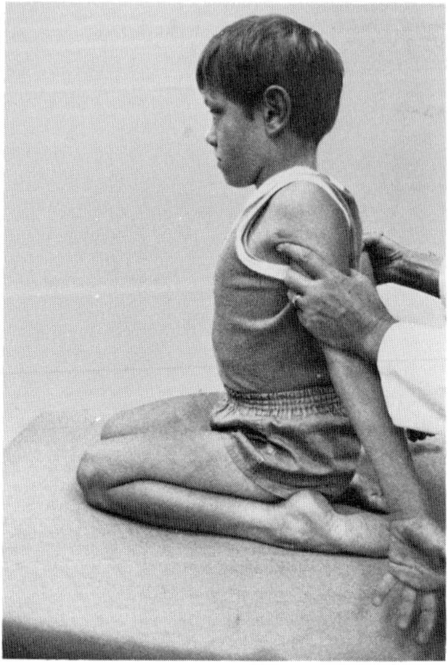

124 Zunächst Streckung der Wirbelsäule – dann nach ventral gerichtete Rumpfbewegung zum Vierfüßlerstand

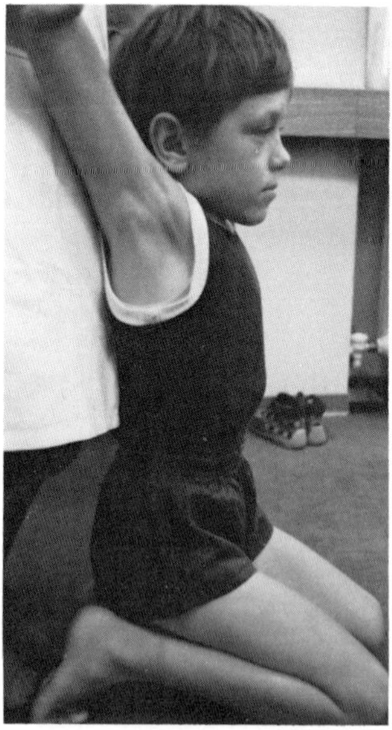

125 Andere Form der Wirbelsäulenstreckung

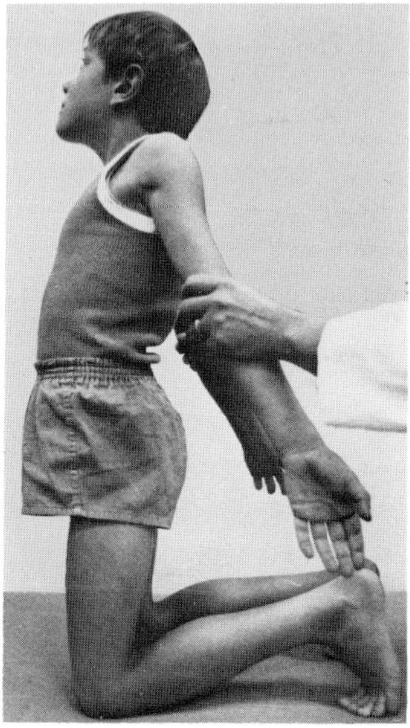

126 Unterstützte Aufrichtung aus der Hocke zur Wirbelsäulenstreckung

ab, sondern auch auf die neue statische Situation unter der Vierpunktbelastung bei beidseitigem Kniestand.
Der Patient soll erleben, daß in dieser aufgerichteten Körperhaltung im Unterstützungsviereck zwischen Knien und Füßen Stabilität bestehen kann. Daher wird die Aufrichtung durch Drehung des Rumpfes, durch diagonale, frontale oder sagittale Verlagerung der Körperschwerpunkte zunächst passiv, dann aktiv ergänzt.
Die Streckung der Wirbelsäule läßt sich aus der Hocke heraus erreichen, besonders bei solchen Patienten, die nicht in der Lage sind, den Kniestand selbständig auszuführen. Auch dazu ist die Außendrehung der Arme und die Aufrichtung des Rumpfes erforderlich.
Bei einseitig verstärkter Tonuslage ist häufig die Streckung auf dieser Hüftseite nicht möglich und erfordert eine Vorbereitung durch einseitige Überstreckung des Hüftgelenks auf der mehr geschädigten Seite. Dabei setzt sich der Patient gleichzeitig auf die Ferse des anderen Beins (Abb. **127**).
Unter Beibehaltung der Abstützung auf den Händen wird das Becken angehoben und vorsichtig das Gewicht mehr und mehr zur gebeugten Beinseite verlagert. Der Patient darf dabei weder mit einer Streckreaktion des Beines noch einer Adduktion auf dieser Hüftseite reagieren, aber auch nicht mit einem allgemeinen Haltungsverlust. Alle diese Übungen dienen eigentlich der Vorbereitung des Vierfüßlerstands.

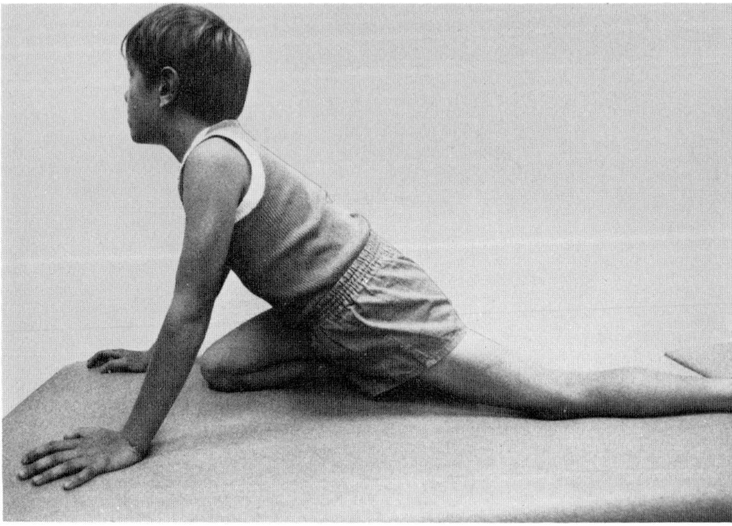

127 Bei einseitig verstärkter Tonuslage wird durch diese Beinstellung eine Korrektur der reflektorischen Fehlbewegungen erreicht

Ausgangsstellung Vierfüßlerstand

Übungsziele: Stützfunktion auf den Händen, aktive Beinbewegungen und Koordination der Bewegungen zwischen oberen und unteren Extremitäten stehen im Mittelpunkt der motorischen Schulung. Es ist für einen Spastiker sehr schwer, sich das richtige Haltungsempfinden im Vierfüßlerstand anzueignen, wenn persistente tonische Reflexe vorherrschen (Abb. **128**).

Das Körpergewicht soll im Vierfüßlerstand möglichst gleichmäßig auf alle vier Unterstützungspunkte verteilt werden. Am Anfang ist dazu die Unterstützung durch den Therapeuten erforderlich, sei es in Form einer Dehnung der mehr geschädigten Seite durch Vorziehen der Schulter, sei es in einer verstärkten Belastung der schlechteren Seite, also der Seite, an der die Koordination mehr gestört ist und Stellreaktionen weniger ausgeprägt sind (Abb. **129**).

Wichtig ist beim Vierfüßlerstand immer die Sicherung der Kopfhaltung und mit dem Anheben des Kopfes die Vermittlung des Gefühls der Mitte, aber auch die Beibehaltung der Armstreckung, möglichst auch die Streckung der Hände bis zu den Fingerspitzen hin. Ist der Vierfüßlerstand erreicht, folgt die Bahnung von Stellreaktionen in dieser Position. Das geschieht mit einer Gleichgewichtsverlagerung nach vorne, nach hinten und nach den Seiten hin.

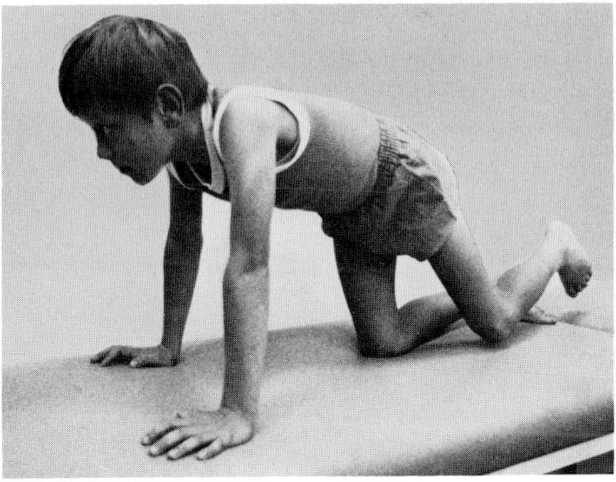

128 Erste statische Bedingungen: Oberkörperschwerpunkte im Unterstützungsviereck zwischen Händen und Knien

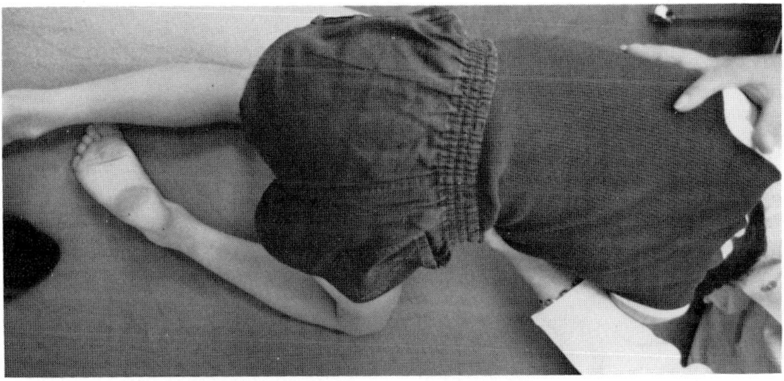

129 Dehnung durch vermehrte Belastung der geschädigten Seite

Die Bewegungen sollen so variabel wie möglich gestaltet sein, also zunächst passiv, dann aktiv, in verschiedener Ausdehnung, in Verbindung mit Drehung oder auch mit Änderung der Blickrichtung. Kopfhaltung und Abstützung sind dabei stets zu kontrollieren. Alle Bewegungen dürfen nicht zum Haltungsverlust führen.

Übung von Stellreaktionen

Mit der Verlagerung der Schwerpunkte soll die Koordination und abgestufte Bewegung der Extremitäten mit ihren Rumpfmuskelfunktionen erreicht werden.

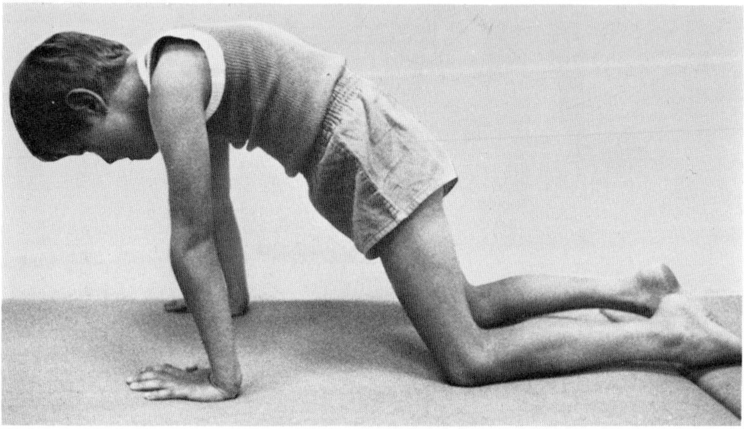

130 a Verschiebung der Schwerpunkte zum Kopf hin

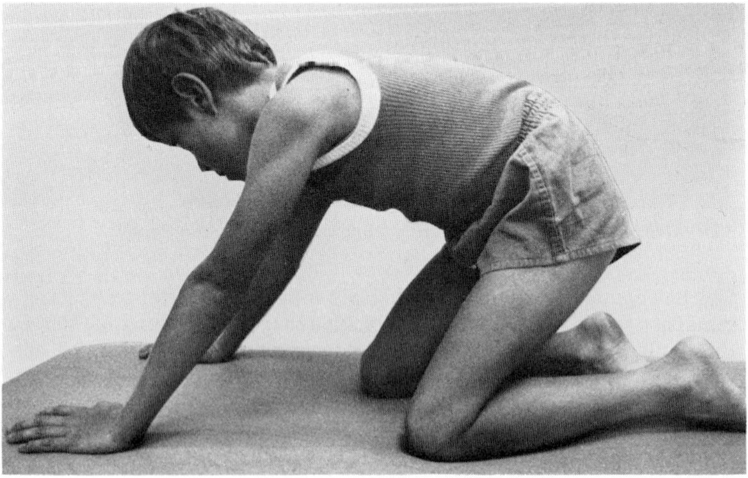

130 b Verschiebung der Schwerpunkte zu den Fersen hin

Der Vierfüßlerstand ist keine starre Ruheposition. Das wird allein an der Mühe sichtbar, welche die Patienten bei der Sicherung dieser einfachsten statischen Bedingungen haben. Die Schwierigkeit wird bei der Verschiebung der Körperschwerpunkte besonders deutlich. Es droht bei Verschiebung und Bewegung des Rumpfes nach vorne unter persistenten Reflexen der Verlust der Stützfunktion an den Armen und im Zusammenhang damit das Einschießen einer reaktiven Streckung der Beine. Umgekehrt droht bei Verschiebung nach hinten eine Beugereaktion an den Beinen mit der Tendenz, sich auf die Fersen zu setzen (Abb. **130a** u. **b**).
Deswegen ist es notwendig, jede statische Situation, auch den einfachsten Bewegungswechsel, zu üben, will man eine Verbesserung und Koordination an den einzelnen Extremitätenteilen und am Rumpf, eine dosierte Abstimmung der Muskelspannung erreichen.
Es empfiehlt sich auch, den Übergang aus Bauchlage zum Vierfüßlerstand von den Beinen her einzuleiten, besonders dann, wenn ein persistenter Extensorenspasmus an den Beinen vorliegt. Die Unterbrechung des Streckerspasmus an den unteren Extremitäten gelingt unter Anwendung der sogenannten *Amphibienreaktion* (Abb. **131**).

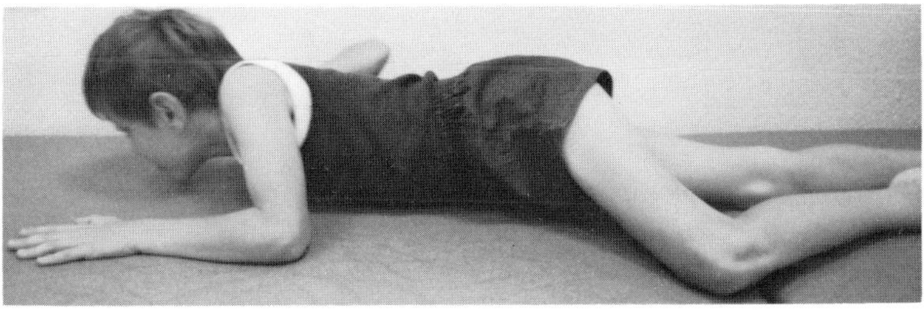

131 Amphibienreaktion

Durch Anheben einer Hüftseite wird eine einseitige Hüftbeugung und gleichzeitig leichte Rotation des Beckens eingeleitet. Im Fluß dieser Bewegung schließt man eine behutsame Verlagerung der Oberkörperschwerpunkte auf das gebeugte Knie der anderen Seite an. Dabei muß eine reaktive Streckbewegung der Beine unbedingt vermieden werden.

Abstützen und Gewichtsverlagerung

Bei Vorliegen eines Beugemusters an den Beinen muß anders verfahren werden, weil die Persistenz eines Beugespasmus an den Beinen die Bahnung von Stellreaktionen im Knie hindern würde.

Deswegen leitet in solchen Fällen der Therapeut die Bewegungsschulung mit einem Anheben des Kopfes am Kinn ein und veranlaßt dann die Abstützung auf den Händen. Danach folgt die Bahnung der Abstützung auf den Knien, wobei die Füße in Plantarflexion fixiert werden, also die Beugetendenz an den Füßen und Unterschenkeln gehemmt wird. Die Schwierigkeit bei persistentem Beugemuster an den Beinen liegt in der Verlagerung des Gewichtes nach hinten.
Diese muß vorsichtig und dosiert unter Beibehaltung der Armstreckung erfolgen (Abb. **132**). Oft ist man genötigt, die Verschiebung der Körperschwerpunkte zu den Fersen hin einseitig vorzunehmen, wenn anders die Beugereaktion sich nicht überwinden läßt.

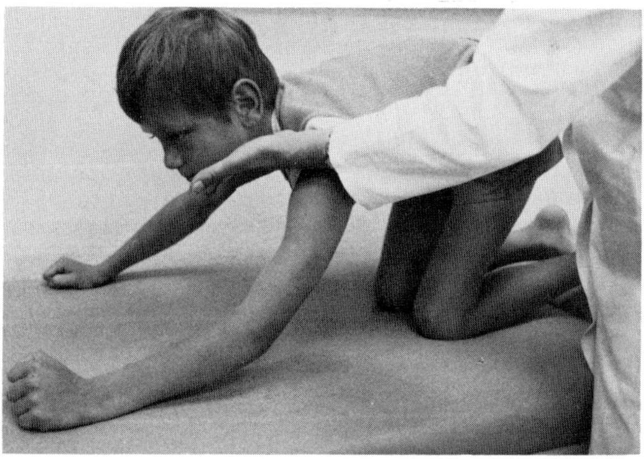

132 Gewichtsverlagerung darf nicht zum Verlust der Armabstützung führen

Stets ist darauf zu achten, daß das Anheben des Kopfes, seine Mittelstellung, die Stützfunktion der Arme und die Rumpfsicherung dabei nicht verloren gehen. Auf diese Weise wird der Patient zum Vierfüßlerstand geführt.
Das Abstützen auf allen Vieren kann auch stufenweise erfolgen, also zuerst unter Bahnung der Armstreckung im Fersensitz und gleichzeitiger Streckung des Rumpfes (Abb. **133**), evtl. unter passiver Außendrehung der Arme.
Diese einleitende Bewegungsbahnung wird durch eine Rumpfbeugung nach vorne erweitert. Schließlich wird die Stützfunktion auf die Hände durch Verlagerung des Rumpfes nach vorne gesteigert, bis eine sichere Abstützung auf den Händen möglich ist.
Der Patient soll auch lernen, die Abstützung auf den Händen aus dem Kniestand auszuführen. Bei diesem komplexen Bewegungsab-

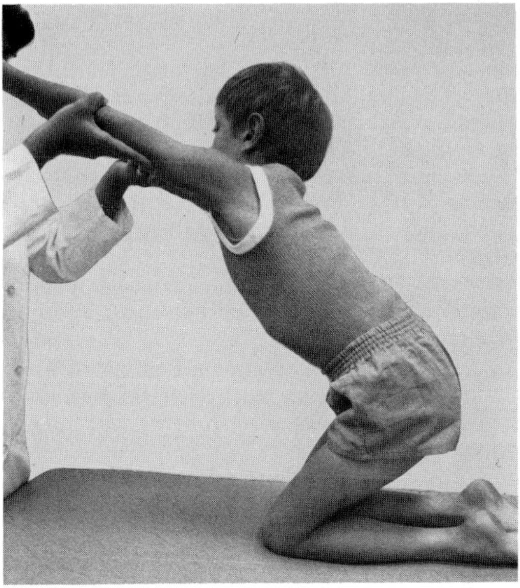

133 Bahnung der Arm- und Rumpfstreckung aus dem Fersensitz

lauf ist immer wieder die Kopfhaltung zu kontrollieren, wie auch die Extension der Wirbelsäule.
Erleichtert werden die Bewegungen durch Unterstützung am Rumpf. Andernfalls droht eine reaktive Beugung und Kyphosierung der Wirbelsäule und in Verbindung damit eine Beugung der Arme, oder eine Streckreaktion der Hüften mit reaktiver Armbeugung.
Der ganze Bewegungsablauf aus dem Kniestand wird für den Patienten noch mehr erleichtert, wenn der Therapeut nicht am Thorax, sondern am Kinn unterstützt und so die Verlagerung des Rumpfes nach vorne kontrolliert. Manchmal muß man erst die Streckung der Arme abwarten, bevor mit der Abstützung des Körpergewichts auf den Knien begonnen wird.

Kriechen oder Krabbeln

Nun wird die funktionelle Behandlung schwieriger, denn Kriechen setzt eine koordinierte Muskeltätigkeit voraus. Es ist nicht nur an die Fähigkeit zur richtigen Tonusverteilung unter statischen Bedingungen gebunden, sondern auch von der automatischen Abstimmung der Bewegungen an den oberen und unteren Extremitäten unter dynamischen Gesichtspunkten abhängig. Um tonische Reflexaktivi-

täten auszuschalten, ist man wieder zu abgestuftem Vorgehen gezwungen.
Es gelten zunächst die gleichen Gesichtspunkte, wie beim Vierfüßlerstand, also erst Schulung der Stellreaktionen an den oberen Extremitäten, zunächst vorbereitend in Bauchlage, dann auf allen Vieren, schließlich die Bahnung der Stell- und Gleichgewichtsreaktionen im Bereich der proximalen Extremitätenabschnitte und zuletzt im Bereich des Beckens. Diese abgestufte Schulung ist immer wieder durchzuführen und nimmt daher einen großen Raum des Übungsprogramms ein.
Vorbereitungen zum Kriechen: Wie beim Vierfüßlerstand kann bei der Schulung koordinierter Hüftbewegungen vom Fersensitz aus die Bewegungsschulung eingeleitet werden.
Diese Übungsbehandlung erfolgt unter wechselnden Bedingungen, mit und ohne Unterstützung an den Armen, mit freien Armbewegungen, beidseitig, einseitig, mit Bewegungen nach vorne, zur Seite hin oder unter Rotation um die Rumpfachse.
Immer ist auch hier auf die Streckung der Wirbelsäule und das Aufrichten des Kopfes zu achten. Entsprechende Korrekturen sind vorzunehmen.
Die gleiche Bewegungsschulung erfolgt auch am Becken und an den Beinen, zunächst mit seitlichen Verlagerungen des Beckens. Diese Bewegungen sind für den Patienten sehr schwierig und erfordern die Mithilfe des Therapeuten.
Entweder wird vom Seitfersensitz zum Kniestand oder umgekehrt die Bewegung veranlaßt (Abb. **134a** u. **b**). Eine Zuhilfenahme der Arme beim Ablauf der Bewegungen ist oft nicht zu vermeiden. Auch ist ständig mit Schieben und Schubsen nachzuhelfen, um die gewünschte Bewegung oder Bewegungsrichtung zu erreichen.
Die aktiven Hüftbewegungen sollten zuletzt so ausgiebig ausgeführt werden können, daß der Patient in der Lage ist, mit einer Beckenseite den Boden zu berühren, ohne die aufrechte Körperhaltung zu verlieren. Er sollte auch fähig sein, ohne fremde Hilfe in den Kniestand zurückzukehren. Diese Bewegungen dienen der Schulung von Stell- und Gleichgewichtsreaktionen. Auch ein Tapping trägt dazu bei. Dieses Schubsen und Stoßen wird an verschiedenen Körperstellen in wechselnden Richtungen und unterschiedlicher Heftigkeit ausgeführt, also an den Schultern, am Becken (Abb. **135**), zur Seite, zum Kopf oder zum Becken hin. Die Einwirkung soll drängend, intensiv schubsend, schiebend, also unterschiedlich dosiert sein.

Zusätzliche Hilfen sind immer erforderlich. Bei Patienten mit Neigung zur Überstreckung der Wirbelsäule wird die Verminderung der Lordose durch ein Beugen des Kopfes erreicht. Es wird dadurch die Beinstreckung erleichtert. Grundsätzlich ist mit allen Mitteln, sei es mit wechselndem Krafteinsatz oder der Dehnung von Muskelgruppen

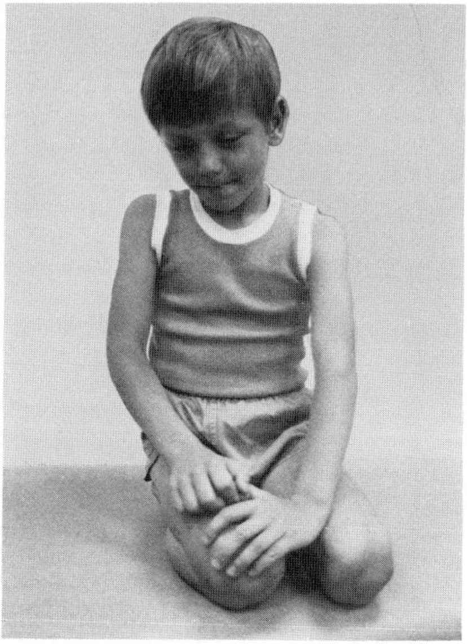

134 a Vom Fersensitz –

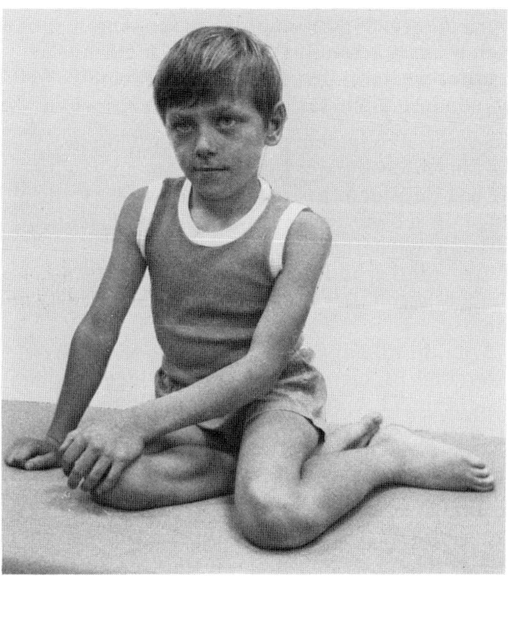

134 b – zum Seitfersensitz

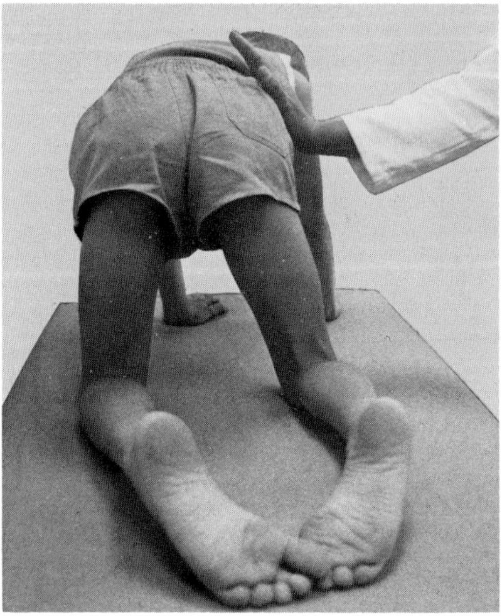

135 Seitwärtsschubsen (Tapping) am Becken

oder der Führung und der Unterstützung in einer Bewegungsrichtung, so lange und so variantenreich zu üben, bis das sensomotorische Empfinden des Patienten so weit geschult ist, daß ihm nicht nur der Stand auf allen Vieren unter wechselnden Bedingungen keine Schwierigkeiten mehr bereitet, sondern auch das Krabbeln und Kriechen.

Dies ist auch der Grund dafür, daß in den verschiedenen Übungsphasen das Training des Vierfüßlerstandes immer wieder eingeschoben werden muß. Es ist wie bei einem Eislauftraining, wo trotz Befähigung zur Ausführung von schwierigen Figuren das Einmaleins des einfachen Bogens ständig wiederholt werden muß.
Das Training des Vierfüßlerstandes und der Muskelkoordination würde unvollständig bleiben, wenn nicht am Ende die Fähigkeit zum Kriechen erreicht würde.
Die Koordination von Arm- und Beinbewegungen ist für viele Spastiker voller Schwierigkeiten und Probleme, so vor allen Dingen für den Tetraplegiker mit persistentem TLR, ATNR und STNR, aber auch für den Patienten mit Hemiparesen. Ein sorgsames Vorgehen Schritt um Schritt ist in jedem Fall angezeigt. Es ist ein konsequenter Trainingsablauf notwendig. Vom Patienten ist Ausdauer zu fordern. Wenn die Patienten dazu nicht bereit sind, hat die ganze Bewegungsschulung in dieser Form wenig Wert, und man muß sich mit primitiveren Formen der Fortbewegung begnügen.

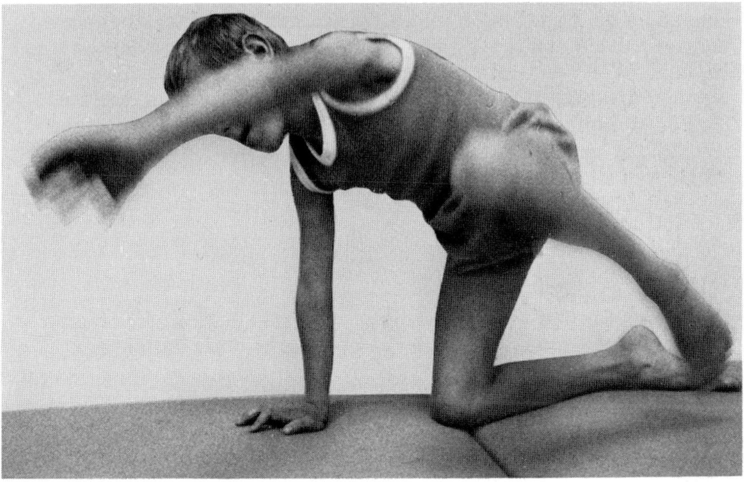

136 Amphibienbewegung

Beim Training der motorischen Abläufe läßt sich keine Phase überspringen. Schritt für Schritt muß gebahnt werden. Dies gilt in gleicher Weise für Arm- und Beinbewegungen.
Es wird behauptet, daß Kriechen bei gleichzeitigem Vorsetzen von Arm und Bein mit Hilfe der Amphibienreaktion leichter erlernt werden könnte als alternierende Krabbelbewegungen (Abb. **136**). Es ist aber zu fragen, ob Spastikern die gleichzeitige Bewegung eines Armes und eines Beines, also der ganzen kontralateralen Seite mit entsprechender Zweipunktbelastung unter dynamischen Bedingungen weniger Schwierigkeiten macht. Diese Bewegung mag mit Unterstützung durch den Therapeuten möglich sein.
Eher erscheint die Bewegungsbahnung vom Kopf her erfolgversprechend. Die Beinbewegungen (Beugung) werden dabei durch wechselseitige Extension und Drehung vom Kopf und den Schultern her eingeleitet unter jeweiliger Verlagerung der Oberkörperschwerpunkte von einer Seite zur anderen, und zwar immer zu der dem Gesicht hingewandten Seite.
Krabbeln setzt eine Koordination voraus, also eine Stützfunktion, d. h. Gewichtsübernahme, Fortbewegung, Verlagerung der Körperschwerpunkte und ein gewisses Ausmaß an freier Beweglichkeit der Gelenke.

Gerade dieser zuletzt genannte Gesichtspunkt ist von Bedeutung.
Bei Störungen der Gelenkfunktion wird dies immer sehr deutlich,

besonders bei Luxationen und Kontrakturen. Unter solchen Bedingungen müssen erst die Voraussetzungen für eine Belastbarkeit und Beweglichkeit der Gelenke geschaffen werden. Dies gilt für eine Beugekontraktur am Ellenbogen, an den Handgelenken, wie auch für Fehlstellungen an den großen Gelenken der unteren Extremitäten. Solche Veränderungen können das Kriechen und Krabbeln unmöglich machen.

Ausgangsstellung Sitzhaltung

Die Sitzhaltung ist eine notwendige zentrale Position. Sie ist eine wichtige Voraussetzung für die Eingliederung eines Patienten.

Die Fähigkeit zum Sitzen setzt die Kopfkontrolle und die Durchführung von Stellreaktionen am Rumpf und an den Beinen voraus. In der Sitzhaltung kann ein Patient erst aktiv werden, wenn er freie Armbewegungen durchzuführen lernt.
Bei der Übungsbehandlung wird mit der Ausschaltung der tonischen Reflexaktivität an den Beinen begonnen. Das geschieht im Sitzen so, daß der Patient mit gespreizten und gebeugten Beinen, die Füße überkreuzt oder mit den Sohlen aneinander zum Sitzen (evtl. passiv gesichert) veranlaßt wird.
Das nächste Übungsziel ist die Sicherung der Rumpfhaltung.
Dies gelingt am ehesten unter leichter unterstützter Neigung des Rumpfes nach vorne. Von dieser Grundstellung aus werden die Übungsvarianten eingeleitet, zunächst Armbewegungen. Dann wird die Elevation der Arme (unterstützt) durchgeführt. Neben der Elevation erfolgt die Anleitung zur Außendrehung. Die Ellenbogen sollten möglichst gestreckt sein. Elevation und Streckung sind wichtige Aktivitäten.
Für die Ausführung freier Arm- und Handbewegungen sind aber Voraussetzungen erforderlich, wie die Sicherung der Rumpfhaltung und die Beibehaltung der aufrechten Körperhaltung bei den Armbewegungen. Deswegen sind immer wieder Übungen zur Streckung der Wirbelsäule und zur Rotation des Rumpfes um die Längsachse einzuschalten. Auch kombinierte Bewegungsformen bedeuten Hilfe, Anregung und Ergänzung.
Oft gelingt den Patienten die Streckung des Rückens nur unter gleichzeitiger Streckung und Außendrehung der Arme (Abb. 137).
Bei anderen ist diese Bewegung von der Beinhaltung abhängig und macht z. B. die Abduktion der Beine unter Hüftbeugung und das Aufstellen der Füße auf einer Unterlage notwendig.
Die Sicherung der Sitzhaltung und die Fähigkeit zu freien Armbewegungen sind fundamentale Ereignisse, die für die Bahnung weiterer Geschicklichkeiten Voraussetzung sind.

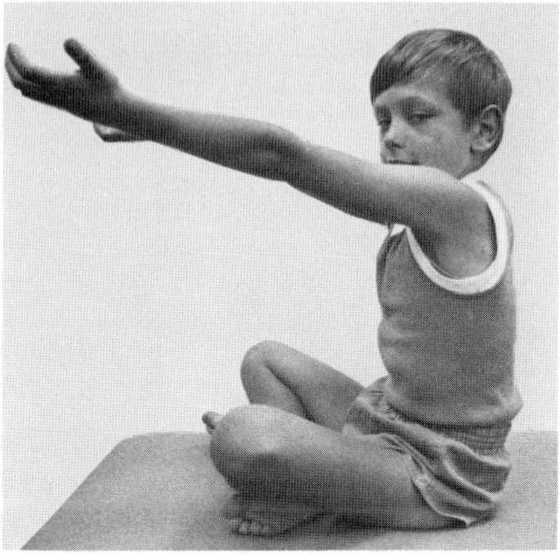

137 Schneidersitz – Ausschaltung der Fehlbewegungen an den Beinen. Schulung von Rumpf- und Armbewegungen

Übungen zur Sicherung der Sitzhaltung und Ausführung von Arm- und Handbewegungen.

Bahnung der Stellreaktionen am Rumpf

Stellreaktionen in Verbindung mit Arm- und Handbewegungen oder mit Stellungsänderungen des Körpers sind Voraussetzung für die Sicherung der selbständigen freien Sitzhaltung. Bei Fehlen dieser automatischen Mitbewegungen des Rumpfes würde der Patient bei jeder Armbewegung umfallen. Eine gezielte Armfunktion wäre nicht möglich.

Die Fähigkeit zum Sitzen ist unterstützt oder frei in irgend einer Form anzustreben. Viele Kinder können nur am Tischrand sitzen, andere im Langsitz mit abduzierten, nach außen gedrehten Beinen.

Bei jeder Sitzform wird die Übungsbehandlung mit der Tonusschulung eingeleitet. Die Ansatzpunkte liegen an Kopf, Schultern oder Rumpf (Abb. **138a u. b**).

Bei Kindern mit guter Kopfkontrolle kann sofort zu aktiven und passiven Rumpfbewegungen nach verschiedenen Richtungen übergegangen werden. Dabei müssen am Anfang die Bewegungsausschläge auf geringe Grade beschränkt werden. Erst allmählich können die Bewegungen ausgedehnt werden. Am Ende stehen große Bewegungsausschläge oder zusätzliche Belastungen, z. B. Beugung und Streckung oder Beugung und Streckung in Verbindung mit Drehung des Rumpfes. Diese Übungen dienen der Vermittlung eines richtigen Bewegungsempfindens unter Verlagerung der Oberkörperschwerpunkte.

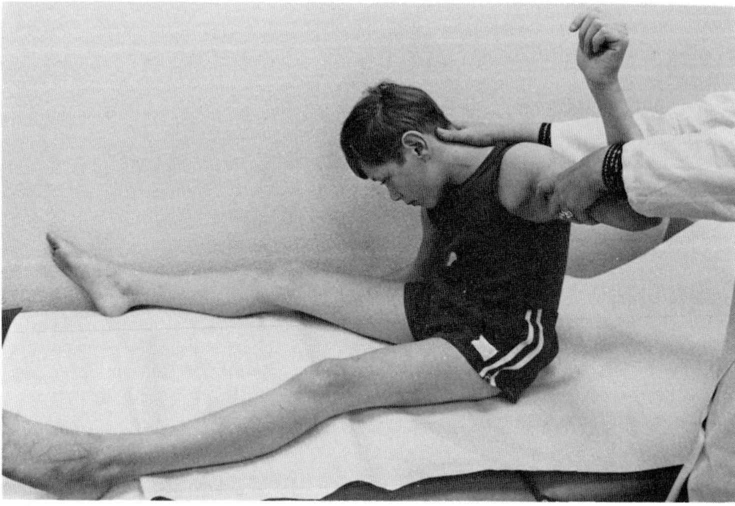

a

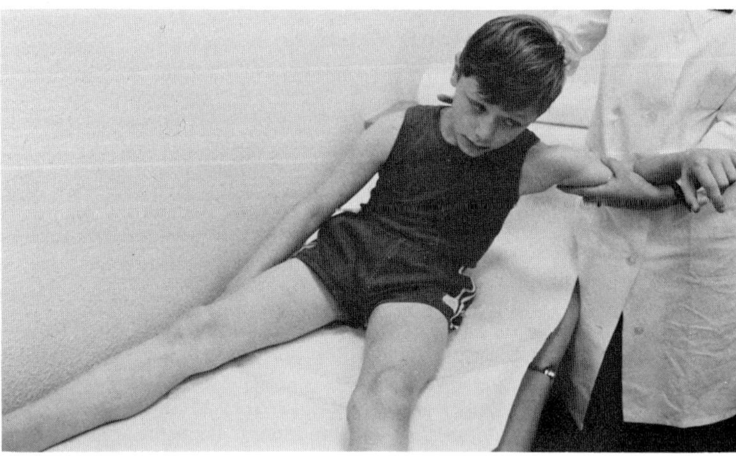

b

138 a u. b Bewegungsbahnung im Langsitz an den oberen Körper- und Armabschnitten

Die Bahnung sollte nicht nur auf Kopf und Rumpf allein beschränkt bleiben, sie soll zu zusätzlichen Aktivitäten überleiten, und zwar in der Reihenfolge:

– Tonusschulung der Schultermuskeln,
– Streckung der Ellenbogen,
– Üben von Arm- und Handbewegungen.

Die Tonusschulung an den Schultern kann durch Verlagerung des Rumpfes bei Abstützen auf den Händen erfolgen (Abb. **139**).

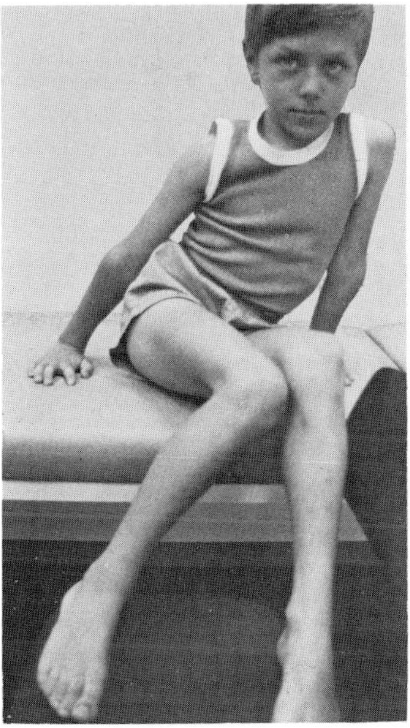

139 Rumpfneigung und Abstützung auf den Händen

Das Abstützen auf den Händen bahnt auch die Streckung des Ellenbogens. Dieses Vorgehen entspricht dem typischen motorischen Entwicklungsablauf bei gesunden Kindern.
Jede Abstützung auf den Händen induziert zugleich Stellreaktionen am Rumpf. Dies ist auch bei freien Armbewegungen der Fall.

Bahnung von Arm- und Rumpfbewegungen

Dem Anheben der Arme im Sitzen gilt unsere besondere Aufmerksamkeit. Viele Kinder verlieren beim Versuch der Armelevation die Kontrolle über die Sitzhaltung. Oft kommt es zu einer Kyphosierung der Wirbelsäule. Deswegen muß dieses Anheben der Arme immer wieder geübt werden. Entsprechende Hilfestellung ist notwendig.

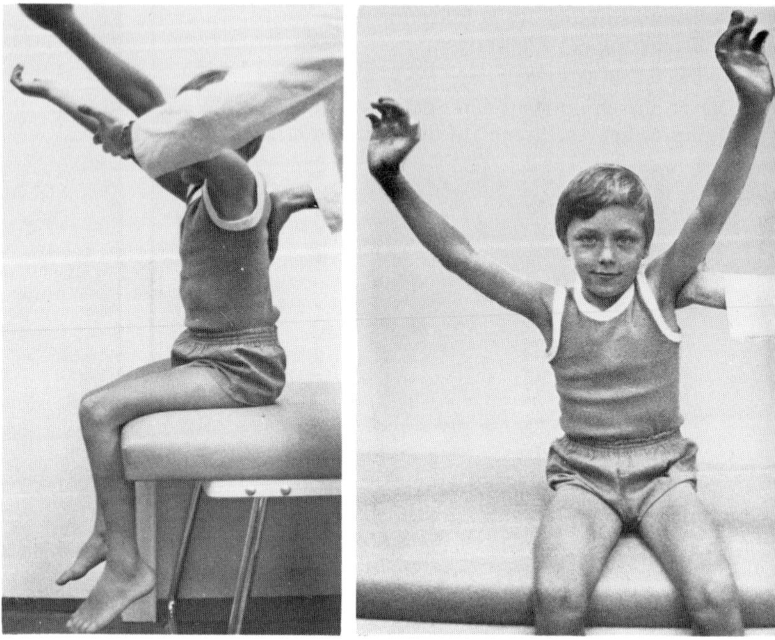

a b

140 a u. b Halb passives, halb aktives Anheben der Arme zur Bahnung von Armbewegungen im Sitz – beidseitig

Bei der Ausführung dieser Übung stellt sich der Therapeut am besten hinter den sitzenden Patienten und regt mit kleinen Schupsen das Anheben der Arme an. Vielfach muß er diese Armbewegung unterstützen. Außerdem ist darauf zu achten, daß eine reaktive Kyphosierung der Wirbelsäule vermieden wird (Abb. **140a** u. **b**). Gerade diese Mitbewegungen des Rumpfes tragen dazu bei, das Empfinden für die richtige Streckung der Wirbelsäule bei der Elevation der Arme zu vermitteln. Die Elevation der Arme mit der gleichzeitigen Streckung der Wirbelsäule kommt bei vielen Funktionen vor. Diese Bewegung ist beim Anheben eines Gegenstandes erforderlich. Sie wird benötigt bei fast allen freien Armbewegungen, selbst beim Klatschen mit den Händen.

Die Tendenz zur Ausbildung eines Rundbuckels ist bei Spastikern sehr groß. Auch die Rumpfdrehung und -aufrichtung ist wiederholt und speziell zu üben, um auch dadurch der Ausbildung des Rundbuckels entgegen zu wirken (Abb. **141**).

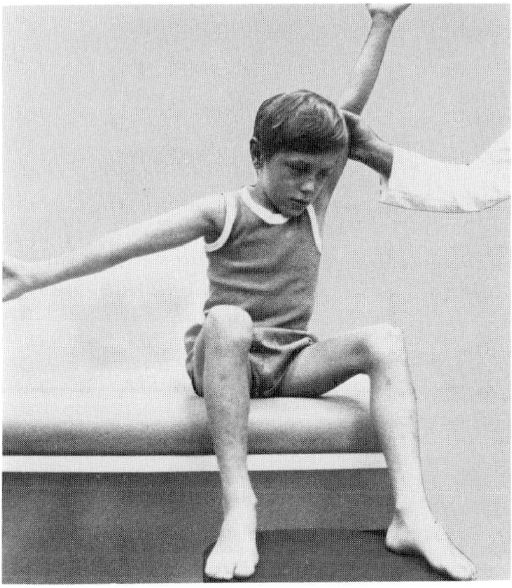

141 Rumpfdrehung in Verbindung mit Armbewegungen

Oft muß man sich zunächst auf die *Schulung eines Armes* beschränken (Abb. **142**). Durch Auslösung asymmetrischer Bewegungsreaktionen ist eine bessere Schulung von Stellreaktionen an Kopf und Rumpf zu erlangen. Auch Fehlreaktionen sind so leichter zu korrigieren.
Daß die Fähigkeit zum Abstützen auf den Händen eine der Vorstufen für freie Armbewegungen darstellt, wird mit Recht betont. Deswegen ist das Abstützen wiederholt zu üben – auch im Sitzen.
Das geschieht so, daß der Patient aufgefordert wird, das Gesäß von der Unterlage abzuheben. Der Therapeut korrigiert und kontrolliert die Rumpf- und Armhaltung durch kleine Stöße gegen die Brust, gegen die Schultern und gegen die untere Wirbelsäule – oder er unterstützt an den Armen.

Ist ein Patient schließlich zur Elevation der Arme fähig, so muß er lernen, diese angehoben zu halten (Abb. **143**), und zwar auch bei Änderung der Rumpfstellung. Dies kann im Sitzen durch Tapping gegen die seitlichen Rumpfpartien bei gleichzeitiger Beibehaltung der Armelevation erreicht werden.
Viele Patienten mit symmetrischen tonischen Reflexaktivitäten können nur schwer die Blickrichtung ändern. In solchen Fällen muß die Symmetrie der tonischen Aktivität unterbrochen werden und die Bahnung von Stellreaktionen erfolgen, und zwar mit Bewegun-

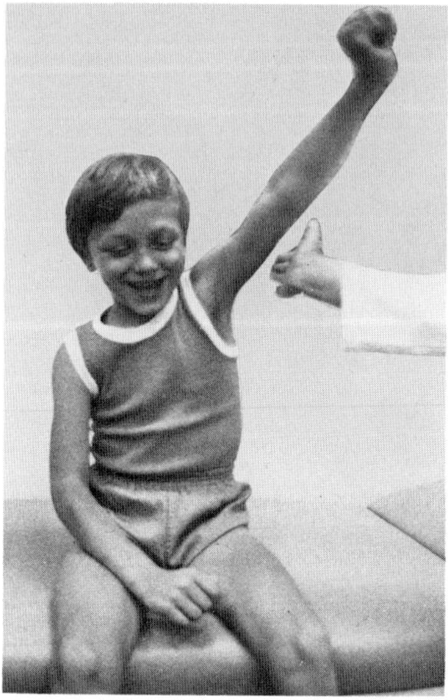

142 Einseitige Armbewegungen

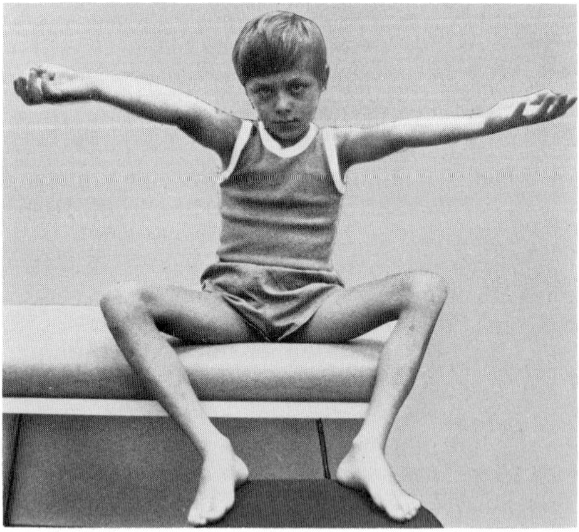

143 Arme in Elevation gehalten

gen unter Drehung des Rumpfes und gleichzeitiger freier (Abb. **144**) oder unterstützter einseitiger Elevation eines Armes, immer begleitet von einem Tapping am Rücken, an den Schultern und an den Ober-

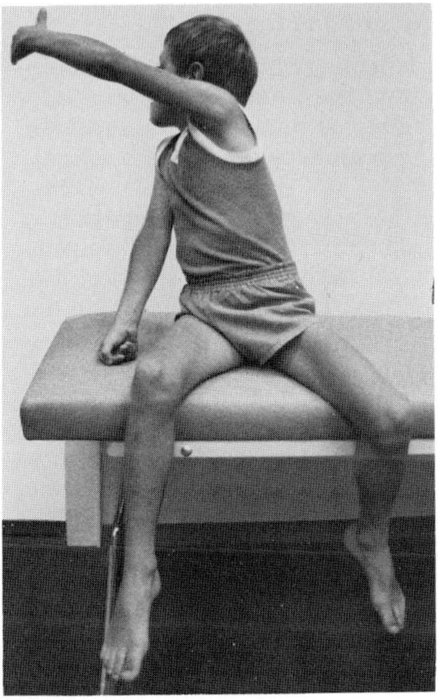

144 Drehung des Rumpfes mit freier Armbewegung

armen. Von Fall zu Fall ist auch noch zusätzliche Dehnung einer Rumpfseite notwendig.

Bahnung freier Armbewegungen

Die Fähigkeit zur Ausübung freier Armbewegungen ist sehr oft und in jeder Sitzhaltung zu üben. Ständig sind neue Varianten der Verlagerung der Oberkörperschwerpunkte und der Ausübung von Armbewegungen ein- und beidseitig nach verschiedenen Richtungen zu veranlassen.

Beim Training der Arm- und Rumpfbewegungen empfiehlt sich auch ein spezielles Rumpftraining in der Weise, daß beim Seitwärtsneigen des Rumpfes das Gesäß im Kontakt mit der Unterlage bleibt. So wird der Bewegungsausschlag des Rumpfes unter der Seitwärtsneigung der Wirbelsäule betont.

Bei allen diesen Übungen gilt die Forderung nach exakter Ausführung und Vermeidung von falschen kompensierenden Bewegungen. Nur so wird den Patienten allmählich das Empfinden für die richtige Bewegung vermittelt.

Schulung von Mitbewegungen an Rumpf und Beinen

Auch ein spezielles Training zur Erlangung richtiger Mitbewegungen an den Beinen (Abb. **145**) ist ein Punkt des Übungsprogramms im Sitzen. Jede Rumpf- und Armbewegung im Sitzen macht ja reaktive Mitbewegungen und Tonusänderungen an Becken und Bein schon physiologischerweise erforderlich.
Während aber beim Gesunden diese Mitbewegungen automatisch und ohne statische Haltungsänderung von den Beinen her erfolgen, ruft die Verlagerung der Oberkörperschwerpunkte bei spastisch Gelähmten tonische reflektorische Fehlreaktionen hervor. Sie sind der Ausdruck einer primitiven Reflexaktivität, aber ein Hindernis für die Ausführung typischer modifizierter Ausgleichsbewegungen, zumal sie zu zusätzlichen Fehlbewegungen an anderen Körperteilen führen. Deswegen ist das Training unter solchen statischen und statokinetischen Bedingungen im Sitzen, unter wechselnden Bedingungen und unter Bahnung von richtigen Mitbewegungen der Beine, ein wesentlicher Punkt des Übungsprogrammes.
Alle Rumpfbewegungen, vor allem aber die ausgiebige Drehung des Rumpfes zur Seite und auch nach hinten eignen sich dafür. Es empfiehlt sich, jeweils in den erreichten Endstellungen eine Abstützung auf den Händen zuzulassen, vor allem deswegen, weil so dem Patien-

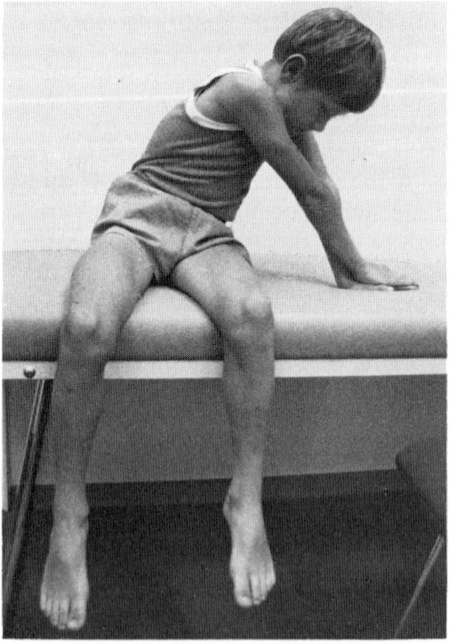

145 Dosierte Mitbewegung an den Beinen – bei Rumpf- und Armbewegungen

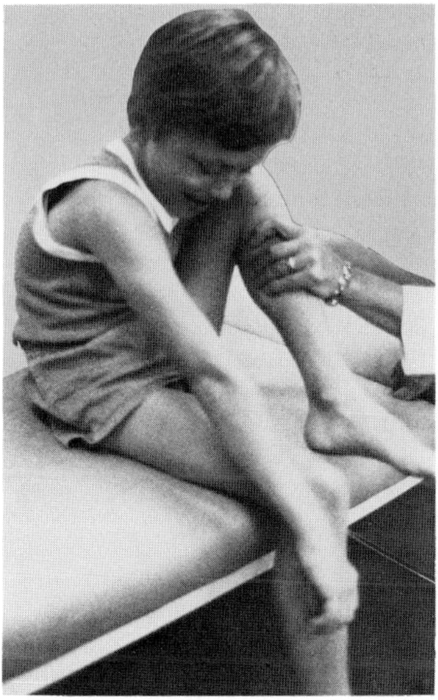

146 Beinbewegung – ohne Verlust der Sitzhaltung

ten das Empfinden für die veränderte Muskelspannung unter der Rotation des Rumpfes bewußt wird.
Auch durch passive Beinbewegungen lassen sich aktive Mitbewegungen des Rumpfes zur Beibehaltung der freien Sitzhaltung in jeder Ausdehnung und Richtung und unter wechselndem Tempo üben (Abb. **146**). Ein zusätzlicher Stoß am Rumpf erschwert noch diese Übungen. Er macht eine zusätzliche Ausgleichbewegung unter verändertem Krafteinsatz notwendig.
Der Patient soll auch lernen, solche Bewegungen unter Beibehaltung der Sitzhaltung ohne Haltungsverlust auszugleichen. Es schadet dabei nicht, wenn er gelegentlich die Hände zu Hilfe nimmt, auch diese Handbewegungen tragen zur Koordinationsschulung bei.

Vorbereitende Übungen zum Aufstehen

Diese Übungen erfordern nicht nur die Mitbewegung des Kopfes, der Arme, des Rumpfes, sondern zusätzlich den Einsatz der langen Beinhebel unter unterschiedlichen statischen Bedingungen. Sie dienen dem statischen und besonders dem statokinetischen Bewegungsablauf. Diese vorbereitenden Übungen können auch zum Ziel haben, dem Patienten ein sinnvolles sensomotorisches Empfinden zu vermitteln, also die Verlagerung des Rumpfes über die Unterstützungsfläche der Füße erleben zu lassen (Abb. **147**).

Aufstehen aus dem Sitzen

Das Aufstehen (Abb. **148**) ist immer eine große motorische Leistung. Bei manchen bleibt es ein vergebliches Bemühen.
Solchen Patienten, denen eine typische Koordination nicht möglich sein wird, wird man das Aufstehen mit Mängeln zugestehen. Doch wäre es falsch, von vornherein auf diese Fähigkeit zu verzichten. Daher hat das Übungsprogramm auch den Aufbau dieses Bewegungsablaufs zu beinhalten. Viele Schwierigkeiten gilt es dabei zu überwinden. Am schwierigsten ist das Aufstehen für solche Patienten, die eine mangelnde Einstellung des Kopfes zum Rumpf und zum Raum aufweisen.

Bahnung der Bewegungen zum Aufstehen

Eine der Voraussetzungen ist die Ausführung von Stellreaktionen im Sitzen. Die weiteren Übungsanleitungen gehen aber über die Varianten des Sitzens hinaus.
Man beginnt damit, daß man den Patienten in Hockstellung bringt (s. Abb. **150**). Der Therapeut sichert die Kauer- oder Hockstellung. Es ist dabei wichtig, daß durch starke Neigung des Rumpfes nach vorne das Körpergewicht wirklich über den Füßen des Patienten ruht.
Bei einem vorherrschenden Extensorenspasmus empfiehlt es sich, in Hockstellung die Beine in Abduktion und Außendrehung zu drängen.
Bei Flexorspasmus bleiben die Beine am besten adduziert.
Auf die Verlagerung des Gewichts über die Füße folgt zunächst eine Vorwärts- und Abwärtsbewegung der Knie. Durch die Kauerstellung und zusätzliche Verlagerung des Rumpfes und der Knie nach vorne wird als Nebeneffekt eine Dehnung der Achillessehne und der hinteren Anteile des oberen Sprunggelenks erreicht. Von wesentlicher Bedeutung ist aber der Umstand, daß der Patient diese veränderte statische Bedingung unter der Verlagerung der Oberkörperschwerpunkte kennenlernt und empfindet.
Es folgen weitere Übungen, die Aufrichtung des Rumpfes Stufe um Stufe. Zunächst die Streckung der Knie bei Beibehaltung der Rumpfbeugung (s. auch Abb. **159b**), dann die Aufrichtung des Rumpfes. Jede Phase macht am Anfang eine kräftige Unterstützung notwendig.
Zuweilen ist es besser, das Aufstehen nicht aus der Kauerstellung, sondern aus dem Kniestand zu üben. Doch den meisten Patienten fällt es leichter, sich aus der Hocke zu erheben.

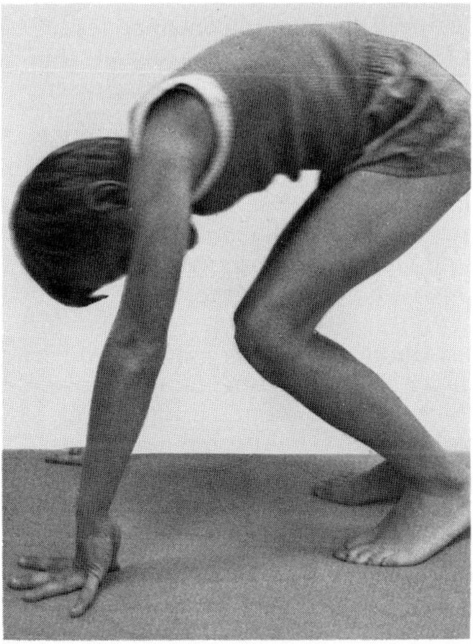

147 Stand auf allen Vieren (Füße und Hände)

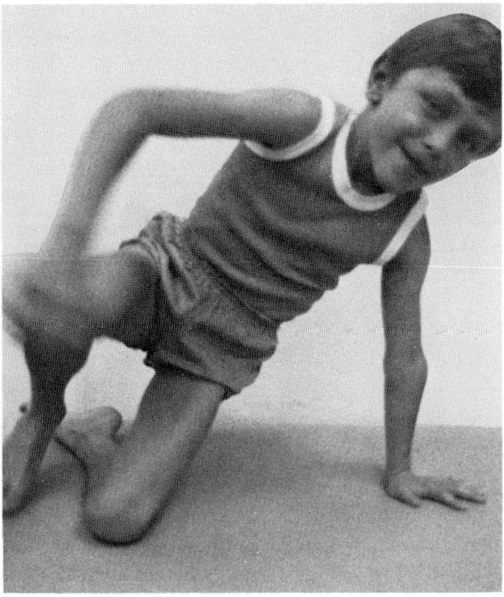

148 Aufstehen aus dem Sitzen

Balanceübungen, Stellreaktionen im Kniestand bilden einen festen Programmpunkt. Ein Üben im Kniestand ist oft eher geeignet, tonische Stützreaktionen, die sich im Stand einstellen, zu beeinflussen oder zu vermeiden. Viele Patienten können bekanntlich nur mit Hilfe spastischer Reaktionen (Streckreaktionen) stehen und mehr oder weniger unterstützt gehen. Tonische Reaktionen können aber auch eine Belastung unmöglich machen. Tonusschwankungen mit einschießenden Spasmen können oft eine solche motorische Verwirrung bewirken, daß Stand und Gang unmöglich werden. Deswegen sollen bei solchen Patienten Übungen im Kniestand durchgeführt werden.

In der Regel ist es einfacher, das Übungsprogramm mit dem Aufrichten aus dem Fersensitz zu beginnen. Voraussetzung für das Aufstehen aus dieser Position ist die Sicherung der Kopfhaltung und die Fähigkeit zur Streckung der Wirbelsäule. Darauf sollte der Übungsleiter zunächst seine Aufmerksamkeit richten.

Bei symmetrischen tonischen Bewegungsreaktionen wird das Aufstehen aus dem Fersensitz zum Kniestand über die Rotation des Rumpfes unter Abduktion des gleichseitigen Armes und gleichzeitiger Außendrehung des Armes gebahnt. Eine ausreichende Streckung der Wirbelsäule ist so eher zu erreichen (Abb. **149**).

Wenn aber die Fehlbewegungen mit symmetrischer tonischer Reflexaktivität ein Aufrichten aus dem Fersensitz unmöglich machen,

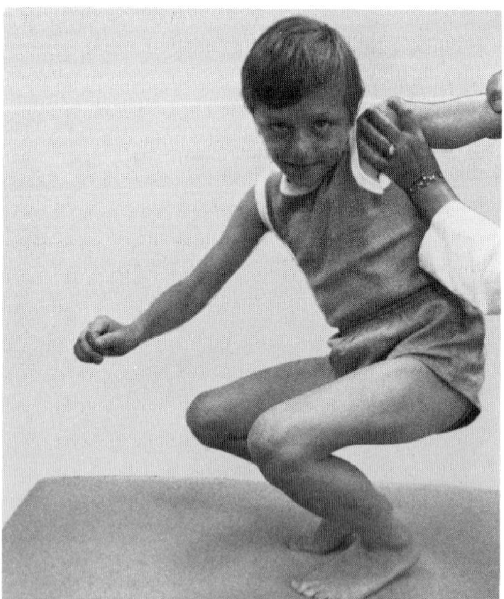

149 Aufstehen mit Unterstützung an einem Arm

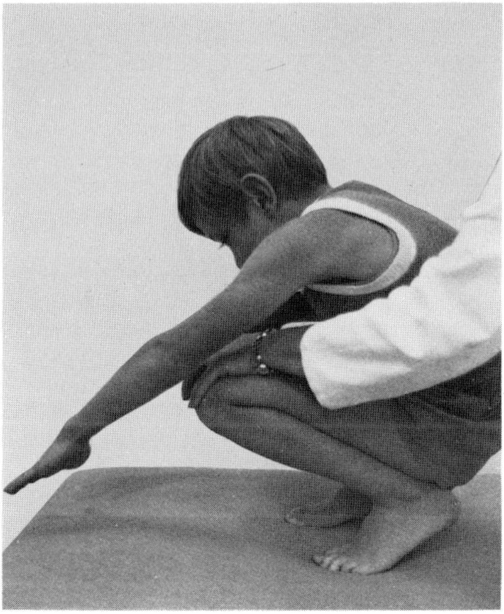

150 Kauerstellung – Ausgangsstellung zum Aufstehen

wenn das Gefühl für die richtige Art der Bewegung fehlt und gar die Kopfkontrolle erschwert oder gar nicht vorhanden ist, am Rumpf Beugereaktionen vorherrschen oder wenn eine muskuläre Insuffizienz vorliegt, ist der Therapeut gezwungen, anders vorzugehen.

Ein Arm ist unter die Schultern des Patienten zu schieben (Abb. **150**). Mit der anderen freien Hand wird die Kopfhaltung kontrolliert. Dabei wird der Kopf in mäßige Beugung gedrängt und von der Schulter her das Anheben des Körpers und die Streckung der Hüften eingeleitet. Bei solch massiver Unterstützung kommen auch schwerbehinderte Patienten in den Kniestand.

Ausgangsstellung Kniestand

Der wechselnde Bewegungsablauf vom Vierfüßlerstand in den Kniestand und umgekehrt ist besonders schwierig. Bei der Gymnastik sind folgende Punkte zu beachten:
Im Fersensitz werden mit wechselnd heftigen Stößen gegen die Wirbelsäule Muskelreaktionen am Rückenstrecker ausgelöst.
Der nächste Schritt gilt dem Abheben des Gesäßes von den Fersen und dem Beginn der gleichzeitigen Rumpfbewegung nach vorne und oben (Abb. **151**).

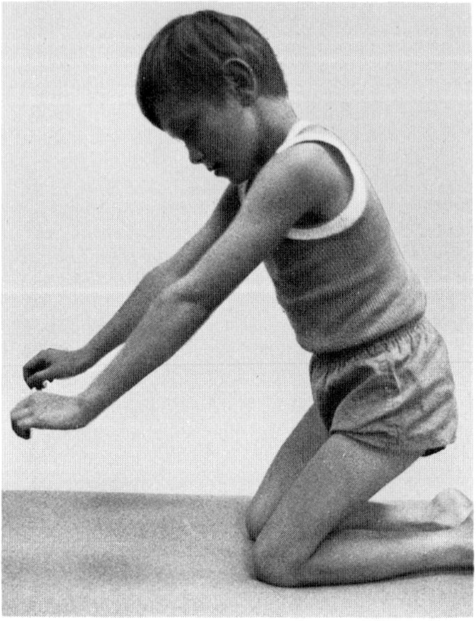

a

b

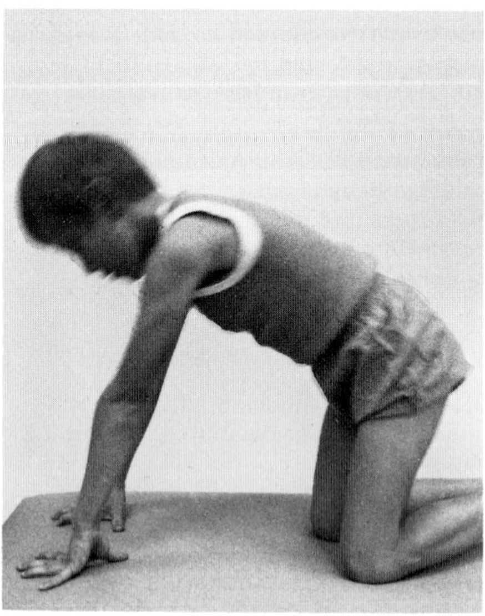

151 Tonusschulung des Rückenstreckers: **a** Abheben des Gesäßes, **b** Übergang zum Vierfüßlerstand

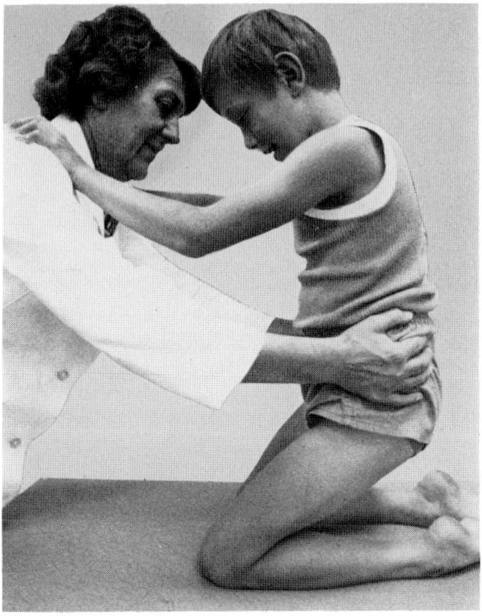

152 Hilfe zur Erlangung des Kniestandes

Danach schließt sich die Aufrichtung zum Kniestand an.
Alle Bewegungsphasen sollte ein Patient beherrschen lernen. In jeder Phase und in jeder Stellung ist die Unterstützung des Therapeuten notwendig, sei es mit Führen, Festhalten oder Tapping gegen das Gesäß, den Rücken, die Brust, die unteren Rippen usw.
Manche schwerbehinderten Patienten werden nicht ohne Hilfe zum Kniestand kommen. Die Unterstützung erfolgt dann so, daß die Patienten ihre Hände auf die Schulter des Therapeuten legen (Abb. **152**). Dieser ist auf diese Weise in der Lage, das Ausmaß der Hilfe zu dosieren, die Bewegung zu kontrollieren, zu bremsen oder zu unterstützen. Es ist vor allem auf die Streckung der Hüften, wie auch auf die Streckung der Wirbelsäule zu achten. Am meisten Schwierigkeiten bereitet in schweren Fällen die Hüftstreckung.
Oft ist diese Hüftstreckung bei gleichzeitiger Beugung der Arme leichter zu erreichen, aber häufig bleibt nichts anderes übrig, als zunächst auf die Streckung der Wirbelsäule zu verzichten. Zuweilen ist es notwendig, bewußt eine Kyphosierung der Wirbelsäule zu belassen und die Bahnung auf die Hüftstreckung zu beschränken (Abb. **153**).

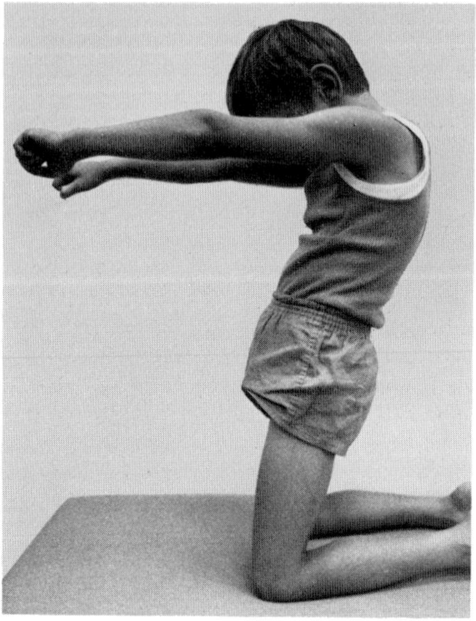

153 freier (oder unterstützter) Kniestand bei Kyphosierung der WS

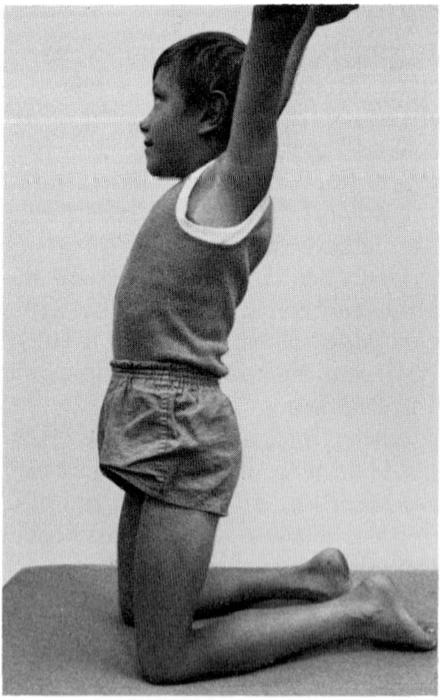

154 Elevation der Arme im Kniestand

Übung von Stellreaktionen im Kniestand

Hat ein Patient den Kniestand erreicht, dann folgt das Üben von Stellreaktionen in dieser Position, am Anfang nur mit Hilfe von Rumpfbewegungen, also Beugung, Streckung, Drehung und Neigung unter isometrischer und isotonischer Muskelschulung. Diesem Rumpftraining folgt das Training von Armbewegungen, vor allem die Elevation zur Horizontalen, vorwärts, seitwärts und schließlich aufwärts zur Senkrechten (Abb. **154**).

Diese Armbewegungen tragen zur Streckung der Wirbelsäule bei. Die Therapeuten kontrollieren den Bewegungsablauf und unterstützen in verschiedener Weise, einmal durch Fixieren des Beckens und der Beckenstellung, dann durch Mithilfe an den Armen selbst oder auch durch Korrekturen am Rumpf. Im Vordergrund steht immer die Ausführung von Rumpfbewegungen in alle Richtungen, mit und ohne zusätzliche Armbewegung, besonders in diagonaler Richtung und aus der Drehung des Rumpfes heraus.

Diagonal gerichtete Bewegungen sind vor allem zur Haltungs- und Tonusschulung geeignet (Abb. **155a u. b**). Sie bewirken eine Unterbrechung der Symmetrie mit Dehnung und Verkürzung der Rumpf- und Armmuskeln und schaffen die Basis für freie Armbewegungen. Die Gefahr zur Entgleisung der Rumpfbewegungen unter dem Einfluß primitiver Reflexe besteht bei jeder Einnahme einer bestimmten Körperstellung, erst recht bei Ausführung von aktiven Bewegungen der Extremitäten.

Die große Unterstützungsfläche im Kniestand erlaubt ein sehr intensives Übungsprogramm. Stellreaktionen unter diesen statischen Bedingungen am Rumpf und an den Beinen sind daher immer wieder zu üben. Das kann so geschehen, daß ein Therapeut sich vor den Patienten stellt und ein anderer dahinter. Während der eine von der Brust her den Patienten nach hinten schubst, schiebt oder drängt, gibt der andere Bewegungsimpulse zur entgegengesetzten Richtung hin. Wichtig ist dabei, daß der Patient nicht spastisch entgleist, sondern den Rumpf aufgerichtet hält, auch unter der jeweiligen Verlagerung des Rumpfes (Abb. **156a u. b**).

Wie von vorn und hinten, so ist es möglich, das Tapping von den Seiten her durchzuführen. Tempo und Heftigkeit der Stöße erfolgen variabel. Manchmal ist es notwendig, nur sachte zu schieben und dem Patienten Zeit für entsprechende Reaktionen zu lassen. Manchmal sind rasche, heftige, kräftige Stöße angezeigt.

a

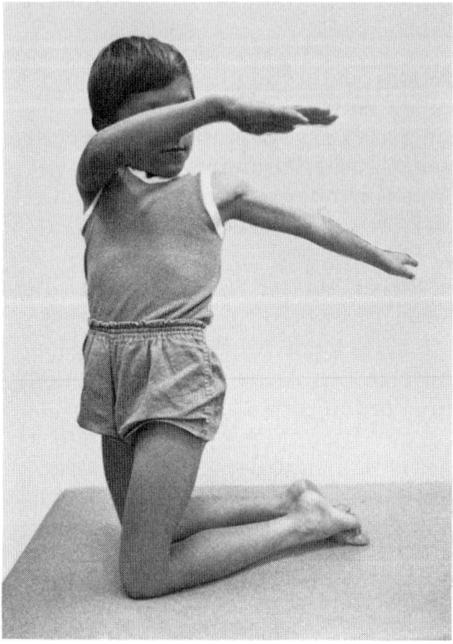

b

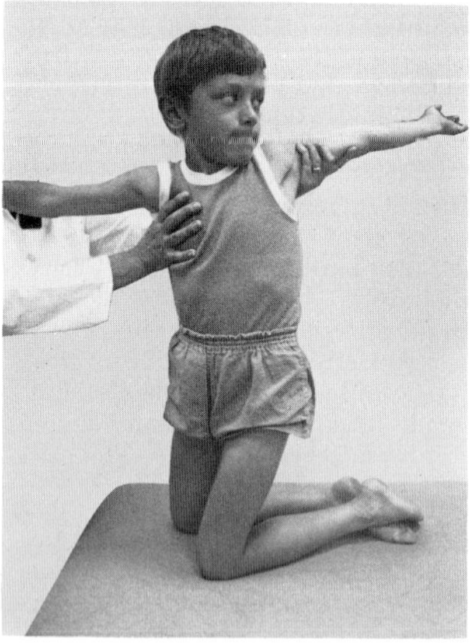

155 Haltungs- und Tonusschulung, **a** frei, **b** unterstützt

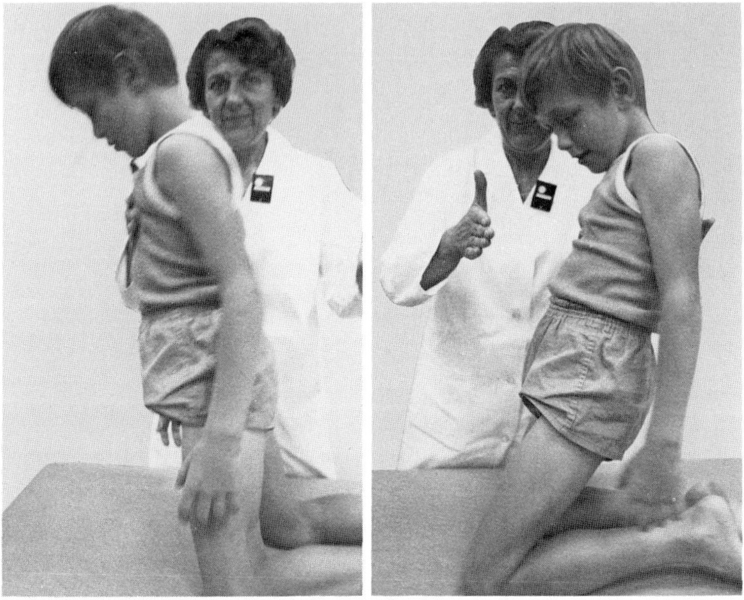

a b

156 a u. b Verlagerung der Schwerpunkte unter Beibehaltung der Hüft- und Rumpfstreckung

Gang auf den Knien

Die nächste motorische Stufe ist das Gehen auf den Knien (Abb. **157** a u. b).

Der Vorbereitung der Fortbewegung auf den Knien und der dabei notwendigen Gewichtsverlagerung dienen abwechselnde, deutlich seitlich betonte Verlagerungen der Oberkörperschwerpunkte. Auch dabei wird die Rumpfhaltung durch Tapping kontrolliert und unterstützt. Der Patient soll lernen, die Körperschwerpunkte über dem jeweiligen Knie zu halten. Dieses Rutschen auf den Knien ist von Bedeutung, weil dabei alle jene Stützreaktionen ausgeschaltet sind, die von den Füßen evtl. einschießen.

Im Kniestand fällt vielen Patienten die vollständige Streckung der Hüfte schwer. Will man die Streckung erzwingen, wenn die Beugestellung der Hüften sich nicht überwinden läßt, so erreicht man meist nur eine kompensatorische Hyperlordosierung der LWS. Das ist ungünstig. Diese Fehlhaltung sollte durch Schieben sowie Tapping am Bauch und am Gesäß beeinflußt und auf diese Weise korrigiert werden (Abb. **158**).

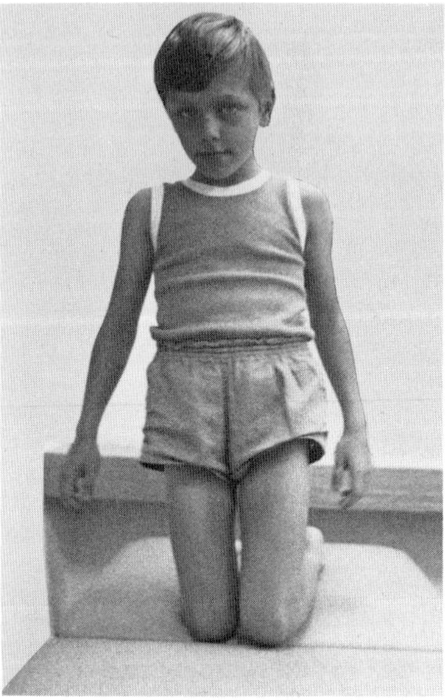

a

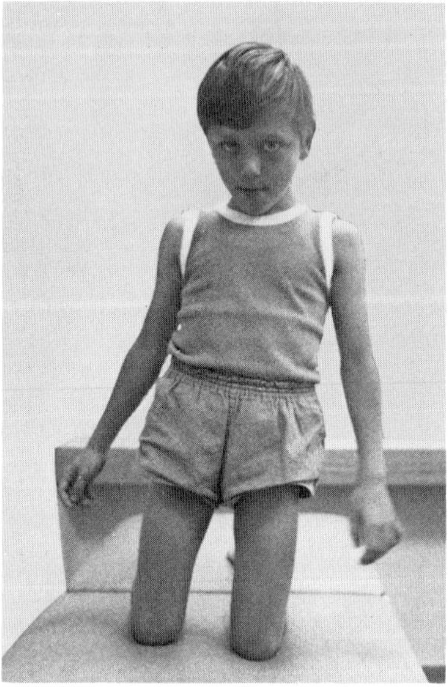

b

157 a u. b Aktive Verlagerung der Schwerpunkte beim Rutschen auf den Knien

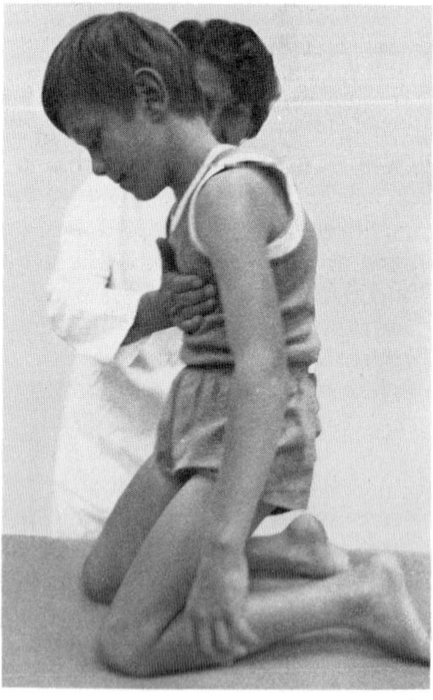

158 Hüftstreckung – ein schwieriger Programmpunkt

Gymnastische Übungen zur Stand- und Gangsicherung

Aufstehen

Das Aufstehen kann in unterschiedlicher Weise erfolgen. Es wurde schon darauf hingewiesen, daß es aus der Kauerstellung heraus möglich ist.
Das Gewicht wird zunächst so über die Unterstützungsfläche der Füße verlagert, daß der Patient diese Haltung empfindet. Der Therapeut drückt die Knie des Patienten nach vorne und unten, wobei die Fersen möglichst parallel stehend am Boden bleiben sollten. Eine leichte Abduktion der Beine ist gestattet.
Dieser gebahnten Bewegung nach vorn folgt die passive Kniestrekkung bei Beibehaltung der Rumpfbeugung und am Schluß das Aufrichten des Rumpfes (Abb. **159a** u. **b**). Am Ende wird mit einer Außendrehung der Schultern und Rückführung der Arme (passiv) eine letzte Streckkorrektur vorgenommen.
Die Streckung der Knie bei gleichzeitiger Beugung des Rumpfes erfordert eine Bewegung der Beine nach hinten. Diese Beinbewegung muß dosiert durch den Therapeuten vorgenommen werden. Das Becken steht dabei hinter den Füßen. Wenn aus dieser Stellung das

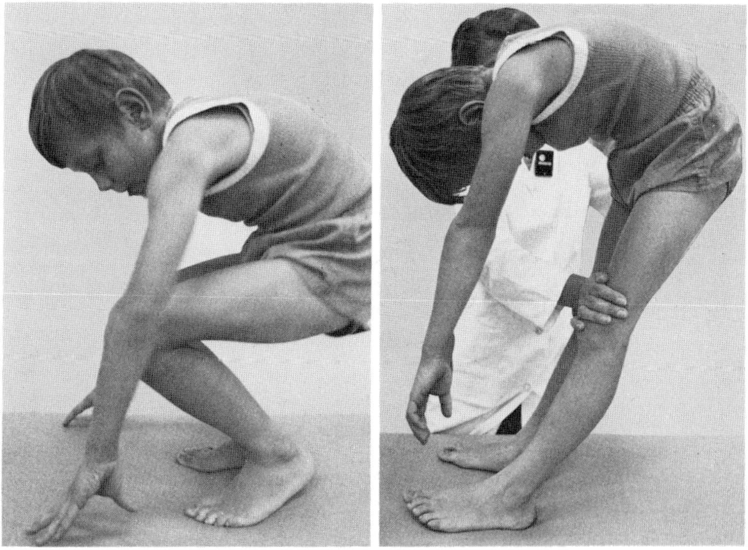

a b

159 Phasen der Aufrichtung aus Kauerstellung: **a** Sicherung mit den Händen in halber Hocke, Anheben des Gesäßes, **b** Streckung der Beine

Aufrichten des Rumpfes erfolgt, muß das Becken wieder betont mit gestreckten Beinen nach vorne bewegt werden.
Das Ziel einer fortschreitenden Behandlung ist es, diesen Bewegungsablauf dem Patienten so zu vermitteln, daß der Patient das Aufrichten und das Aufstehen aus der kauernden Hockstellung mit der Zeit selbst ausführen lernt. Bei allen Stellungsänderungen werden immer wieder Hilfen notwendig. Manchmal sind nur geringe Unterstützungen erforderlich. Zuweilen muß die Kniestreckung passiv unterstützt oder vervollständigt werden. Dann wieder ist die Gewichtsverlagerung nach vorne zu betonen.
Da die Patienten dazu neigen, sich an einem Tisch oder einem Stuhl oder irgend einem Möbelstück hochzuziehen, sollte man im Rahmen der Übungsbehandlung dem entgegenwirken.
Das geschieht so, daß der Patient sich an einer glatten Wand zu erheben hat. Dabei kann er diesen Klammereffekt nicht anwenden.
Er muß sich selbst aufrichten. Es ist ihm dabei durchaus erlaubt, sich an der Wand abzustützen.
Beim Festhalten (Klammern) würde er jedoch nicht das Empfinden für die richtige Verlagerung der Oberkörperschwerpunkte über die jeweilige Unterstützungsfläche der Füße erleben.
Da häufig, ja fast in der Regel, das Aufstehen vom Stuhl (Abb. **160**) erfolgt, muß auch dieser Bewegungsablauf geübt werden.

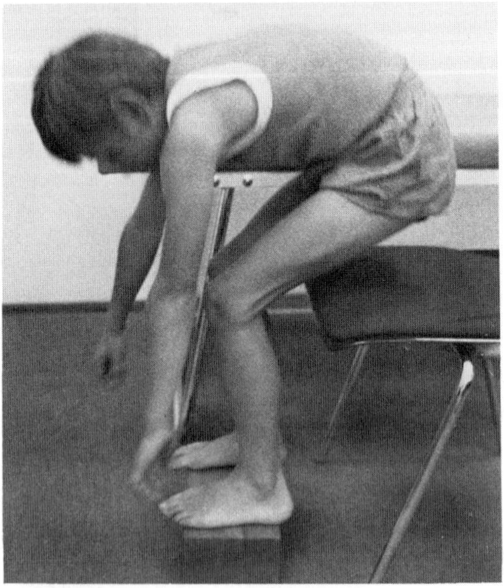

160 Aufstehen vom Stuhl

Varianten sind erlaubt und angezeigt, so das Erheben mit abduzierten, gespreizten und außengedrehten Beinen. Jede Einzelheit ist jedoch dabei zu bahnen, wie die Beugung der Beine über der Sitzfläche und – bei asymmetrischen Reflexaktivitäten – ein leichtes Vorsetzen des Fußes auf der mehr geschädigten Seite, dann das Üben der einleitenden Beugebewegung des Rumpfes, um das Körpergewicht über die Füße in richtiger Weise zu verlagern. Am Ende steht die Streckung der Hüft- und Kniegelenke. Der Therapeut kontrolliert und hilft in jeder Phase mit.

Harmonischer, aber auch schwieriger, ist das Aufstehen aus dem einseitigen Kniestand. Auch dieses Aufstehen erfordert eine genaue Vorbereitung und Unterrichtung.

Wesentlich bei dieser Art des Aufstehens ist die Verlagerung der Körperschwerpunkte über den nach vorne gesetzten Fuß. Die Ferse sollte nach Möglichkeit am Boden bleiben. Oft empfiehlt es sich, das nach vorne gestellte Bein zusätzlich in eine leichte Abduktion und Außendrehung zu drängen. Unter der Streckung des Knies am vorne stehenden Bein, unter gleichzeitiger Verlagerung der Körperschwerpunkte auf dieses Bein erfolgt dann das Aufstehen (Abb. **161**).

Es ist darauf zu achten, daß das hintere Bein langsam bis in Höhe des anderen nachgezogen wird. Wieder ist bei dem Bewegungsablauf die Mithilfe und Kontrolle durch den Therapeuten in allen Phasen des Aufstehens notwendig.

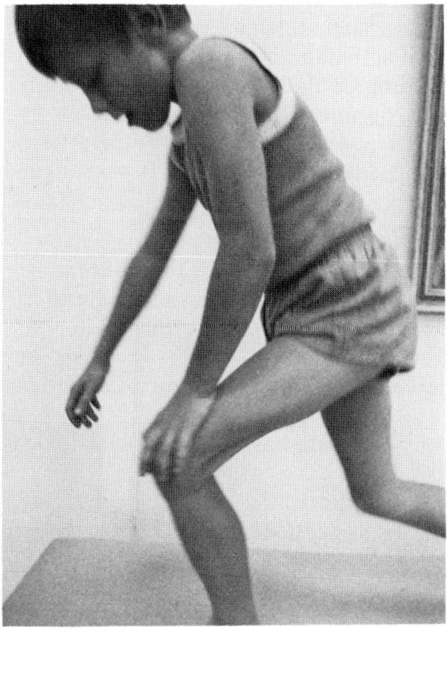

161 Aufstehen über den einseitigen Kniestand

Spastiker mit ihren mangelnden Muskelkoordinationen führen diese Bewegungen meist schnell und so aus, daß die Oberkörperschwerpunkte nur unvollständig nach vorne verlagert werden. Auf diesen Punkt ist daher besonders zu achten.
Bei Asymmetrie der tonischen Reflexaktivität sollte das Aufstehen zunächst über das mehr geschädigte Bein gebahnt werden. Auf der mehr befallenen Seite wird der Fuß nach vorne gesetzt.
Als Vorübung für die Verlagerung des Rumpfes über den nach vorne gesetzten Fuß dient das betont einseitige Belasten eines Beines im Kniestand, und zwar in Spreizstellung oder in Schrittstellung. Dabei ist die Streckung der Hüften trotz abwechselnder Verlagerung der Oberkörperschwerpunkte beizubehalten.

Schulung des Gehens

Die Fähigkeit zur Fortbewegung fördert die Selbständigkeit. Ein Patient, der sich nicht selbständig fortbewegen kann, bleibt immer abhängig von der Hilfe anderer. Die Schwierigkeit für den Spastiker besteht darin, die Oberkörperschwerpunkte trotz Koordinationsstörung über der Unterstützungsfläche der Füße zu halten. Die statischen Probleme zeigen sich beim Gang, also unter dynamischen Bedingungen, noch mehr als beim Stand. Ziel der Behandlung ist daher die Erlangung einer möglichst stabilen statodynamischen Situation.

Viele Patienten werden trotz aller Bemühungen nie frei gehen können. Viele werden gehen lernen, aber sich stets spastisch fortbewegen. Wichtig ist zunächst, überhaupt ein selbständiges Gehen zu erlernen. Die krankengymnastische Behandlung ist daher zuerst auf das Erlangen der Gehfähigkeit auszurichten, dann erst ist die ständige Verbesserung des Bewegungsablaufs anzustreben. Die richtige Verlagerung der Oberkörperschwerpunkte und die Abstimmung der Bewegungen steht an letzter Stelle.
Das Übungsprogramm umfaßt folgende Punkte:

Aufrichten des Rumpfes, d. h. lotrecht zwischen den Fußspuren.
Verlagerung der Oberkörperschwerpunkte auf das jeweilige Standbein und Durchschwingen des anderen Beines, also Schulung der Bewegung unter dynamischen Bedingungen.
Training einzelner Phasen des Bewegungsablaufs, also ausreichende Dorsalflexion der Füße.
Aufsetzen der Ferse am Ende der Schwungphase unter Dorsalflexion des Fußes.
Standsicherung in der jeweiligen Stützphase.
Die Aufrichtung des Rumpfes ist auf verschiedene Weise zu erreichen.
Bei sehr unsicheren Patienten durch Außendrehung und Elevation der Arme, wobei von den Armen her nicht nur die Verlagerung der

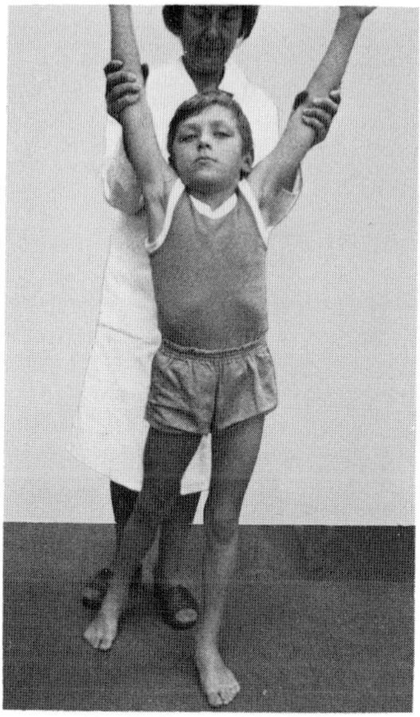

162 Führung bei erhobenen und nach außen gedrehten Armen

Oberkörperschwerpunkte, sondern auch Schrittbewegungen veranlaßt werden (Abb. **162**).

Modifiziert werden kann die Streckung der Wirbelsäule auch bei paralleler Armhaltung durch passive Außendrehung und Rückwärtsführung der Arme. Dadurch ist die Gefahr ausgeschaltet, daß der Patient sich an die Hilfsperson hängt und die Sensomotorik gestört wird. So würde das Körpergewicht nicht zur Vermittlung dieses Haltungsempfindens unter statischen Bedingungen beitragen. Auch bei dieser Übung wird wieder Verlagerung, Drehung und Ventralbewegung geschult.
Mit ständigem Tapping gegen das Gesäß, synchron mit den Schritten, wird nicht nur die Rumpfbewegung nach vorne angeregt, sondern vor allem eine Streckung der Hüften in der jeweiligen Stützphase verbessert.
Infolge persistenter Reflexe oder Störung von Stell- und statokinetischen Reaktionen ist es für jeden Spastiker schwierig, die Verlagerung der Oberkörperschwerpunkte auf das jeweilige Standbein und auch das Durchschwingen des anderen Beines zu erreichen (Abb. **163**).
Diesem Punkt sollte die besondere Aufmerksamkeit des Therapeuten gelten. Die Verlagerung muß sorgfältig vorbereitet werden, zunächst mit Gewichtsverlagerung in breiter Beinstellung. Die typischen

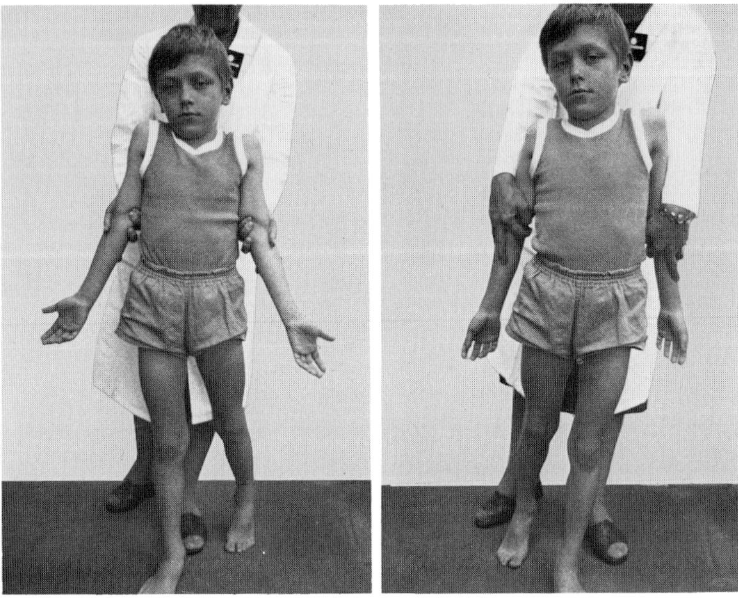

163 Unterstützte Verlagerung der Oberkörperschwerpunkte in der jeweiligen Stützphase

Bewegungen werden von den Hüften her durchgeführt. Dies erfolgt unter gleichzeitigem und deutlich betontem Anheben des kontralateralen Beines, also des Schwungbeins.
Der seitlichen Verlagerung des Rumpfes folgt die Belastung der Füße in Schrittstellung, d. h. die Verlagerung des Körpergewichtes vom hinten stehenden Fuß auf den nach vorne aufgesetzten Fuß (Abb. **164**). Diese Bewegung vermittelt dem Patienten das Erlebnis und die Erfahrung der Stützphase.
Ein Entgleisen in eine spastische Fehlreaktion sollte vermieden werden. Es ist daher notwendig, die Schrittlänge am Anfang so klein wie möglich zu halten und die Rumpfverlagerung nur anzudeuten. Zweckmäßigerweise wird man mit dem Stand auf beiden Beinen beginnen und dann die Verlagerung nach hinten und schließlich auch nach vorne folgen lassen.
Das Üben der Schwungphase erfolgt erst später. Sie wird zuerst bewußt verzögert, bis die Gewichtsverlagerung auf dem vorne stehenden Fuß eingefahren ist und automatisch erfolgt. Dann erst wird das Durchschwingen des freien Beines zugelassen.
Es wird zugegeben, daß die Betrachtungen hier viel Theorie enthalten, weil ein typischer Bewegungsablauf mit einer koordinierten

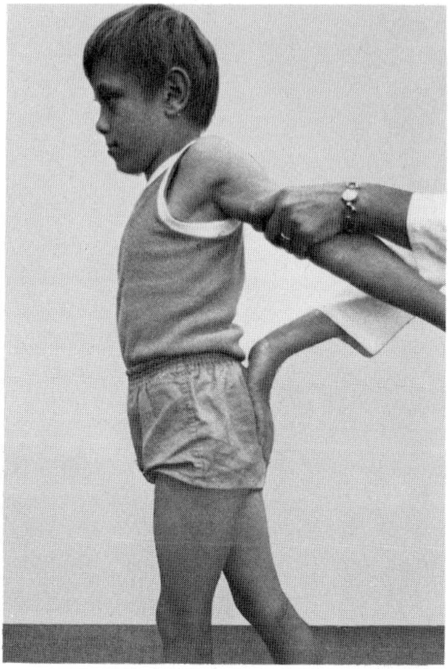

164 Verlagerung des Körpergewichts auf das Stützbein – mit Hilfestellung

Muskelfunktion, wie wir diese bei Spastikern nie vorfinden, nicht realisierbar ist.
Zum richtigen Ablauf der Rumpfverlagerung im Gehen gehört auch eine der Schrittbewegung entgegengesetzte Rotation der Schultern. Deswegen wird unter Außendrehung eines Armes auf der jeweiligen Stützbeinseite eine gleichzeitige Gegendrehung des Rumpfes nach vorne angeregt. So wird das Anheben des Schwungbeins erleichtert.

Auf der Stützbeinseite wird die Belastung des Beins durch Zug und Druck fixiert, auf der Schwungbeinseite die Bahnung durch Schub und Drehung nach vorne unterstützt.
Um das Empfinden für die richtige Rumpfverlagerung zu bahnen, wird das Verlagern des Rumpfes im Gehen mit Ausfallschritten betont durchgeführt (Abb. **165**). Es werden die Patienten zu breitem Aufsetzen der Füße und überbetonter Verlagerung der Oberkörperschwerpunkte über das jeweilige Stützbein veranlaßt (Abb. **166**).

Mit der richtigen Schwerpunktsicherung sind die Übungen aber nicht erschöpft.
Viele weitere Gesichtspunkte gilt es zu beachten, vor allem die fehlende und erschwerte Dorsalflexion der Füße. Diese Fußbewegung läßt sich oft nur mit mechanischer Unterstützung erreichen. Wichtig ist das Anheben des Fußes, weil am Ende der Schwungphase der Fuß mit der Ferse aufgesetzt werden sollte.

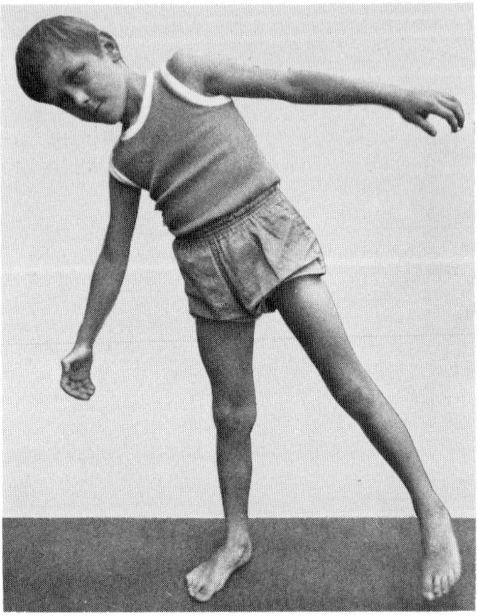

165 Ausfallschritt und betonte Verlagerung des Rumpfes

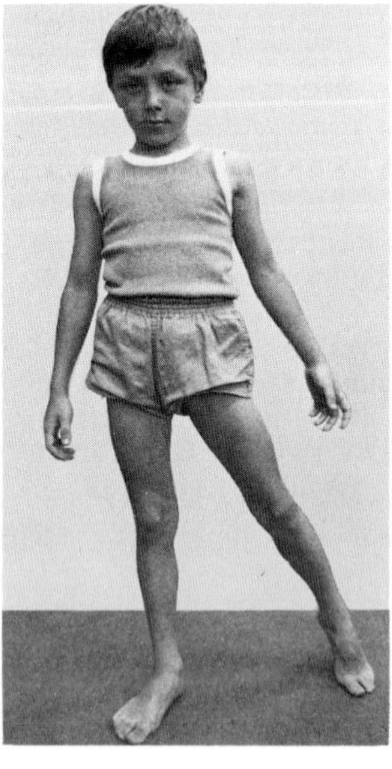

166 Breiter Gang mit jeweiliger Verlagerung des Rumpfes über das Stützbein

Am Stützbein sind mechanische Hilfen häufig nicht zu umgehen, um das Einknicken im Knie zu vermeiden. Jedoch sind mechanische Hilfen nie angezeigt, wenn die Möglichkeit und Fähigkeit zur Ausübung nützlicher Bewegungen gegeben sind.
Jede mechanische Hilfe bedeutet eine zusätzliche Einschränkung der Beweglichkeit und ist eigentlich nur dann angezeigt, wenn wirklich eine Verbesserung des Gehens dadurch erreicht wird.

Diese Hinweise können nur Prinzipien einer Spastikerbehandlung sein. Sie werden häufig an den Wirklichkeiten scheitern, wie es auch nachstehende muskelmechanische Betrachtungen zeigen werden. Dies soll aber nicht heißen, daß sie nicht zur Anwendung kommen. Ohne funktionelle Behandlung wird ein Patient keine Tätigkeit erlernen.

3. Gesichtspunkte zur operativen Behandlung spastischer Lähmungen

Einleitung

Trotz intensiver Übungsbehandlung sind bei vielen Patienten mit infantilen Zerebralparesen operative Eingriffe nicht zu umgehen. Sie können entscheidend zur Erleichterung und Verbesserung der Bewegungsabläufe beitragen.
Die Durchführung von Operationen bei Spastikern ist deshalb von Bedeutung, ja von viel größerer Bedeutung, als man in einer Zeit der sog. „funktionellen Welle" vermuten würde.
Die Notwendigkeit von Operationen ist umstritten. Die Meinungen darüber gehen oft heftig auseinander. Vielfach herrscht noch heute die Tendenz, nur auf funktionell-krankengymnastischem Wege die Sicherung von Stabilität und Gehvermögen zu erreichen.
Krankengymnastische Behandlungsformen, ob Bobath, Vojta, Temple-Fay, Kabat oder Petö zur Verbesserung der Funktionen sind sehr wichtig, und es ist auch notwendig, mit vielerlei Gymnastikprinzipien und allen erdenklichen funktionellen Maßnahmen eine Verbesserung der Muskelkoordination anzustreben. Der kurative Wert der funktionellen Behandlung darf aber nicht überschätzt werden. Diese hat, ebenso wie alle anderen Behandlungsmethoden, ihre Grenzen.
Es wäre deshalb nicht richtig, neben den krankengynmastischen Behandlungsmaßnahmen alle anderen Behandlungsschritte als bedeutungslos oder gar schädlich zu werten. Immer wieder besteht eine Tendenz zu dieser Einstellung. Viele negative postoperative Erfahrungen mögen dazu beitragen.
Oft wird tatsächlich durch eine Operation keine Funktionsverbesserung erreicht, oft ist sogar eine Verschlechterung die Folge, während bei gleichgearteten Fällen durch konsequente Übungsbehandlung ein besseres Ergebnis hätte erzielt werden können. So hat sich vielfach die Meinung ausgebildet, es sei besser, bei Spastikern nicht operativ vorzugehen.
Im Schongehege einer Spastikerabteilung, sozusagen in ständiger Begleitung des Therapeuten, mag diese Vorstellung eine gewisse Berechtigung haben. Jedoch unter anderen Gegebenheiten bestehen diese Bedingungen nicht, denn außerhalb von solchen Einrichtungen bewegen sich oft die spastischen Patienten wieder in ihren typi-

schen Fehlbewegungen. So bleibt auf die Dauer dem mühsamen Aufwand der Erfolg versagt, besonders wenn sich trotz laufender Übungsbehandlung sekundäre Schrumpfungskontrakturen ausbilden.
In diesem Zusammenhang drängt sich die Frage auf, ob durch funktionelle Behandlungsmethoden überhaupt eine wesentliche und bleibende Verbesserung des spastischen Status erreicht werden kann oder ob nicht lediglich eine größere Fertigkeit oder der Einsatz von Ersatzfunktionen für eine begrenzte Zeit unvollkommen antrainiert wird. Oft ist dies sicher der Fall.
Trotzdem ist an dem Wert und der Notwendigkeit einer krankengymnastischen Behandlung nicht zu zweifeln. Die Krankengymnastik steht in jedem Stadium und in jeder Phase der Behandlung im Mittelpunkt, und zwar nicht nur im Hinblick auf Förderung motorischer Fähigkeiten, sondern auch in bezug auf Selbständigkeit, Bildungsfähigkeit, Operationsvorbereitung, Operationsnachbehandlung, Umgang mit Hilfsmitteln, also der Integration eines Patienten in jeder Phase von vielfältigen Bemühungen.
Eine Heilung ist aber trotz noch so eingehender und intensiver Behandlung nicht möglich. Eine spastische Bewegungsstörung wird die Motorik eines Patienten immer negativ beeinflussen. Dies gilt selbst für nur leichte, spastische Funktionsstörungen.
Was ist aber der Grund für die Zurückhaltung und Skepsis gegenüber Operationen? Meist liegt er in der Unsicherheit der Indikationsstellung zum operativen Vorgehen.
Es entspricht dem Grundleiden mit seinen vielfältigen motorischen und sensorischen Störungen, daß die Effizienz operativer Eingriffe ebenfalls begrenzt ist. Auch bleiben ohne zusätzliche prä- und postoperative funktionelle Behandlungen die Ergebnisse unbefriedigend.

Stets sind nur dann chirurgische Eingriffe berechtigt, wenn vorher alle Anstrengungen ausgeschöpft wurden.
Oft eröffnen wohlüberlegte operative Eingriffe erst wieder den Weg für weitere Erfolge der funktionellen Behandlung. Deshalb ist die Wahl des richtigen Zeitpunktes der Operation im Ablauf der funktionellen Behandlung besonders wichtig.
Chirurgische Eingriffe gelten an den unteren Extremitäten, wo es auf Sicherung der Stabilität ankommt, als aussichtsreicher, weil bei Operationen an den oberen Extremitäten nur bei solchen Patienten ein wesentlicher Erfolg zu erwarten ist, die zu feineren und komplizierteren Hand- und Fingerbewegungen fähig und zur Mitarbeit bereit sind. Sie sollen auch von sich aus eine positive Einstellung zur operativen Behandlung zeigen.
Jede Operation setzt eine eingehende Analyse der spastischen Bewegungsstörung voraus. Der Operateur sollte Klarheit über die Entstehung und Ausbildung der jeweiligen Fehlbewegung oder Deformität

besitzen, vor allen Dingen auch darüber, wie eine Störung sich lokal und wie sie sich auf den Gesamtstatus auswirkt.

Ziel operativer Eingriffe

Korrektur von Gelenkfehlstellungen (Kontrakturen, Subluxationen, Luxationen), um den Muskeln ihren physiologischen Gelenkspielraum zu schaffen und damit die Voraussetzungen für eine Funktionsverbesserung der geschädigten Körperpartien zu schaffen.
Erleichterung der Pflege bei schweren spastischen Bewegungsstörungen.
Vermeidung sekundärer Schäden, zum Beispiel Ausbildung des kontrakten Spitzfußes, der Hüftluxation oder von kontrakten Fehlstellungen der Hand.
Verbesserung des äußeren Erscheinungsbildes. In Ausnahmefällen kann auch dieser Gesichtspunkt eine Indikation zu operativen Eingriffen sein.

Indikation

Eine operative Maßnahme kann absolut oder relativ indiziert sein. Eine absolute Indikation ist beispielsweise bei einer drohenden oder bestehenden Hüftluxation gegeben. Sie kann auch vorliegen, wenn die Pflege durch Schmerzen infolge kontrakter Fehlstellungen gefährdet ist.
Eine relative Indikation ist gegeben, wenn Operationen zur Verbesserung funktioneller Behandlungsbedingungen beitragen können. Dies gilt selbst für eine Spitzfußkorrektur, wie auch für die Korrektur anderer Fehlstellungen. Relativ ist die Indikation deswegen, weil viele dieser Patienten trotz Spitzfuß- oder Kniebeugekontraktur oder anderer Fehlstellungen sitz-, steh- oder gehfähig sind, und durch Operationen nur die funktionellen Bedingungen geändert oder verbessert werden.

Operationsformen

Verlängerung von Sehnen und Muskeln, auch deren Verkürzung oder Transplantation mit dem Ziel der Verminderung einer deformierenden Auswirkung und der Verbesserung einer muskulären Koordination.
Eingriffe an Knochen, wie Osteotomien, Arthrodesen, Knochenspanplastiken zur Beseitigung von Fehlstellungen oder zur Stabilitätssicherung.
Operationen an Nerven, die spastische Muskeln versorgen, um eine übermäßige Muskelaktivität zu dämpfen. Die Dosierbarkeit solcher

Operationen ist allerdings sehr unsicher. Es besteht die Gefahr der Schwächung eines Muskels in einem Maße, wie es nicht voraussehbar war.

Operationen an den oberen Extremitäten

An den *oberen Extremitäten* sind Operationen bei Adduktionskontraktur der Schulter, bei Beugekontraktur des Ellenbogens, Pronationskontrakturen des Unterarms, Beugestellung des Handgelenks und der Finger, sowie bei Adduktionskontrakturen des Daumens angezeigt. Eine aussichtsreiche Operation ist hier die Beseitigung einer Pronationskontraktur des Unterarms (Cooper).
Die häufigsten Operationen an den oberen Extremitäten sind:
Arthrodesen des Handgelenks oder auch im Daumensattel- und Grundgelenk, um diese Gelenke in einer funktionell günstigen Mittelstellung stabil zu halten,
Tenotomien des M. pronator oder plastische Muskeloperationen zur Korrektur einer Pronationskontraktur.
Sehnentransplantationen zur Beeinflussung der spastischen Volarflexion im Handgelenk und der spastischen Daumenadduktion bei besonders kritisch gestellter Indikation.

Operationen an den unteren Extremitäten

Der häufigste Anlaß, der an den Hüften eine Korrektur durch Operation erforderlich macht, sind Kontrakturen (Flexions-, Adduktions-, Innenrotationskontraktur), dann Subluxationen und Luxationen des Hüftkopfes.
An den Knien ist es die Flexionskontraktur und an den Füßen die Ausbildung eines Spitz- und Spitzklumpfußes.
Folgende Operationen kommen hauptsächlich zur Anwendung:

Osteotomie am Femur oder am Becken bei Subluxations- und Rotationsdeformitäten,
Adduktorentenotomie oder Verlagerungen der Kniebeugesehnen bei Beugekontrakturen,
Achillessehnenverlängerung oder Schwächung der Wadenmuskulatur bei Spitzfußstellung und
Tripelarthrodese am Fuß beim spastischen Klumpfuß.

Allgemeine Gesichtspunkte bei Operationen von Spastikern

Die Durchführung einer Operation darf nicht an einer grundsätzlich ablehnenden, extrem konservativen Vorstellung scheitern.
Eine strenge, individuelle Beurteilung ist erforderlich. Große Zurückhaltung ist stets geboten. Wenn aber mit funktionellen oder mecha-

nischen Maßnahmen keine Besserung zu erzielen ist und andererseits Aussicht auf Besserung durch einen operativen Eingriff besteht, sollte auch operiert werden.
Oft sind operative Eingriffe am ehesten imstande, entscheidende Erfolge im Rehabilitationsprogramm zu sichern und einen Rehabilitationsprozeß zu beschleunigen. Manche erfahrene Spastikertherapeuten vertreten die Auffassung, daß operative Eingriffe nicht nur die dringendste Behandlungsmaßnahme darstellen, sondern auch die häufigste und wichtigste Behandlungsform, weil damit überhaupt weitere Fortschritte in der funktionellen Behandlung möglich werden.
In vielen Fällen ist nur durch operative Eingriffe eine positive Änderung des Lähmungsstatus zu erreichen.

Zeitpunkt der Operation (im Hinblick auf das Alter eines Patienten)

Die Ansichten gehen auseinander. Viele sind der Meinung, daß die besten Ergebnisse nur durch Operationen und nachfolgendem Rehabilitationstraining in frühen Jahren zu erreichen seien. Diese Verfechter der Frühoperationen weisen darauf hin, daß man sich nicht erst nach Mißerfolgen einer konservativen Behandlung zur Operation entschließen sollte.

In der Regel gilt aber die Auffassung, daß die Operationen möglichst auf einen späteren Zeitpunkt zu vertagen sind.
Operationen sollten möglichst nicht im Säuglingsalter, auch nicht in den Zeiten gesteigerten Längenwachstums durchgeführt werden. Es sei denn, daß eine Korrektur unaufschieblich ist.
Chirurgische Eingriffe bei sehr jungen Spastikern sind nicht ohne besondere Gefahren. Sie können ein ernstes psychisches Trauma bewirken. Es ist schwierig oder fast unmöglich, ein Kleinkind in ausreichendem Maße auf eine Operation einzustellen. Allein aus Gründen der Unfähigkeit zum Verstehen von Erklärungen sollten möglichst keine operativen Eingriffe bei Kleinkindern vorgenommen werden. Es ist oft angezeigt, Operationen zurückzustellen, bis die Kinder die Notwendigkeit solcher Maßnahmen begreifen. Dies gilt natürlich nicht für solche Fälle, bei denen eine Operation unabhängig vom Alter notwendig wird, wie beispielsweise bei einer drohenden Hüftluxation.

Begleitende geistige Störung (Debilitas, Imbezillität)

Der Erfolg einer Operation ist nicht zuletzt vom Verstand eines Patienten abhängig. Die geistige Leistungsfähigkeit ist daher zu testen. Auch stimmungsmäßige Faktoren von seiten des Patienten, wie auch die Einstellung der Familie zu einer Operation, sind zu berücksichtigen. Solche Faktoren können für das Ergebnis ausschlaggebend sein.

Liegt ein gröberer Intelligenzdefekt vor, dann ist eingehend zu prüfen, ob man eine Operation überhaupt unternehmen soll. Ist aufgrund einer stärkeren Debilitas keine Verbesserung der funktionellen Situation zu erwarten, wird man besser von operativen Eingriffen Abstand nehmen, es sei denn, die Pflegeerleichterung mache die Operation notwendig.

Vorbereitung

Grundsätzlich sollte man nichts überstürzen. Auch ein Kind sollte möglichst so vorbereitet sein, daß es die Umstände und die Notwendigkeit einer Operation akzeptiert.
Hat man sich zur Operation entschlossen, so ist es von großer Wichtigkeit, daß alle betreuenden Personen dem Kind Verständnis und Sympathie entgegenbringen. Das Kind muß Vertrauen zu seiner neuen Umgebung haben. So läßt sich das Trauma mindern, das der Milieuwechsel im Krankenhaus mit seiner völlig fremden Umgebung auslöst. Vorahnungen und Ängste bedrängen solche Kinder. Alle Ereignisse im Krankenhaus wirken auf Spastiker noch einschneidender, als auf gesunde Kinder, weil spastische Kinder einen viel intensiveren und längeren Kontakt zu ihrer Bezugsperson, meist zur Mutter, aufweisen. Eine geistige Retardierung kann dabei erschwerend ins Gewicht fallen.
Im übrigen dient das Bekanntmachen mit Schwestern und Personal eines Krankenhauses nicht nur dem Nutzen des Patienten, sondern es fördert auch das gegenseitige Verständnis und die Verbindung zwischen Eltern und Krankenhaus.

Sprachstörungen

Eine große Zahl spastischer Kinder leidet an Sprachstörungen. Fremde Personen verstehen die Kinder häufig nicht. Es ist aber für ein ängstliches, schreckhaftes, krankes Kind dringend, seine Wünsche gegenüber den Betreuern äußern zu können. Deshalb muß die pflegende Krankenschwester mit den Wortbildungen oder verbalen Zeichen eines Kindes vertraut gemacht werden.
Eine Sprachbehinderung macht sich besonders in Angstzuständen oder unter Schockwirkung bemerkbar, d. h. unter Bedingungen, wie sie operative Eingriffe mit sich bringen können.

Psyche

Spastische Kinder sind psychisch vorbelastet, da jedes dieser Kinder vom Tag der Geburt an laufend mit besonderen Problemen konfrontiert wird. Eine Operation kann sich auch deshalb negativ auswirken. Mit Verständnis und Freundlichkeit muß daher versucht werden, den Kindern die Erlebnisse im Krankenhaus zu erleichtern. Gelingt dies nicht, dann sind zuweilen die Folgen der psychischen Reaktionen oft schlimmer, als die der körperlichen Defekte. Deshalb sollte die Umgebung eines spastischen Kindes im Krankenhaus umfassend um eine günstige Beeinflussung bemüht sein.

Allgemeinzustand

Nicht zuletzt verdient auch der Allgemeinzustand eines spastischen Kindes Beachtung, weil operative Belastungen bei Spastikern sich stärker auswirken als bei anderen Kindern. Spastiker sind nach operativen Eingriffen immer mehr entkräftet als andere Kinder unter gleichen Bedingungen.

Probleme nach Operationen

Auch die postoperative Zeit ist nicht ohne Probleme. Umlagerungen, wie sie nach Operationen immer notwendig sind, können zu schweren Muskelreaktionen, oft sogar mit lebensbedrohlichen Zuständen führen.

Die Haut der Spastiker ist überempfindlich. Stets droht die Ausbildung von Druckstellen an den besonders gefährdeten Stellen wie Kreuzbein, Knöchelgegend oder Fersen, daher die Notwendigkeit zu ständiger und gewissenhafter Kontrolle der Haut. Der Sitz von Gipsen und Schienen ist stets zu überprüfen. Gipswechsel können zu ernsten Problemen werden, wenn die Kinder ängstlich sind, haltlos schreien und Muskelkrämpfe und Erregungszustände das Wiederanlegen mechanischer Hilfsmittel erschweren oder unmöglich machen. Gewaltanwendung ist schädlich. Dadurch kommt es erst recht zu Übererregung. Andererseits kann nach Operationen auf Ruhigstellung der Extremitäten nicht verzichtet werden. Es käme unvermeidlich zur Ausbildung von Rezidiven. Daher muß eventuell ein Gipswechsel in Narkose durchgeführt werden.

Stets sollte man sich dessen bewußt sein, daß Operationen nach Abheilung der Wunden einer Nachbehandlung mit Gymnastik und Beschäftigungstherapie bedürfen. Sie ist eine wichtige Voraussetzung zur Wiedererlangung der Beweglichkeit nach Operationen. Ohne postoperative Behandlung wird der Erfolg entscheidend geschmälert.

Bei der Aufstellung eines Operationsplans ist grundsätzlich die Dauer der postoperativen Ruhigstellung im Gips mit zu berücksichtigen. Man muß sicher sein, daß der Gips auch für die Zeit der erforderlichen Immobilisaton toleriert wird.

Hierbei ist zu bedenken, daß Spastiker häufiger zu postoperativen Gewebsdystrophien neigen. Deshalb muß in der Regel die Gipsfixation länger als sonst für die Heilungsphase veranschlagt werden. Andernfalls ist die anschließende Übungsbehandlung mit zusätzlichen Erschwernissen konfrontiert.

Wenn es der Eingriff erlaubt, sollte schon während der postoperativen Ruhigstellung im Rahmen der Möglichkeiten, zum Beispiel im „Stehgips", die gymnastische Behandlung an den nicht im Gips eingeschlossenen Kopf-, Rumpf- und Gliedmaßenbereichen fortgesetzt werden.

Schwierigkeiten bei der Durchführung operativer Eingriffe können auch dadurch entstehen, daß nicht nur lokale abnorme Spannungsreaktionen auftreten, sondern vom Operationsfeld entfernt gelegene Muskeln oft mitreagieren. Das ist auch bei der Nachbehandlung zu beachten.

Die muskelmechanischen Gesichtspunkte sind im übrigen bei Spastikern ganz andere als bei schlaffen Lähmungen oder anderen Funktionsstörungen. Die spastischen Muskeln zeigen keine Lähmung, sondern eine Störung der reziproken Spannung. Sie atrophieren nicht. Die Muskeln sind motorisch nicht entnervt, wie zum Beispiel bei schlaffen Lähmungen. Die anatomischen Bahnen der peripheren Nerven sind bei ihnen völlig intakt. Störungen des muskulären Gleichgewichts entstehen unter der Dauerwirkung der Körperschwere in Verbindung mit der tonischen Reflexaktivität.

Störungen der Muskelkoordination bei infantilen Zerebralparesen

Die Beurteilung der Auswirkungen von tonischen Reflexen auf die Muskelfunktion ist schwierig, dementsprechend auch Indikation und Ausdehnung von Operationen. Das liegt daran, daß wir viele muskelmechanische Störungen nicht genügend erkennen, falsch deuten oder sie in ihren Auswirkungen nur ungenügend verstehen. Dies gilt in gleicher Weise für die Krankengymnastik wie für die Anwendung mechanischer Hilfen, besonders aber für die Durchführung von Operationen.

Eine analytische Beurteilung ist aber notwendig, weil davon Erfolg oder Mißerfolg operativer Eingriffe abhängig ist. Da die Folgen von Operationen in der Regel endgültige sind und von ihrer Wirksamkeit oft das Schicksal eines Patienten abhängig ist, muß jeder Eingriff bis ins letzte durchdacht sein.

Bei der Betrachtung von operativen Maßnahmen geht es weniger um die Schilderung der operativen Techniken oder Varianten. Dies steht in den einschlägigen Lehrbüchern. Hier geht es vielmehr darum, Art und Ausmaß von Operationen mit dem Blick auf den spastischen Gesamtstatus zu erkennen und zu begründen.

Die Auswirkung der Spastizität auf den Gesamtstatus und die operative Änderung der spastischen Reflexaktivität sind die Kernpunkte des Problems.
In der Regel werden operative Eingriffe in der Peripherie, vor allen Dingen an den unteren Extremitäten durchgeführt. Durch solche Eingriffe läßt sich die tonische Reflexaktivität nur ändern, niemals jedoch beseitigen. Daher kann das Ziel der Operationen nur darin liegen, günstigere Voraussetzungen für die Auswirkungen der tonischen Reflexaktivität zu schaffen.
Lokale Veränderungen allein dürfen für Art und Ausmaß von Operationen nicht ausschlaggebend sein, denn lokale Korrekturen bergen immer die Gefahr des Auftretens von spastischen Nachwirkungen an anderer Stelle in sich.

Probleme bei Operationen

Jeder operative Eingriff bei Spastikern ist voller Probleme. Beispielsweise ist an den spastisch reagierenden proximalen Gliedmaßenanteilen durch Operation im Bereich der peripheren Abschnitte keine grundlegende Verbesserung der Funktion zu erwarten. Sogenannte kleine Eingriffe führen oft zu nicht erwarteten Ergebnissen. Eine zu ausgiebige Durchtrennung der Mm. adductores bewirkt nicht selten eine völlige Unstabilität der Beine und eine Insuffizienz dieser Muskelgruppe (Abb. **167**).

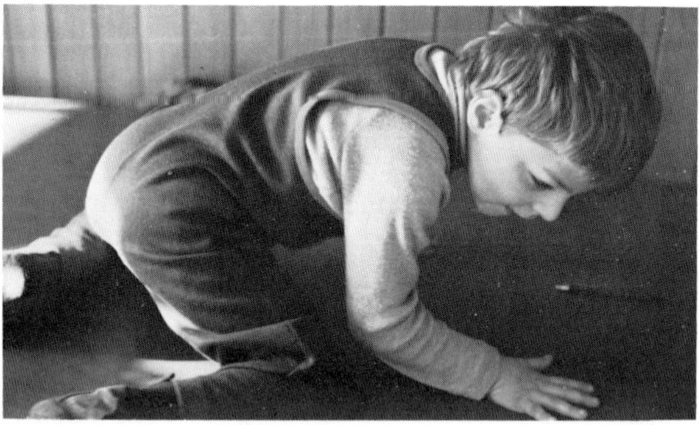

167 Die Oberschenkel rutschen nach Adduktorentenotomie haltlos auseinander

Eine Achillotenotomie kann trotz sparsamer Verlängerung der Achillessehne zu Instabilität der Beine mit vermehrter Beugestellung in Hüft- und Kniegelenken führen (Abb. **168**).

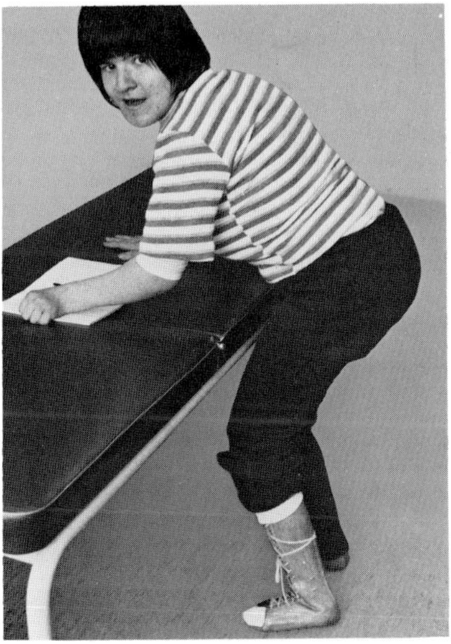

168 Unstabilität zwischen Fuß und Unterschenkel nach Achillessehnenverlängerung

Das Ergebnis einer Operation ist dann nicht eine Verbesserung des Gehvermögens, sondern eine Minderung der Stabilität und eine Verschlechterung der Fähigkeit zur Fortbewegung.
Es müssen also weitere Gründe dafür bestehen, daß solche Insuffizienzerscheinungen und schwerwiegende Folgen bei Spastikern auftreten können.

Haltungs- und Bewegungskompensationen bei Spastikern

Bei jedem operativen Eingriff ist daher nicht nur Art und Ausdehnung einer Operation, sondern vor allem Form und Ausmaß der tonischen Reflexaktivität in Rechnung zu stellen.
Fehlfunktionen und Fehlstellungen entstehen nicht nur unter dem Einfluß der tonischen Reflexe, sondern besonders an den unteren Extremitäten durch die zusätzliche Einwirkung der Schwerkraft. Die reflektorisch bedingten Fehlbewegungen erfahren unter dem Zwang zur statischen Kompensation, also unter der Dauerwirkung der Körperschwere, eine richtunggebende Änderung. Hier liegt der Kern des Problems, der Grund für die Schwierigkeiten bei operativer Behandlung von spastischen Störungen an den unteren Extremitäten.
An den oberen Extremitäten fällt das Moment der Schwerkraft weniger ins Gewicht. Hier geht es in erster Linie um Verbesserung der Greiffähigkeit.

Alle operativen Maßnahmen an den unteren Extremitäten aber sollen der Erlangung oder Verbesserung des Stehvermögens und der Fähigkeit zur Fortbewegung dienen.
Um die Annäherung der Körperschwerpunkte an die Senkrechte der Becken-Bein-Kette mit Operationen zu verbessern oder zu erreichen, sind also statische Bedingungen neben der Auswirkung der Reflexaktivität zu beachten.

Physiologische Stand- und Haltungssicherung

Die Analyse einer pathologischen Standsicherung hat das Verständnis und die Erläuterung der physiologischen Standsicherung zur Voraussetzung. Die Haltungssicherung unter Einwirkung der Körperschwere erfolgt nach zwei Gesichtspunkten:

1. passiv – mit Hilfe der Knochen, Sehnen und Bänder,
2. aktiv – durch die Muskulatur, besonders die Standfestigkeitsmuskeln, in gewissem Maße auch durch die Rumpfmuskeln.

Passive Standsicherung in den Hüftgelenken

Diese erfolgt in vertikaler Richtung durch Überstreckung der Hüftgelenke und so bedingter Sperre durch das Lig. iliofemorale.
Ein seitliches Absinken wird verhindert durch das Lig. teres, und auch durch die Zuggurtung des Tractus iliotibialis (Abb. **169**).

Das Körpergewicht wirkt auf den Oberschenkelschaft wie eine exzentrische Last (Abb. **170**).
Der Tractus iliotibialis setzt die Belastung des Schenkelschaftes durch weitgehende Aufhebung der Biegungsbeanspruchung wesentlich herab (Zuggurtungsprinzip). Bei Belastung des Schenkelhalses allein durch das Körpergewicht tritt die höchste Spannung auf. Durch die Spannung des Tractus iliotibialis wird die Beanspruchung des Femurschaftes ungefähr um die Hälfte vermindert. Bei Wegfall dieser Zuggurtung entstehen statische Schwierigkeiten. Es kann allein dadurch eine statische Insuffizienz drohen.

Passive Standsicherung in den Kniegelenken

Hier ist ebenfalls eine passive Standsicherung möglich. Die Sicherung erfolgt durch die hintere Kapsel unter Mithilfe der Sehnen und Bänder, der sogenannten Kapselspanner. Dieser Anschlag reicht auf die Dauer nicht aus. Mit der Zeit kommt es unter den statischen Belastungsbedingungen zur Ausbildung einer Rekurvation und Überdehnung.

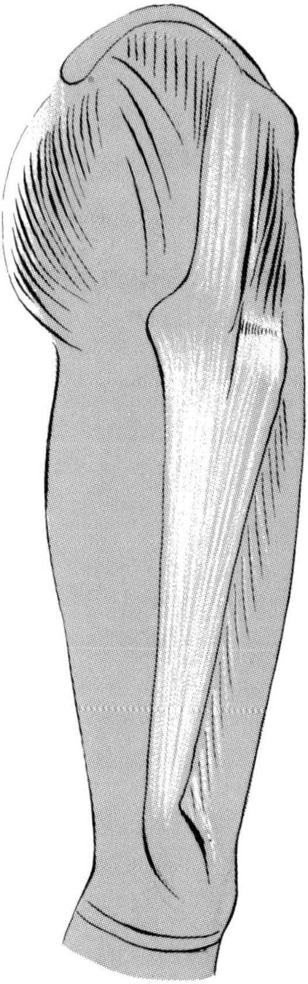

169 Sehnenplatte des Tractus iliotibialis (1) (nach Kahle, W., H. Leonhardt, W. Platzer: Taschenatlas der Anatomie, Bd. 1, 3. Aufl. Thieme, Stuttgart 1979)

Passive Sicherung in den oberen Sprunggelenken

Am Sprunggelenk würde eine passive Standsicherung erst in solchen Stellungen zur Geltung kommen, die kein Stehen oder Gehen mehr möglich machen.

Aktive Standsicherung in Sprung-, Knie- und Hüftgelenken

Jede Haltungssicherung erfordert die Mitwirkung der Muskulatur. Die Aufgaben der Muskeln an den unteren Extremitäten bestehen vor allem in der Ausübung von Halte- und Sperrmechanismen, also in isometrischen Muskelkontraktionen. Diese dienen der Stabilisie-

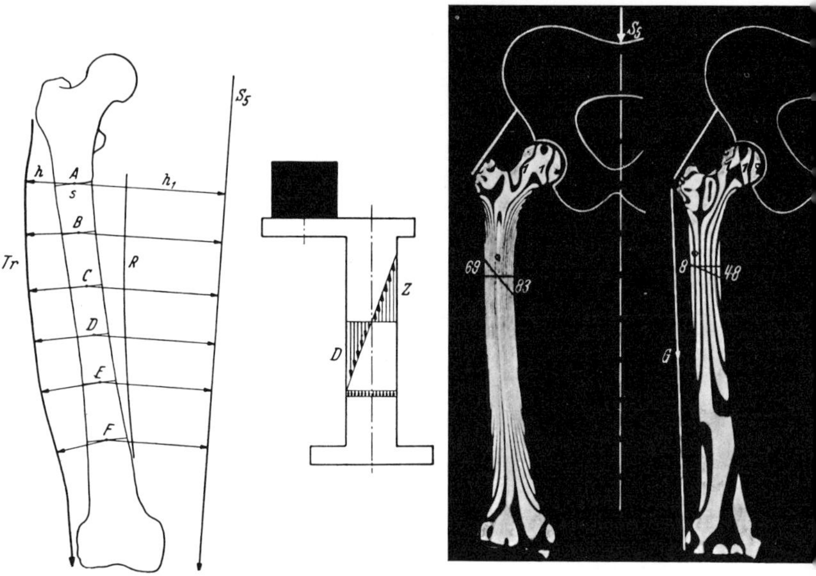

170 Wirkungsmechanismus der Zuggurtung des Tractus iliotibialis (aus Müller, M.E.: Die hüftnahen Femurosteotomien. Thieme, Stuttgart 1971)

rung der großen Gelenke unter Einwirkung der Körperschwere und der Kraftübertragung von einem Gliedmaßenanteil zum anderen, am Rumpf auch von einer Körperseite zur anderen.
Bis heute erfolgt die Betrachtung der Muskelfunktionen vornehmlich nach anatomischen Gesichtspunkten. Um jedoch die Wirkung dieser Muskelfunktionen beim Stand und Gang, also in den sogenannten geschlossenen Ketten, verstehen zu können, ist eine funktionelle Betrachtungsweise notwendig.
Bei diesen muskelmechanischen Überlegungen unter den Bedingungen der Körperschwere soll hier mit dem Sprunggelenk begonnen werden.
Der kräftigste Muskel des Unterschenkels ist der M. gastrocnemius (Abb. **171**).
Er hebt die Ferse und bewirkt den Stemmvorgang, also die Dynamik des Ganges. Er zieht bei feststehendem Fuß als zweigelenkiger Muskel den Unter- und Oberschenkel nach hinten, streckt und stabilisiert auf diese Weise das obere Sprunggelenk und das Kniegelenk. Seine Kraft ist sehr groß. Die Hebelwirkung wird durch die plantaren Faszienzüge und durch die langen Flexoren noch verstärkt (Abb. **172**).

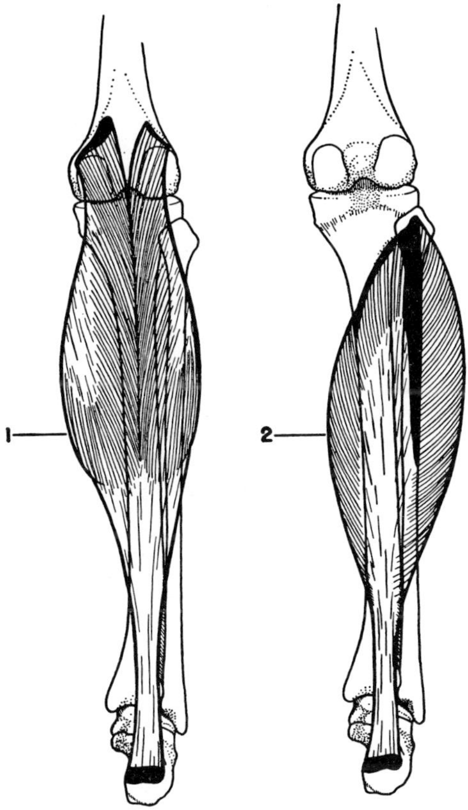

171 M. triceps surae, M. gastrocnemius (1), M. soleus (2) (aus Daniels, L., M. Williams, C. Worthingham: Muscle Testing, 2nd. ed. Saunders, London 1956)

Auch der M. soleus (Abb. **173**), der zur hinteren Tibia- und Fibulafläche zieht, wirkt als eingelenkiger Muskel unter statischen Bedingungen im gleichen Sinn. Auch er hebt die Ferse und zieht den Unterschenkel beim Stand und Gang nach hinten.
Der M. flexor digitorum (Abb. **174**) beugt und fixiert die Zehen, trägt zur Stabilisierung des Sprunggelenks bei und überträgt die Dynamik von den Zehen zum Unterschenkel. Er verstrebt zusammen mit dem M. tibialis posterior den medialen Fußrand und fixiert über die mediale Seite den Unterschenkel nach hinten. Zu dieser Gruppe zählt auch der M. flexor hallucis longus. In der Stemmphase eines Beines werden auch die wadenseitigen Unterschenkelmuskeln zu Streckern des Kniegelenks.
Auf der lateralen Fußseite tragen die Mm. peronaei, besonders der M. peronaeus longus zur Stabilisierung bei.

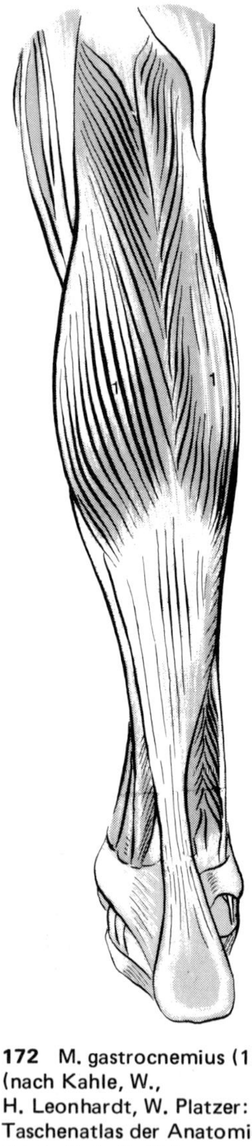

172 M. gastrocnemius (1) (nach Kahle, W., H. Leonhardt, W. Platzer: Taschenatlas der Anatomie, Bd. 1, 3. Aufl. Thieme, Stuttgart 1979)

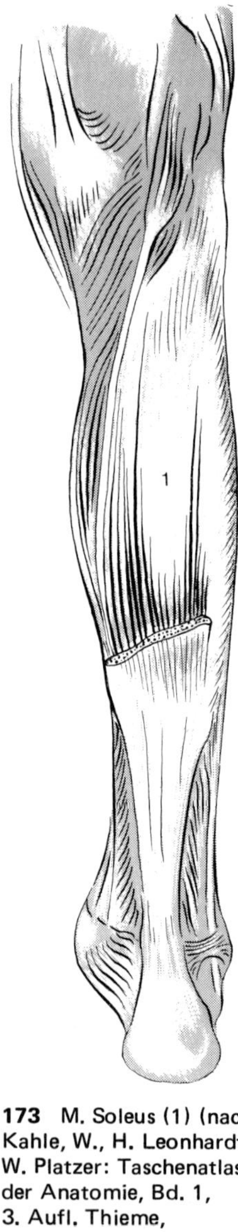

173 M. Soleus (1) (nach Kahle, W., H. Leonhardt, W. Platzer: Taschenatlas der Anatomie, Bd. 1, 3. Aufl. Thieme, Stuttgart 1979)

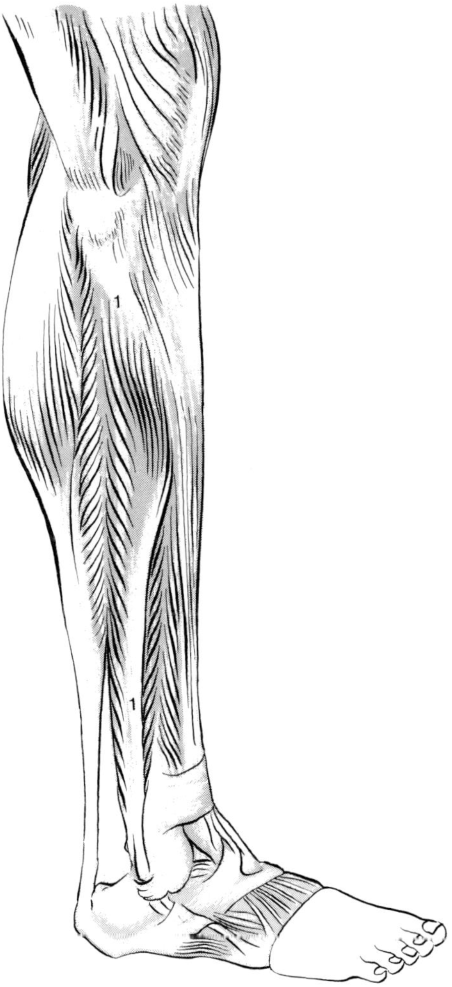

174 Mm. peronaei (1) (nach Kahle, W., H. Leonhardt, W. Platzer: Taschenatlas der Anatomie, Bd. 1, 3. Aufl. Thieme, Stuttgart 1979)

Vom Zusammenwirken dieser Unterschenkelmuskeln ist die Dynamik des Gehens abhängig. Ihre Funktion wird beim Ausfall (Lähmung) deutlich.

An die Stelle der Abrollung tritt ein stelzenförmiger Gang. Die Stabilisierung des Kniegelenks wird gefährdet und muß durch eine Überstreckung des Knies ersetzt werden.

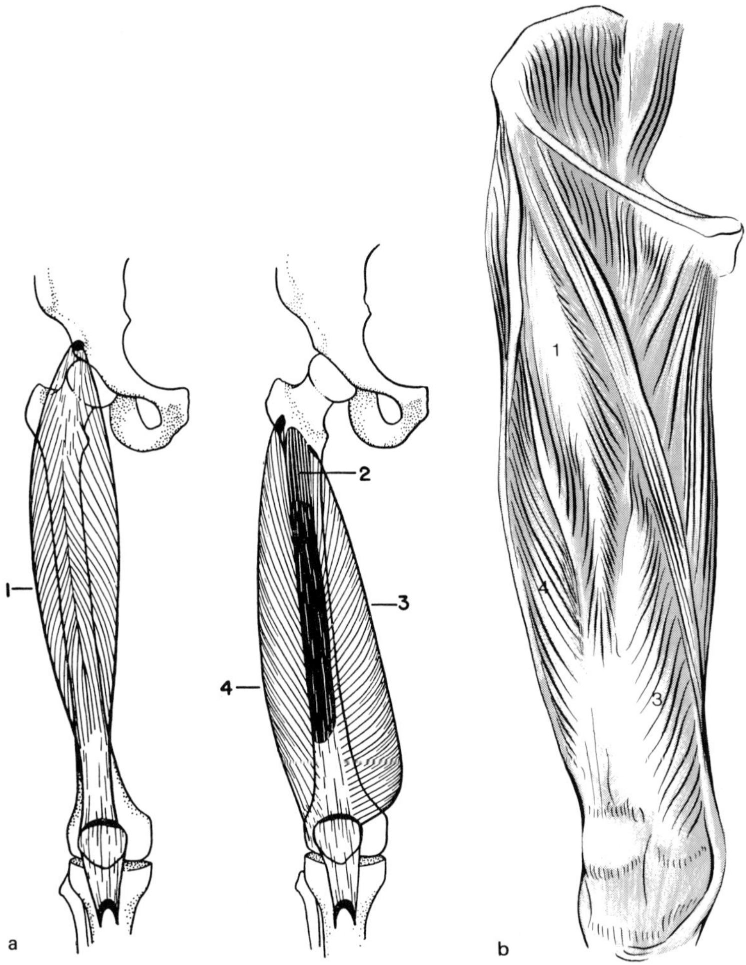

175 a u. b Mm. rectus femoris (1), vastus intermedius (2), medialis (3) und lateralis (4) (**a** aus Daniels, L., M. Williams, C. Worthingham: Muscle Testing 2nd. ed. Saunders, London 1956; **b** nach Kahle, W., H. Leonhardt, W. Platzer: Taschenatlas der Anatomie, Bd. 1, 3. Aufl. Thieme, Stuttgart 1979)

Bei spastischen Koordinationsstörungen sind andere Kompensationen notwendig. Diese Patienten beugen in der jeweiligen Stützphase den Rumpf so nach vorne, daß das Lot der Körperschwere vor oder in die quere Kniegelenksachse fällt.
Der wesentliche Unterschied gegenüber einer schlaffen Lähmung besteht darin, daß bei spastischer Koordinationsstörung der mangelnde statokinetische Ausgleich nicht eine Überstreckung der Knie zuläßt, sondern den Patienten über eine vermehrte Beugung im Knie- (und im Hüft-)gelenk zu einer verstärkten Plantarflexion zwingt.

Das Bemühen um eine stabile Kompensation zeigt sich häufig auch in der Ausbildung eines Spitzplattfußes oder eines Spitzknickplattfußes (s. auch S. 184).
Auch von oben her tragen Muskeln zur Stabilisierung des Kniegelenks bei.
Der zweigelenkige M. quadriceps (Abb. **175a** u. **b**) ist Beuger des Hüftgelenks und Strecker des Unterschenkels in der offenen und in der geschlossenen Kette. Seine stabilisierende Wirkung kommt weniger in der Stützphase des Beins zur Geltung, sondern eigentlich nur unter den besonderen statischen Bedingungen des Abwärtsgehens, wenn es gilt, im Kniegelenk das Drehmoment nach vorne unter der Körperschwere auszugleichen und das Knie zu fixieren.
Der M. popliteus (Abb. **176**) ist ein sehr kurzer dreieckiger, platter Muskel. Er verstärkt die hintere Kapsel und wirkt auf den Oberschenkel im Stand im Sinne einer Außendrehung.
Am Ende der Schwungphase, mehr noch in der ganzen Stützphase, vor allem aber beim Stemmvorgang sind es die Semimuskeln, die das Knie feststellen (Abb. **177a** u. **b**).
Diese langen zweigelenkigen Muskeln bewirken in der geschlossenen Gliederkette eine Verankerung von Unter- und Oberschenkel nach hinten und im Zusammenhang mit der Ventralbeschleunigung des Rumpfes eine Transmission, vor allem über die nach hinten gerichtete Bewegung des Standbeines. Ihr aktiver Einsatz beginnt mit dem Aufsetzen der Ferse des Schwungbeines bei gleichzeitiger Beugestellung der Hüfte. Er endet mit dem Abheben der Ferse beim Stemmvorgang unter überstrecktem Hüftgelenk. Sie übertragen die Dynamik des Stemmvorganges auf Becken und Rumpf.
Die aktive Streckung des Hüftgelenks und die Streckbewegung des ganzen Beines erfolgt mit Hilfe des M. glutaeus maximus (Abb. **178a** u. **b**). Er ist der große Synergist der ischiokruralen Muskeln. Die Streckung des Hüftgelenks ist gleichbedeutend mit der Aufrichtung des Beckens. Zusätzlich verhindern die horizontalen Fasern dieses Muskels die Einwärtsrotation des Beins und die senkrechten Fasern das Absinken des Beckens nach vorne und unten. Er führt das belastete Bein bis zum Stemmvorgang nach hinten. Er ermöglicht die Kraftübertragung vom Bein zum Rumpf, also die nach vorn gerich-

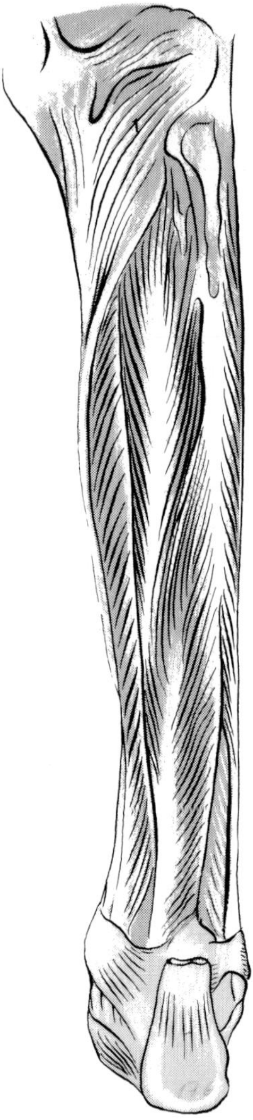

176 M. Popliteus (1) (nach Kahle, W., H. Leonhardt, W. Platzer: Taschenatlas der Anatomie, Bd. 1, 3. Aufl. Thieme, Stuttgart 1979)

tete Beschleunigung des Rumpfes. Die Transmission zum Bein ist weitgehend Aufgabe der ischiokruralen Muskeln (s. oben).

Die Verankerung des Rumpfes in seitlicher Richtung übernehmen die Mm. glutaeus medius und minimus (Abb. **179** u. **180**). Diese sind wichtige Standfestigkeitsmuskeln.

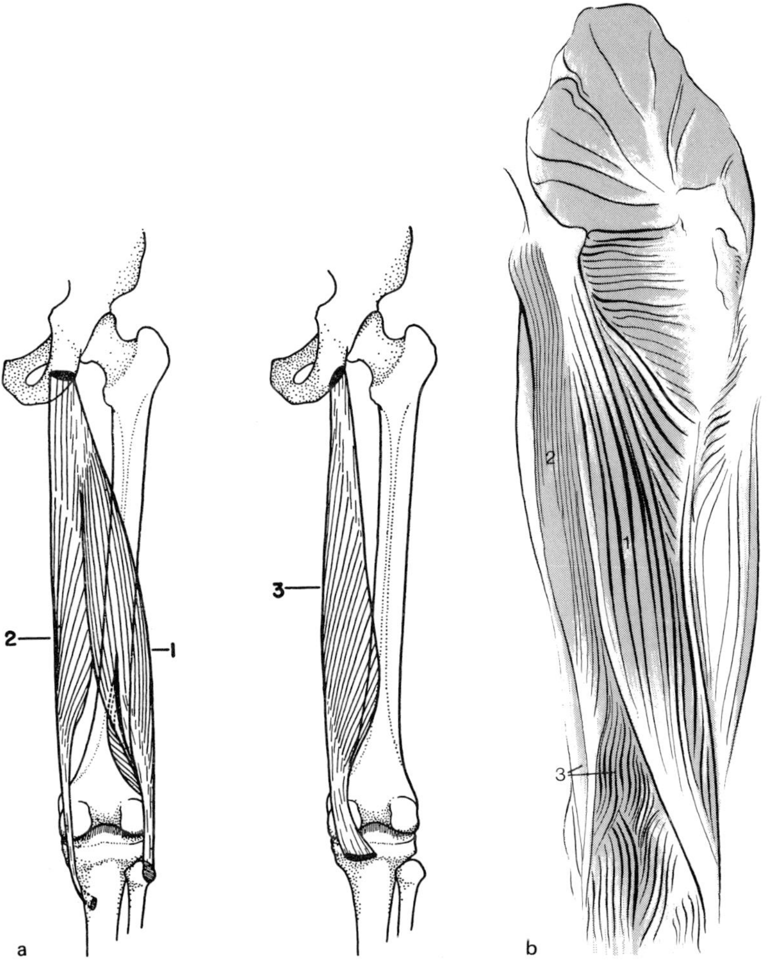

177 a u. b M. biceps femoris (1), M. semitendinosus (2), M. semimembranosus (3) (**a** aus Daniels, L., M. Williams, C. Worthingham: Muscle Testing, 2nd. ed. Saunders, London 1956; **b** nach Kahle, W., H. Leonhardt, W. Platzer: Taschenatlas der Anatomie, Bd. 1, 3. Aufl. Thieme, Stuttgart 1979)

Ihre Insuffizienz zeigt sich am deutlichsten bei schlaffen Lähmungen und bei der angeborenen Hüftluxation. Im Zusammenwirken aller Fasern wird das Absinken des Beckens zur anderen Seite durch sie

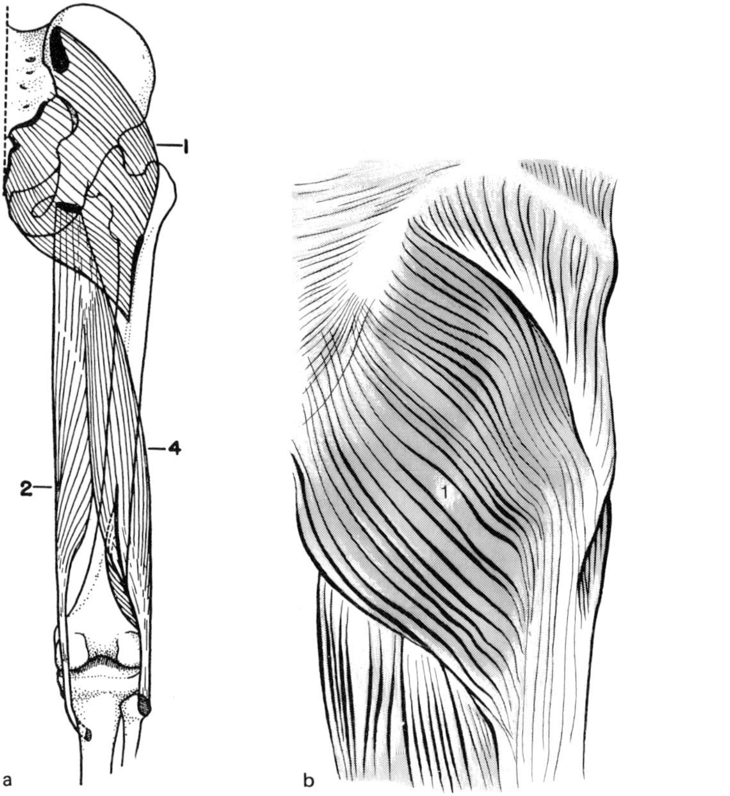

178 a u. b M. glutaeus maximus (1) (**a** aus Daniels, L., M. Williams, C. Worthingham: Muscle Testing, 2nd. ed. Saunders, London 1956, **b** nach Kahle, W., H. Leonhardt, W. Platzer: Taschenatlas der Anatomie, Bd. 1, 3. Aufl. Thieme, Stuttgart 1979)

verhindert. In Verbindung mit dem Tractus iliotibialis machen diese Muskeln die Zuggurtung erst wirksam.

Auch die Standsicherung erfordert stets die Mitwirkung der Muskulatur. Am Hüftgelenk macht sich der Einfluß isometrischer Muskelfunktionen im Stand folgendermaßen bemerkbar:

Sie sichern die Stabilisierung des Übergangs vom Bein zum Rumpf.

Sie ermöglichen das Anheben des Beckens auf der kontralateralen Seite und, zusammen mit dem Anheben der Ferse, in der Stützphase das Durchschwingen des Beins auf der anderen Seite (Schwungbein).

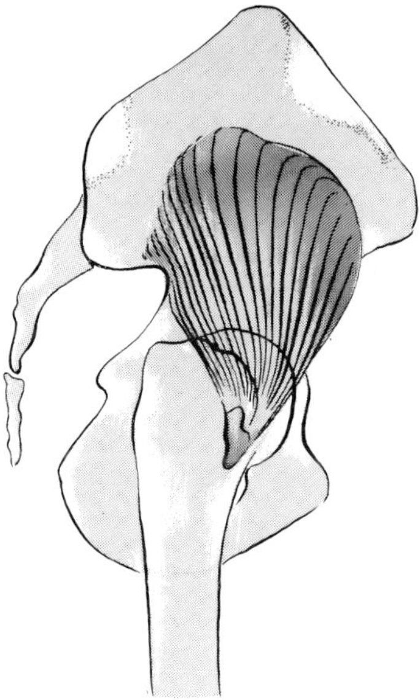

179 M. glutaeus medius (aus Daniels, L., M. Williams, C. Worthingham: Muscle Testing, 2nd. ed. Saunders, London 1956)

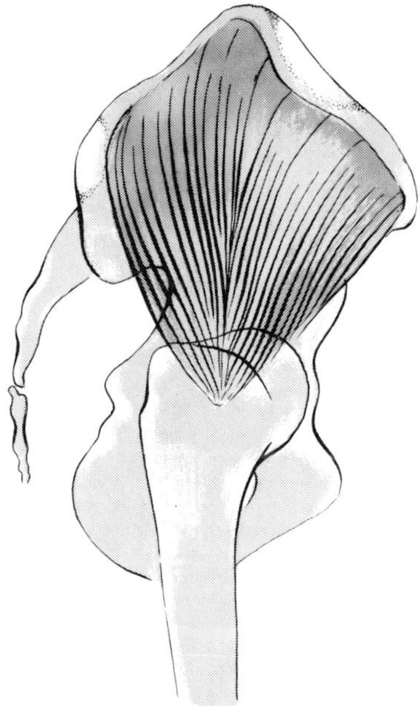

180 M. glutaeus minimus (aus Daniels, L., M. Williams, C. Worthingham: Muscle Testing, 2nd. ed. Saunders, London 1956)

Ohne Mitwirkung dieser Muskeln würden beim Stand mit gebeugten Hüften die Oberkörperschwerpunkte nach ventral vor den Hüftmittelpunkt wandern. Das Becken würde nach vorne kippen. Dieses Absinken verhindert der M. glutaeus maximus mit seinen Synergisten (Abb. **181**).

Bei Überstreckung der Hüften könnte die Standsicherung ligamentär allein durch das Lig. iliofemorale, also ausschließlich passiv erfolgen. Aktiv wirkt der M. iliopsoas gegen die Überstreckung (Abb. **182**).

Auch in der sogenannten Ruhehaltung, wie beim Stand auf einem oder auf beiden Beinen, ist unter der Einwirkung der Körperschwere der Einsatz der Muskelkräfte zur Standsicherung erforderlich. Sonst würde durch eine Beugeverlagerung der Schwerpunkte nach vorne oder eine Überstreckung mit Verlagerung nach hinten, also bei Rumpfbewegungen um die quere Hüftgelenksachse, ein Umfallen entsprechend der Schwerpunktsverlagerung erfolgen.

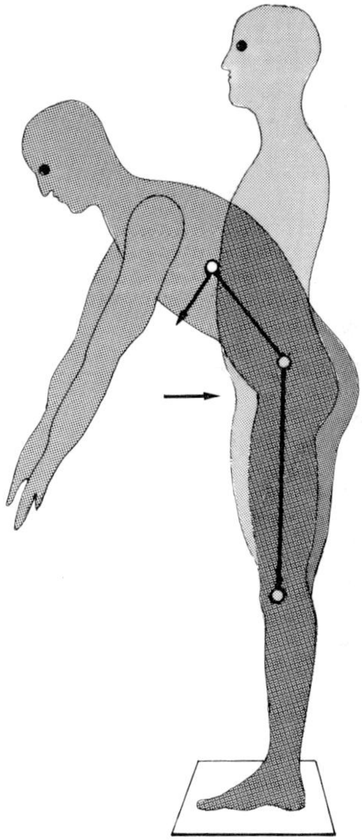

181 Schwerewirkung auf Hüftgelenk in Beugehaltung

Beim Einbeinstand, wo die Basis des Rumpfes allein auf den Oberschenkelkopf reduziert ist, würde die Körperschwere ohne den Einsatz der Muskulatur ein Absinken des Beckens nach der anderen Seite, nach vorne und nach innen nach sich ziehen. Dem entgegen wirken die Hüftmuskeln. Es erfolgt die muskuläre Sicherung durch den M. glutaeus maximus, die Mm. glutaeus medius und minimus und auch durch die ischiokrurale Muskulatur (Abb. **183**).
Am Kniegelenk wäre unter statischen Bedingungen eine Beugung dann die Folge, wenn die Oberkörperschwerpunkte hinter die Kniegelenksachse wandern. Dieser Schwerewirkung entgegen wirken der M. quadriceps, der M. glutaeus maximus und die ischiokrurale Muskulatur, sowie die Unterschenkelbeuger, besonders der M. triceps surae (Abb. **184**).
Der Vollständigkeit halber sei auch das obere Sprunggelenk angeführt. Der Neigung des Unterschenkels nach vorne wirkt unter statischen Bedingungen der M. triceps surae entgegen.

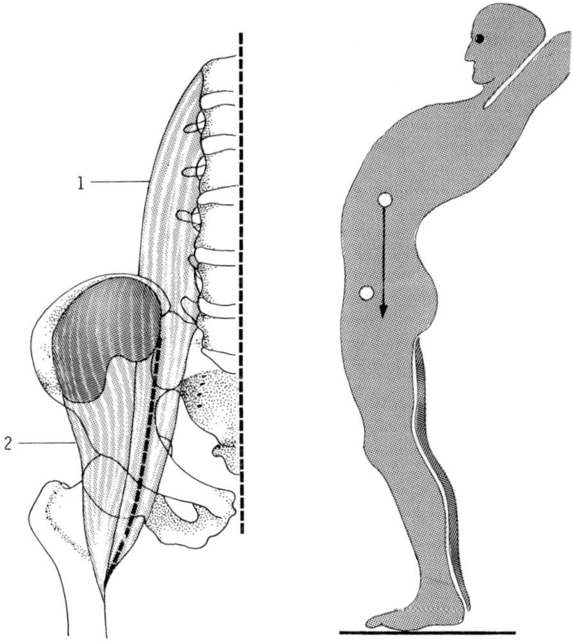

182 Schwerewirkung – bei Überstreckung des Hüftgelenks (aus Daniels, L., M. Williams, C. Worthingham: 2nd. ed. Saunders, London 1956)

Unter der Einwirkung der Körperschwere sind also die Beinmuskeln die aktiv wirksamen Übermittler der Stabilisierung. Sie sichern die Annäherung der Gelenke an das Lot der Körperschwerpunkte.

Physiologischer Ausgleich der Verlagerung der Körperschwerpunkte

Statische Sicherung

Im Gegensatz zum Schwerpunkt eines unverformbaren Körpers, der sich immer an der gleichen Stelle befindet, wechselt die Lage der Schwerpunkte beim menschlichen Körper in verschiedener Weise.

Beim Stand muß der Schwerpunkt senkrecht über der Unterstützungsfläche der Füße liegen. Käme eine Rumpfverlagerung so zustande, daß der Schwerpunkt außerhalb der Unterstützungsfläche liegt, dann würde der Körper in Richtung dieser Verlagerung umfal-

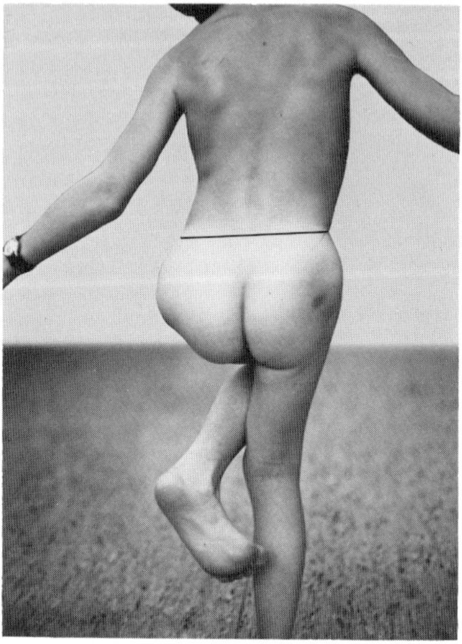

183 Positives Trendelenburgsches Zeichen, Insuffizienz der kleinen Mm. glutaei rechts

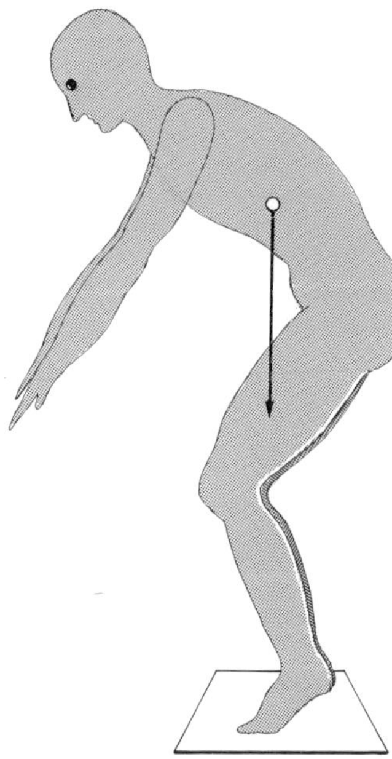

184 Schwerewirkung auf das Kniegelenk

len, es sei denn, er wird durch Verschiebung der Körperteile wieder in die Unterstützungsfläche zurückgebracht (Abb. **185a** u. **b**). Stellungsänderungen in Gelenkanteilen erfordern Ausgleichbewegungen am Rumpf und den Beinen. Dies gilt für die proximalen Beinbereiche in gleicher Weise wie für die distalen.
Auch Stellungsänderungen in den peripheren Gelenkanteilen machen proximal am Bein und Rumpf Ausgleichbewegungen erforderlich.

Beim Zehenstand wird deutlich, daß zur Standsicherung eine Verlagerung der Körperschwerpunkte notwendig ist. Beim Zehenstand muß der Schwerpunkt des Körpers nach vorne gebracht werden. Ohne diese Verlagerung wäre es nicht möglich, auf den Zehen zu stehen (Stand vor einer Wand ist dann möglich, wenn die Zehen etwa 8 cm von der Wand entfernt sind) (Abb. **186a** u. **b**).
Beim sehr hohen Zehenstand werden die Oberkörperschwerpunkte noch mehr nach vorne verlagert (Abb. **187**).

Damit ist klar, daß nicht die Zusammenziehung der Wadenmuskulatur allein den Zehenstand möglich macht, sondern daß auch die Änderung der Rumpfhaltung mit Verlagerung der Schwerpunkte nach

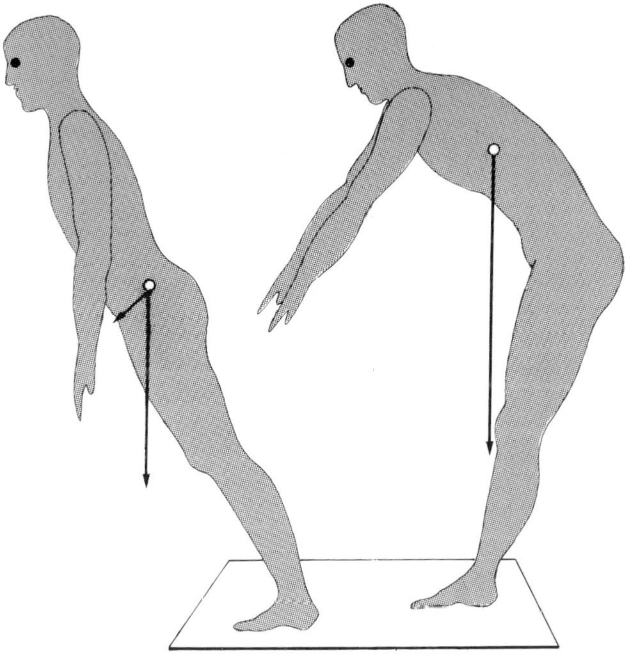

185 a Umfallen: Lot außerhalb der Unterstützungsfläche

185 b Ausgleichbewegung: Lot der Körperschwerpunkte in der Unterstützungsfläche der Füße

vorne notwendig ist. Das bedeutet, daß jede periphere Änderung einer Gelenkstellung an den unteren Extremitäten auch eine Änderung der Rumpfhaltung beim Stand (und beim Gang) nach sich zieht.

Beim Zehenstand ziehen sich nicht nur die Wadenmuskeln zusammen und heben den Körper an, sondern auch die dorsalen Fußbeuger kontrahieren sich und verlagern den Schwerpunkt nach vorne. Das Nach-vorne-Beugen und Anheben des Körpers erfolgt gleichzeitig. Es macht den Eindruck, daß dabei nur *eine* Bewegung stattfindet. Zuerst setzt aber die vorwärts gerichtete Bewegung ein, wenig später erfolgt das Anheben der Fersen. Erst die nach vorne gerichtete Beugebewegung im Rumpf macht das Anheben der Ferse möglich. Der Vorwärtsbewegung entgegen wirkt die nach rückwärts gerichtete Schwerkraft, so lange, bis der Schwerpunkt über der neuen Unterstützungsfläche angelangt ist.

Solche Ausgleichbewegungen, die also schon beim Einnehmen des Zehenstandes notwendig sind, erfolgen unter automatischer Kon-

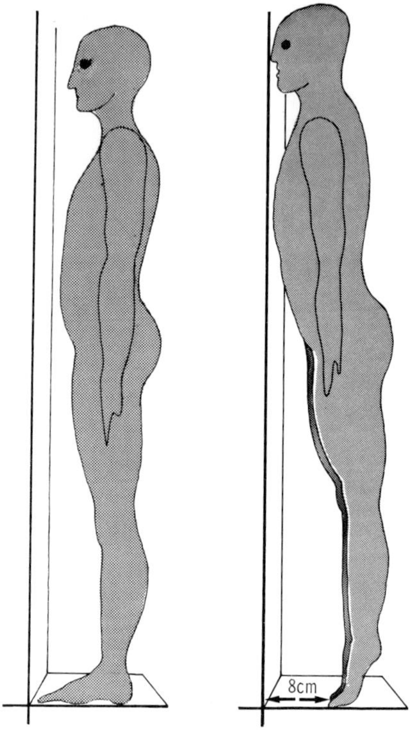

186 a u. b Zehenstand nur 8 cm von der Wand entfernt möglich

trolle des Gleichgewichts. Sie sind abhängig vom innigen Zusammenwirken der Muskeln. Die Muskeln funktionieren beim Gesunden derart, daß bei unterschiedlichen statischen Bedingungen das Gleichgewicht reflektorisch gesichert wird.

Dynamischer Bewegungsablauf

Wenn jede Änderung der Gelenkstellung unter statischen Bedingungen, d. h. unter Einwirkung der Körperschwere, nicht nur eine Änderung der Gelenkstellung proximal oder distal, sondern auch eine Haltungsänderung bewirkt, dann ist dies bei der Fortbewegung, also unter dynamischen Bedingungen erst recht der Fall. Während eine Haltungssicherung unter sog. statischen Ruhebedingungen relativ leicht zu erreichen ist, läuft ein beweglicher Ausgleich unter statisch-dynamischen Bedingungen komplizierter ab.
Bewegungen erfordern immer den Einsatz von Kräften. Rumpf und Beine wirken dabei nicht wie eine steife Masse, sondern der Bewe-

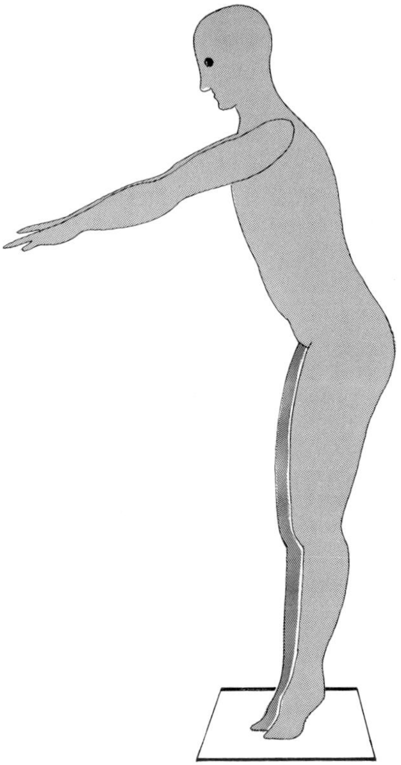

187 Bei hohem Zehenstand verstärkte Ausgleichsbewegungen

gungsablauf beim Gang ist aus vielen beweglichen Einzelteilen zusammengesetzt. Es kommt bei der Fortbewegung zunächst zur Verschiebung einzelner Körperteile. Die Mitwirkung benachbarter Körperteile geschieht unter mehr oder weniger starker Übertragung der Geschwindigkeit auf die angekoppelten Körperabschnitte.
Eine solche Energieübertragung kann unschwer beim Start zum Lauf oder beim Stoppen aus vollem Lauf demonstriert werden. Beim Start wird der Rumpf nach vorne geneigt, und beim Stoppen macht die Massenträgheit des Rumpfes ein Neigen nach hinten notwendig.

Gehen erfolgt in Glieder- und Muskelketten. Bewegungen in Gliederketten sind in der Technik etwas Alltägliches. Dieser Begriff hat aber relativ spät in die Medizin Eingang gefunden. VON BAEYER hat ihn eingeführt.
Er unterschied zwischen offener und geschlossener Kette und verstand unter geschlossener Kette eine Ringbildung, z. B. die Beinbewe-

gung beim Gehen unter der Einwirkung der Körperschwere – im Gegensatz zur offenen Kettenbewegung bei hängendem Bein. HAKENBRUCH definierte die geschlossene Kette als eine Kombination hintereinander geschalteter Gliedabschnitte zu einer motorischen Einheit. F. und U. WEIL schilderten die Unterschiede zwischen offener und geschlossener Kettenbewegung an den Beinen. Bei Beinbewegungen wechseln die Bewegungen in der offenen Kette (Pendeln und Durchschwingen) mit denen einer geschlossenen Kette ab (Stützfunktion). Neben dieser rein mechanischen Unterscheidung führten sie eine Reihe weiterer Unterschiede an:
Unterschiede in der Sensibilität: Eine offene Kette vermittelt keine sensiblen Eindrücke, während in der geschlossenen Kette eine Einwirkung auf die Empfindungsrezeptoren der Haut (über die Sohle), der Gelenkkapsel und Bänder, oder vor allem der Muskeln erfolgt.

Während Bewegungen in der offenen Kette von proximal her um eine zentrale Achse einsetzen und die peripheren Gliedmassenanteile nachfolgen, beginnt im Gang die Bewegung distal. Die zentrale schwere Masse folgt träge um die periphere Achse nach.
In der offenen Kette wird nur ein Körperteil bewegt, während in der geschlossenen Kette die gesamte Körpermasse kinetisch beeinflußt wird.
In einer offenen Gliederkette bewirkt die Beugung eines Beines eine Annäherung des Fußes an das Becken, die Streckung eine Entfernung davon. Im Stand und unter Gangbedingungen jedoch bewirkt eine Beinbeugung die Annäherung des Beckens an den Boden, die Beinstreckung ein Anheben des Beckens und des Rumpfes.
In der offenen Kette ist der Bewegungsausschlag am Fuß am weitesten. Die einzelnen Gliederteile werden mit Leichtigkeit auf geringsten Anstoß hin bewegt. Unter geschlossener Kettenwirkung erfolgt der weiteste Bewegungsausschlag an den Körperschwerpunkten und am Becken. Um die schwere Totalmasse zu bewegen, bedarf es eines kräftigen muskulären Anstoßes.
In der offenen Kette entspricht die Muskelwirkung weitgehend den anatomischen Gegebenheiten mit Ansatz und Ursprung. In der geschlossenen Kette sind die Muskelwirkungen vielerorts und vielseitig.

Die Innervation erfolgt in der offenen Kette vom Zentrum zur Peripherie hin. Unter geschlossener Kette geht die Nervenleitung von der Peripherie zum Zentrum hin.
Während in der offenen Kette Fußbewegungen eine geringe Rolle spielen, trifft dies in der geschlossenen Kette für Hüftmuskeln zu.

Unter offenen Kettenbedingungen erfolgen unter der Schwerewirkung Beugebewegungen gegen die Schwere und Streckbewegungen durch die Schwere. Unter geschlossenen Bedingungen bewirkt die Belastung unter der Körperschwere einen Streckungs- und Stabilisierungseffekt.

Die Wirkungen der sogenannten zweigelenkigen Muskeln unterscheiden sich in der offenen und geschlossenen Kette ganz wesentlich voneinander.
Unter offenen Kettenbedingungen ist sie bei geringer Muskeltätigkeit am stärksten. Der Gelenkschluß ist locker, Bewegungen in offener Kette stellen eine Phase der Erholung für die Muskulatur dar. In der geschlossenen Kette ist nur unter beträchtlicher Muskelkontraktion der zweigelenkigen Muskeln eine Wirkung am zentralen Ende zu erreichen.
Eine kräftige Kontraktion ist erforderlich, um eine Straffung, Sperrung und Stabilisierung der Gelenke in sich zu sichern und die Dynamik des Muskeleinsatzes auf den Körper zu übertragen.
Bei der Fortbewegung sind kontinuierliche Bewegungen mit Beteiligung von zwei oder drei Gelenken erforderlich, weil offene und geschlossene Bewegungen sich oft abwechseln. Beim Ausschreiten erfolgen Winkelstellungen, wobei die Winkelgröße des Schwungbeins im entgegengesetzten Uhrzeigersinn der Winkelgröße des Stemmbeins entspricht (U. WEIL).
Auch die Teilbewegungen zwischen Knie und Unterschenkel enthalten gleichgesetzliche Bestandteile. Beim Gehen sind in Zusammenarbeit mit den Gelenken Beinstellung und Gliedmaßenbewegungen einem dauernden, aber typischen Wechsel unterworfen. Stets wirken am Stemmbein drei Gelenke mit (Hüft-, Knie- und Sprunggelenk, sogar die Zehengelenke), in der Schwungphase zwei Gelenke.

Gestörte Stand- und Haltungssicherung

Statische Sicherung

Wenn zur Sicherung der Stabilität, also selbst in sogenannten Ruhehaltungen, der koordinierte Einsatz von Muskelkräften notwendig ist, so ist die Muskelkoordination erst recht bei Bewegungen erforderlich. Und wenn schon der Ausfall einzelner Muskeln die Stabilität gefährden kann, dann gilt dies erst recht bei solchen Zuständen, bei denen mehrere Muskelfunktionen verändert ablaufen, weil sie mit ausgedehnten Koordinationsstörungen einhergehen.
Deswegen sind unter statokinetischen Bedingungen bei Muskelausfällen und Muskelstörungen der Spastiker ganz anders geartete Ausgleichbewegungen auffällig, denn die Haltungs- und Bewegungskompensationen müssen unter dem Einfluß tonischer Reflexe erfolgen.

Das ist unschwer beim Vergleich der Gangsicherung auf einem Schwebebalken zwischen einem Gesunden und einem Spastiker zu beobachten.
Während ein Gesunder einbeinig balancierend das drohende Umfallen nach der Standbeinseite durch eine starke Abduktion des Schwung-

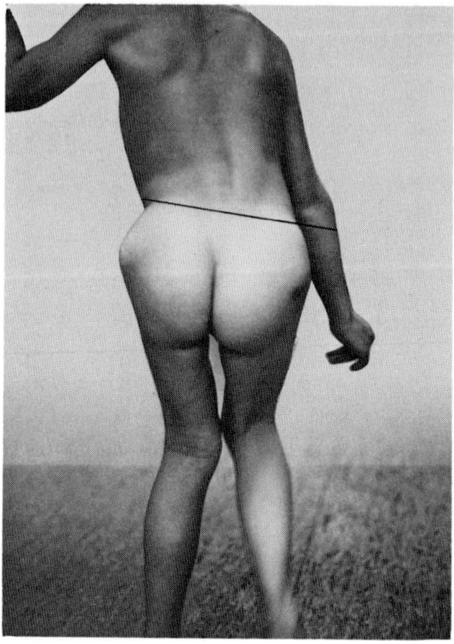

188 Insuffizienz der kleinen Glutäen

beins und gleichzeitige Abduktion des kontralateralen Arms kompensiert, sind die Ausgleichsversuche beim spastisch Gelähmten, wie bei Patienten mit Insuffizienz der kleinen Hüftmuskeln (Abb. **188**) ganz anders.

Das Schwungbein wird nicht abduziert, sondern es hängt senkrecht herunter oder wird sogar adduziert, so sehr, daß es das Standbein berührt. Auch der Arm der Schwungbeinseite wird nicht abduziert, sondern adduziert. Er liegt meist seitlich dem Rumpf an und wird mehr der Senkrechten genähert. Der Arm der Standbeinseite wird dagegen abduziert. Durch diese Bewegungen wird der Schwerpunkt des gesamten Restkörpers erheblich zur Standbeinseite hin verlagert und die Gewichtsverlagerung durch Seitverschiebung des Rumpfes noch zusätzlich unterstützt (Abb. **189a** u. **b**).

Ein statischer Ausgleich erfolgt also bei Koordinationsstörungen und Muskelausfällen anders als bei Gesunden. Spastiker sind in vielfältig anderer Weise zu Kompensationen gezwungen. Es gibt daher eine Fülle von Kombinationen, die schwierig zu differenzieren sind. Nur eine bewußte Schematisierung kann hier das Verständnis erleichtern.

Dynamischer Bewegungsablauf

Die Kenntnisse über Ausgleichsbewegungen bilden das Fundament für das Verständnis pathologischer Bewegungsabläufe. Die Mechanik des

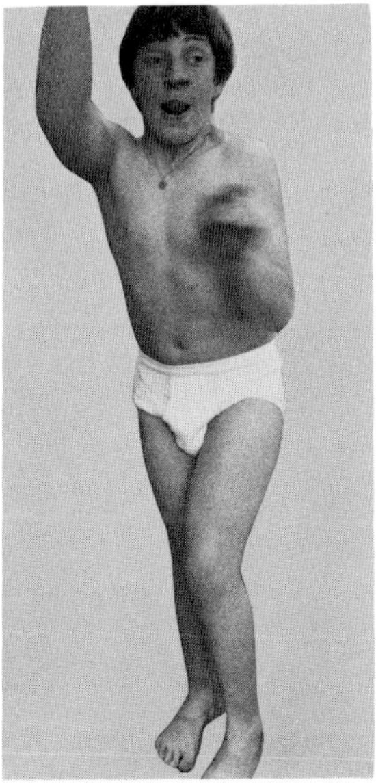

189 a Insuffizienz der kleinen Glutäen

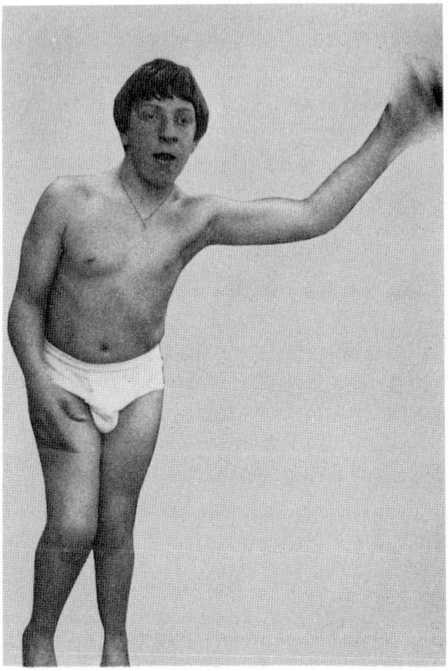

189 b Einbeinstand: Verlagerung der Schwerpunkte zur Standbeinseite hin, Arm der Standbeinseite abduziert, Arm der Schwungbeinseite adduziert

Gehens erfährt unter der Einwirkung von spastischen Koordinationsstörungen, wie auch bei anderen Lähmungen, eine entscheidende Änderung.
Die spinale Kinderlähmung mit ihren verschiedenen Muskelausfällen, isolierten und kombinierten, hat uns eine Vorstellung von den veränderten statischen Bedingungen vermittelt. Schon der Tonusverlust einzelner Muskeln würde eine Änderung in der Stabilisierung der Beckenbeinkette hervorrufen.
Statische und kinetische Sicherungen machen bei Rumpf- und Beinlähmungen Kompensationshaltungen und -bewegungen notwendig. Aus diesem Zwang zur Kompensation entstehen z. B. Kontrakturen.

Die Abhängigkeit der Lage der Körperschwerpunkte von einer Kompensationshaltung des Körpers und seiner Teile – Kopf, Rumpf, Gliedmaßen – ist für eine Behandlung von großer Bedeutung, und zwar bei jeder Behandlung von Muskelstörungen, welche das Gleichgewicht beeinträchtigen.
Dieser Forderung wird man jedoch weder bei der Krankengymnastik, noch bei mechanischen oder operativen Behandlungsmaßnahmen bei

spastischen Lähmungen in ausreichendem Maße gerecht. Man findet in der Spastiker-Literatur nur spärliche Mitteilungen darüber.
Während bei den schlaffen Lähmungen der Ausfall der Muskulatur auf einer Seite der Gelenkachse durch Verlagerung der Oberkörperschwerpunkte und Inanspruchnahme der erhaltenen Muskelreste kompensiert wird, sind die Bedingungen bei spastischen Lähmungen ganz andere.
Wir haben es hier nicht mit Lähmungen zu tun, sondern mit Koordinationsstörungen. Daher sind die Patienten zu völlig anderen Kompensationen als bei der Poliomyelitits gezwungen.
Wie periphere Muskelausfälle, so führen periphere Koordinationsstörungen zu Haltungsänderungen. An Armen und Händen, die nicht als Stützorgane dienen, wirkt sich hauptsächlich das Muskelungleichgewicht aus. An den unteren Extremitäten jedoch tritt zum Muskelungleichgewicht die Kompensation der gestörten Bewegungsabläufe unter der Körperschwere hinzu.
Der Zusammenhang zwischen dem Verlust der Muskelkoordination und der Fehlbewegung und Fehlhaltung ist in allen Fällen bei Spastikern schwerwiegend, weitaus mehr als nur der Verlust einer Muskelpartie.
Haltung und Fortbewegung werden hier immer in sehr ungünstiger Weise beeinflußt. Es schiebt sich zwischen die spastischen Muskelstörungen und die notwendigen Haltungs- und Bewegungsänderungen ein ganzer Komplex unkontrollierbarer Kräfte.
Dabei handelt es sich nicht nur um einen Tonusverlust auf der einen Seite der Gelenkachse mit entsprechender kompensatorischer Haltungsänderung, sondern um eine mangelnde Abstimmung der ganzen Muskulatur von Gelenk zu Gelenk. In mehreren benachbarten und auch entfernten Gelenken und am Rumpf ist der Spastiker daher zu unterschiedlichen Kompensationen gezwungen.
Weil der Körper unter der tonischen Reflexaktivität und unter dem Zwang der Haltungssicherung sowie dem Bestreben zur Überkompensation nicht eine labile, sondern nur eine stabile Kompensation zuläßt, kommen ganz andere Ergebnisse zustande, als sie unseren Vorstellungen bei schlaffen Lähmungen entsprechen.
Der Versuch zur Analyse dieser Probleme ist notwendig, weil sie die Grundlage für Behandlungsmaßnahmen, funktioneller, mechanischer oder noch mehr operativer Art bilden. Das ist auch der Grund dafür, daß bei Ausbildung von Fehlstellungen und Fehlhaltungen der Spastiker das Augenmerk nicht auf lokale Veränderungen zu richten ist, sondern auf die Auswirkung der tonischen Reflexaktivität auf Bein und Rumpf insgesamt. Das ist auch der Grund dafür, daß in Verbindung mit der Dauerwirkung der Körperschwere sich vielfach mechanische Hilfen nicht umgehen lassen.

Tonische Reflexaktivitäten und Dauerwirkung der Körperschwere bewirken also gemeinsam die varianten Bilder der spastischen Stand- und Gangsicherung.

Beide Ereignisse bedingen die statisch-dynamischen Kompensationen, die spastischen Stellungs- und Haltungsänderungen. Erst die Kenntnis von der Entstehung der Fehlbewegungen und Fehlstellungen unter spastischen Einflüssen macht daher die Abstimmung operativer Eingriffe, ihrer Ausdehnung und Art möglich.
Stets gefährden die Koordinationsstörungen der Spastiker unter der Persistenz der tonischen Reflexe und unter der Dauerwirkung der Körperschwere harmonische Bewegungsabläufe.
Eine Standsicherung ist in einer Beugestellung von Hüften und Knien zuweilen erreicht, ähnlich dem Stand, den ein Gesunder einnimmt, wenn er auf einer beweglichen Unterlage steht. Meist ist aber der Spastiker zu zusätzlicher Kompensationen gezwungen, wie Adduktion und Innendrehung der Oberschenkel und Einnahme der Spitzplattfußstellung (Abb. **190**).
Beim Gang macht sich noch stärker die Koordinationsstörung bemerkbar. Der Patient ist zu einer lotrechten Einstellung der oberhalb einer Gelenkachse gelegenen Bein- und Körperteile in unterschiedlichem Maß gezwungen.

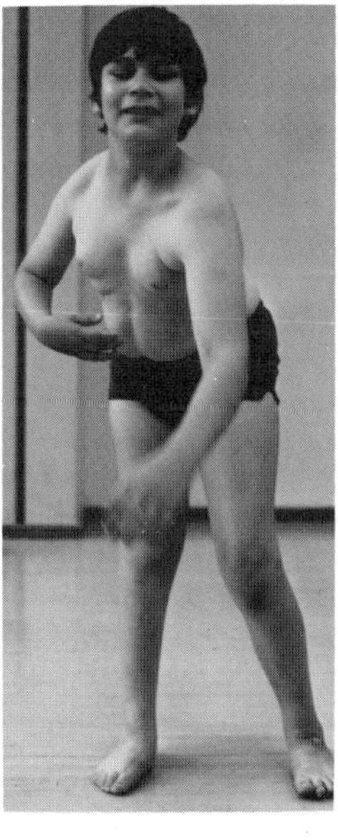

190 Nur mit dieser spastischen Haltungsänderung gelingt die Standsicherung

Die Spastiker müssen sich daher, wenn sie überhaupt stehen und gehen wollen, immer in vermehrtem Maße um eine Kompensation einzelner Gliederteile wie auch der Haltung in der Gesamtheit bemühen (Abb. **191a–c**).

Der Zwang zur Kompensation, zur Erlangung eines stabilen Gleichgewichts bewirkt beispielsweise die nach vorn gebeugte Körperhaltung im Stand und Gang.

Behandlungsmaßnahmen, die eine Änderung dieser „fehlerhaften“ Stellungen und Haltungen zum Ziele haben, führen häufig nicht zur Verbesserung der Kompensation, sondern gefährden die Stabilität. Dies gilt sowohl für die Durchführung der Krankengymnastik als in gleicher Weise auch für Operationen.

Es ist immer die Überlegung anzustellen, ob eine bestehende Kompensation überhaupt geändert werden soll.

Operative Eingriffe an den Beinen mit dem Ziel der Beseitigung von Kontrakturen können wohl die Korrektur einer lokalen Fehlstellung bewirken, aber infolge der veränderten Kompensation den statischen Ausgleich gefährden.

Alle Patienten sind nach einem operativen Eingriff zu einer Änderung der Stand- und Gangsicherung, häufig mit neuen Stellungs- und Haltungskompensationen gezwungen. Auch nach Operationen bleibt die Notwendigkeit abnormer Ausgleichbewegungen und Gleichgewichtssicherungen bestehen.

Jede tonische Reflexaktivität (weniger bei der Athetose) bewirkt eine gewisse typische Monotonie des Bewegungsablaufes. Sie zeigt ein annähernd charakteristisches Bild, das von der Ausdehnung und Art der persistierenden Reflexaktivität abhängig ist. Die verschiedenen tonischen Reflexe bewirken unterschiedliche Kompensationsbilder.

Auswirkung des STNR

Die Persistenz des symmetrischen Nackenreflexes mit Beugereaktionen an den proximalen Gliedmaßenanteilen und mit Streckreaktionen an den Beinen manifestiert sich in

- einer Monoparese,
- einer Hemiparese,
- einer Di- oder Paraparese und
- einer Tetraparese.

Monoparesen sind recht selten und relativ bedeutungslos. Auf ihre Schilderung kann verzichtet werden, zumal die Behandlung dieser isolierten Koordinationsstörungen analog einer Hemiparese erfolgt.

Hemiparesen: Diese führen zu einem einseitigen Beugemuster am Arm und einem einseitigen Streckmuster am Bein.

Das distale Streckmuster geht meist einher mit einer mäßigen Hüft- und Kniebeugung (auch Adduktion im Hüftgelenk) sowie einer Spitz-

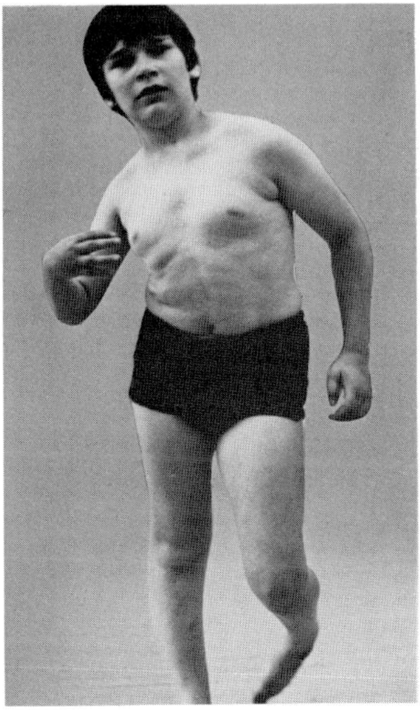
a

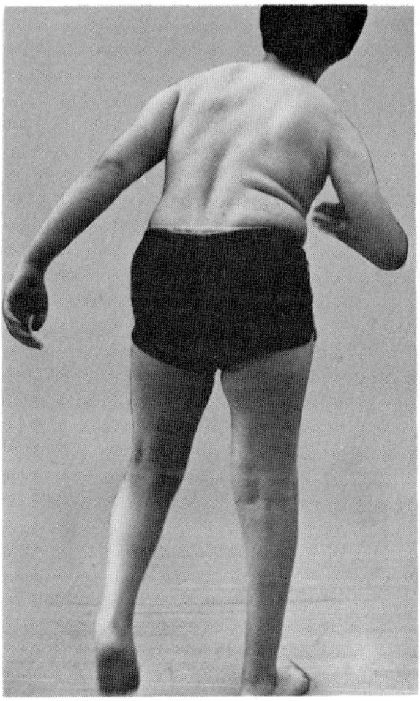
b

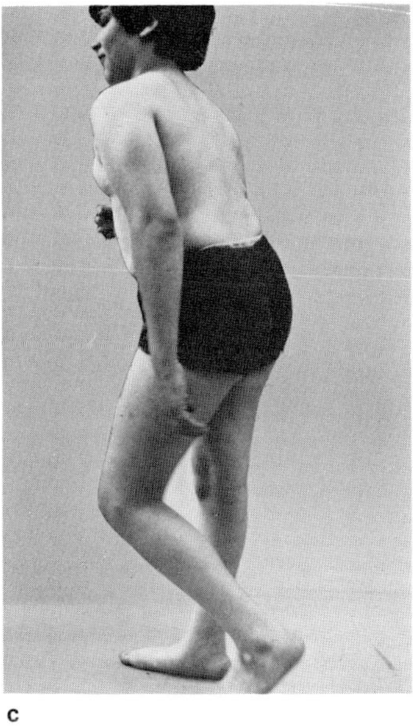
c

191 a—c Erst recht unter dynamischen Bedingungen ist der Zwang zu stabiler Überkompensation gegeben

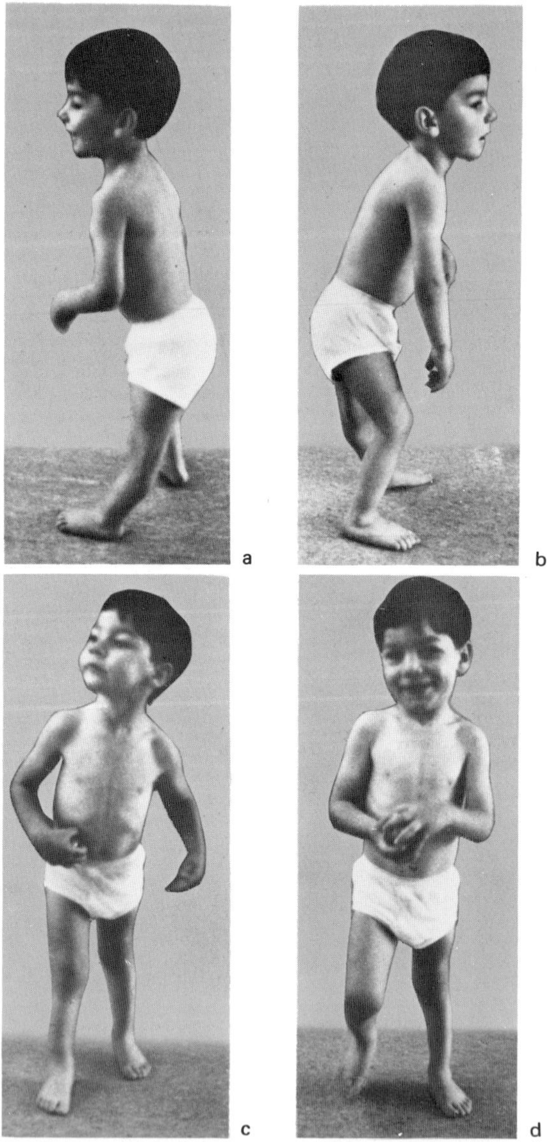

192 a–d Hemiparese li. Koordination nur rechtsseitig. Exzessive Rekurvation am Knie und kompensatorische **Rumpfbeugung. Beugemuster** linker Arm. Stemmvorgang li., **Fußspuren mehr re.**

fußtendenz. In manchen Fällen ist eine Überstreckung im Kniegelenk, eine Spitzplattfußausbildung zu beobachten (Abb. **192 a–d**). Koordinationsstörungen der geschädigten Seite werden bei einer Hemiparese durch die gesunde Seite weitgehend kompensiert mit dem Erfolg, daß beim Stand und Gang eine Verlagerung der Oberkörperschwerpunkte zur gesunden Seite hin eingenommen wird.

Auf der geschädigten Seite zeigen sich:
Eine Verkürzung der Schwungphase, also der Schrittlänge.
Eine zeitlich abgekürzte Stützphase. Auch Ausgleichbewegungen auf der geschädigten Seite sind beim Stand anders als auf der gesunden Seite. So ist das Trendelenburgsche Zeichen auf der geschädigten Seite positiv.
Der Stemmvorgang auf der geschädigten Seite wird nicht oder genügend ausgeführt.

Diplegie: Das ist ein Zustand mit spastischen Zeichen an den Beinen, aber bestehender und erhaltener Fähigkeit zu koordinierten Rumpfbewegungen.
Das spastische Bewegungsmuster im Liegen ist charakterisiert durch Streckreaktionen der Beine mit leichter Beugestellung in Hüft- und Kniegelenken und gleichzeitiger Adduktions- und Innenrotationstendenz an der Hüfte. Die Füße neigen zu Spitzfuß- und Adduktionsstellung.
Im Stand kommen weitere Auswirkungen hinzu. Die Patienten stehen immer in einer gewissen Bereitschaftsstellung.
Die Gleichgewichtssicherung erfordert im Stand entweder eine leicht vorgeneigte Rumpfhaltung und bei Punktbelastung (Spitzfuß) neben der Beugehaltung des Rumpfes ständig ausgleichende, fast pendelnde Rumpfbewegungen, oder eine Abstützung mit den Händen (Abb. **193**).

Die Fortbewegung ist vielfach durch einen Scherengang charakterisiert (Abb. **194**), d. h. durch ein Kleben am Boden bei Innenrotation, Adduktion und Beugung der Beine, sowie Kompensation der behinderten Beinbewegungen durch watschelnde, seitlich ausladende schwankende Rumpfbewegungen (Abb. **195 a–d**).
Häufig ist auch ein Zehengang zu beobachten. Meist fehlt jedoch die Plantarflexion der Füße und es wird ein Spitzplattfuß eingenommen, wobei die Hebelwirkung auf den Vorfuß so stark sein kann, daß bei dem Hochstand der Ferse das Längsgewölbe zur Sohlenseite hin konvex vorgewölbt wird (Abb. **196**). Durch diesen Spitzplattfuß verbreitert der Patient die Unterstützungsfläche der Füße und gewinnt so an Stabilität (Abb. **197**).
Es fehlt der Stemmvorgang wie beim Gesunden. Die Übertragung der Dynamik vom Bein zum Rumpf erfolgt durch seitliche Rumpfbewegungen mit dem nachfolgenden Vorziehen des spastischen Beines.

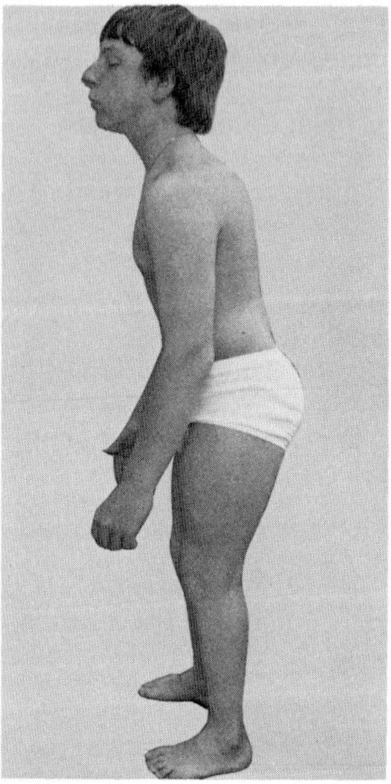

193 Unsicherer Stand wie auf beweglicher Unterlage

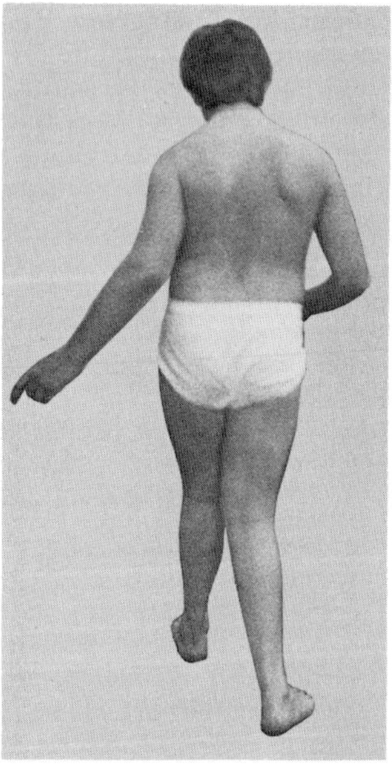

194 Scherengang

Durch den fehlenden Stemmvorgang werden trotz der kompensierenden Rumpfbewegungen die Bewegungsausschläge der Schwungphase verkürzt. Die Schritte sind kürzer. Oft werden auch die Schrittbewegungen verlangsamt.
Auch die Belastung in der Stützphase erfolgt verkürzt, vor allem weil die Schwungphase kontralateral, besonders die zweite Hälfte, unvollständig ausgeführt und der entgegengesetzte Fuß am Ende der Schwungphase bei ungenügender Kniestreckung mit der ganzen Sohle oder sogar mit dem Vorfuß aufgesetzt wird.
Bei einer Diplegie mit Gang auf dem Vorfuß ist die Fortbewegung wohl etwas dynamischer, aber sonst zeichnet sich das Gehen durch alle oben beschriebenen Veränderungen aus (Abb. **198**).
Zur Beugehaltung der Hüfte am Standbein ist noch anzumerken: Diese geht meist mit einer Innenrotation und Adduktion der Oberschenkel einher, mit dem Erfolg, daß die Außenrotatoren praktisch insuffizient werden.
Der Stemmvorgang auf den Rumpf wird nicht mehr wirksam. Eine initiale Außendrehung des Beines wie beim Gesunden mit der Kraftwirkung auf den Rumpf fehlt vollkommen.

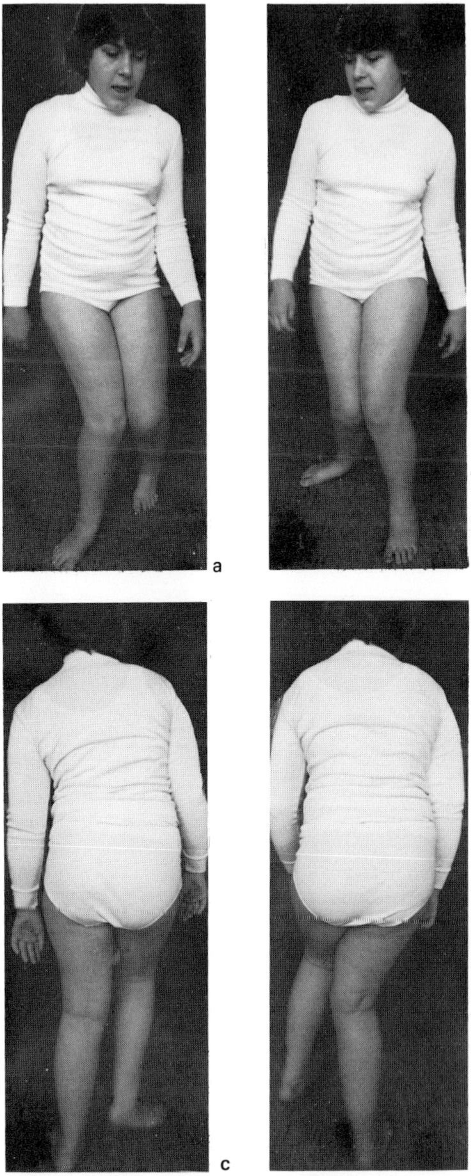

195 a–d Plattfuß, Kniebeugung, Oberschenkeladduktion, Watscheln

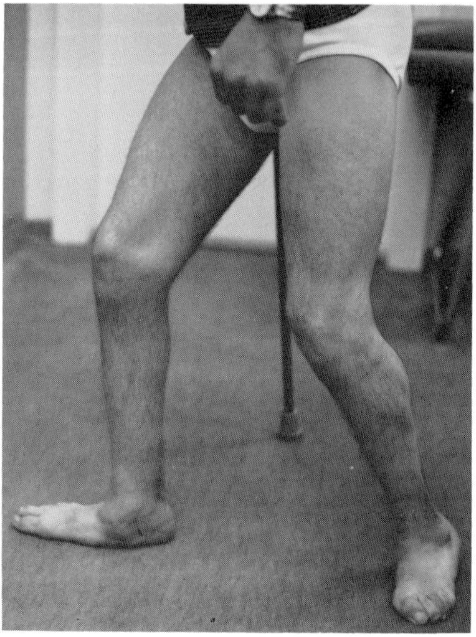

196

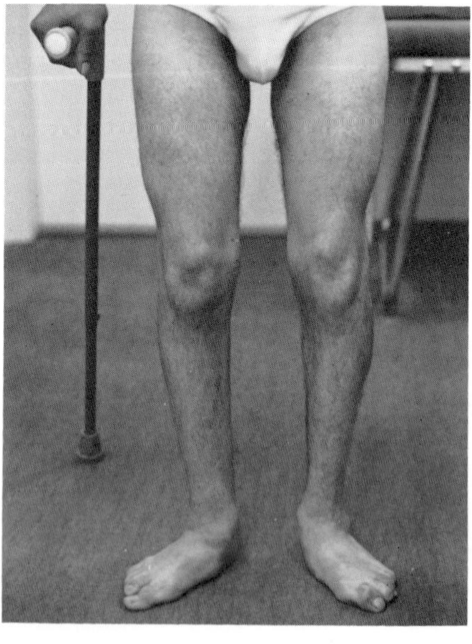

197

196 u. **197** Verbreiterung der Unterstützungsfläche an den Füßen infolge der Knickplattfußstellung

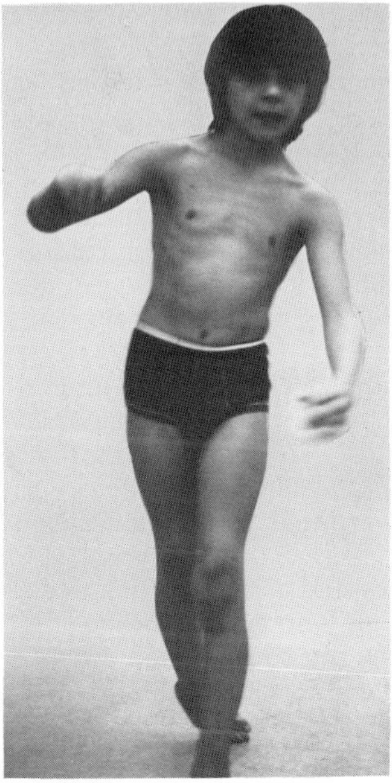

198 Gang auf den Zehen bei Spitzfuß-kontraktur

Die Adduktion in Verbindung mit einer Beckenkippung nach ventral und distal stört die Bewegung des Schwungbeins. Auch ändert sich die Funktion der kleinen Glutäen: Die Faserrichtung der kleinen Glutäen nähert sich mit zunehmender Beckenkippung mehr der Horizontalen. So kommt es, daß der vordere Anteil des Beckens immer stärker nach ventral gekippt wird.
Ergänzend ist noch zu bemerken, daß das Gehen in den Stützphasen zusätzlich durch eine mangelnde Kniestreckung erschwert ist und die Patienten auch bei der Sicherung der Statik in der Frontalebene Schwierigkeiten haben. Ausdruck dieser Schwierigkeit ist das Vermeiden der Drehbewegungen des Rumpfes.
Warum treten diese Fehlbewegungen und kompensierenden Rumpfbewegungen auf?
Daß die tonische Reflexaktivität den Diplegiker zur Kompensation zwingt, ist einleuchtend. Die Beugebewegungen des Beckens bringen es mit sich, daß die vorderen, stärksten Anteile der Mm. glutaeus, medius und minimus vor die Hüftmitte verschoben werden, so daß die Beugung um die Achse zwischen den Hüftköpfen und die innenrotatorische Wirkung der kleinen Glutäen dadurch noch verstärkt werden.

Jeder Muskel bewegt zuerst den Teil einer Kette, der am leichtesten zu bewegen ist. Auch wenn die Abduktoren nur geschwächt, also nicht ganz insuffizient wären, würden diese zuerst innenrotierend und dann erst abduzierend wirken.
Um trotz Änderung der Beckenstellung und veränderter Rumpfhaltung bei spastischer Diplegie gehen zu können, müssen die Patienten den Rumpf verlagern, aber so, daß die Oberkörperschwerpunkte beim Gang innerhalb der Fußspuren bleiben. Sie können sich eine typische Lateral- und Ventralbeschleunigung wie Gesunde wegen der mangelnden Koordination und der Fehlstellung der Beine nicht leisten.
Die spastische Fehlhaltung der Beine mit der Beckenkippung und dem Wegfall der typischen Ventral- und Lateralbeschleunigung des Rumpfes muß in anderer Weise ausgeglichen werden. Die Rumpfbewegungen mit betont seitlichen Schwankungen sind Hilfsbewegungen und dienen dem Zweck, den Schwerpunkt von der jeweiligen Unterstützungsfläche wegzubringen.
Die seitlichen Schwankungen des Rumpfes sind also Ausdruck der muskulären Koordinationsstörungen an den Beinen. Rumpfbeugung und seitliche Rumpfbewegungen sind dabei nur so groß, daß die Schwerelinie des Rumpfes stets innerhalb der Fußspuren bleibt.

Auch in der Gangrichtung vermeidet der Spastiker eine Verlagerung der Körperschwerpunkte über den vorn aufgesetzten Fuß hinaus.

Er verlagert den Rumpf immer nur so weit, daß die Resultierende aus der Schwerkraft und der Ventralbeschleunigung des Rumpfes nicht vor den vorn aufgesetzten Fuß (wie beim Gesunden) fällt, sondern die Körperschwerpunkte dahinter bleiben. Dadurch wird ein Umfallen nach vorne und nach außen hin vermieden. Deswegen kommt es nach der seitlichen Rumpfbewegung und dem Aufsetzen des anderen Fußes nach vorne zu einer ruckartigen Bewegung des Rumpfes zur Mitte der Gangspur.
Die Knie nehmen im Liegen eine leichte Beugestellung mit geringer Luftfigur zwischen Kniekehle und Untersuchungstisch ein. Im Stand nimmt die Beugestellung sichtbar zu, auch die Innendrehung der Oberschenkel (Abb. **199**).
Der M. quadriceps und die ischiokruralen Muskeln zeigen im Stand eine vermehrte Ruhespannung. Auch eine Anspannung des M. gastrochnemius ist auffällig.
Die Knie werden meist bis zu einem mechanischen Winkel so weit gebeugt, daß die quere Kniegelenksachse in das Lot der Körperschwerpunkte über Hüfte, Knie- und Vorfußachse zu liegen kommt.
Beim Gehen bleiben die Knie ungenügend gestreckt, und zwar sowohl am Ende der Schwung-, wie auch in der Stützphase (Abb. **200**). Oft zeigt sich an den Füßen eine Spitzfußtendenz. Der Spitzfuß bedingt eine Punktbelastung und damit die Notwendigkeit der Abstützung

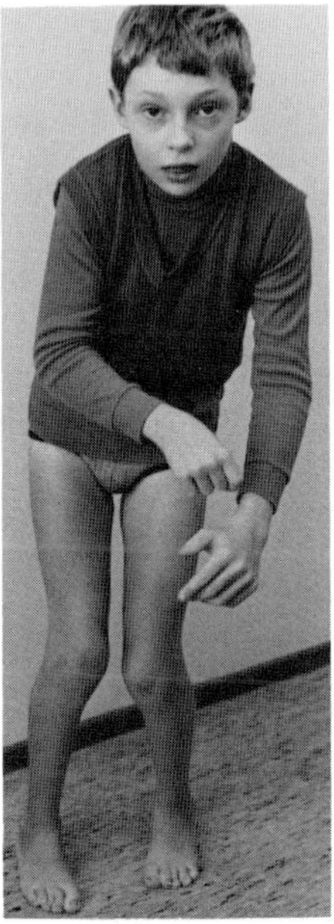

199 Verstärkte Kniebeugestellung mit Innendrehung der Oberschenkel

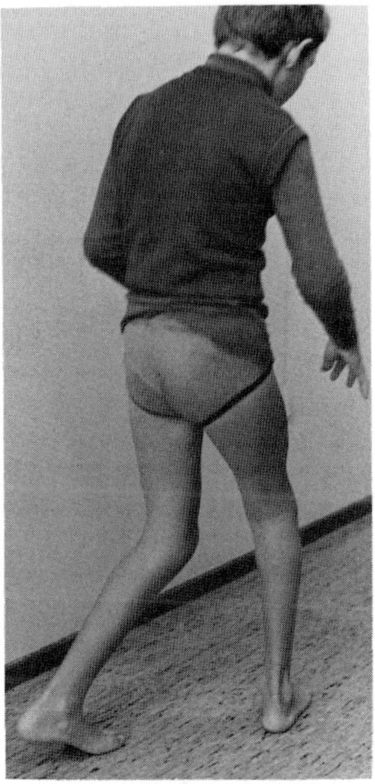

200 Ungenügende Streckung der Knie am Ende der Schwung- und auch in der Stützphase

im Stand. Deswegen balancieren die Patienten im Stand mit ständig pendelnden Rumpfbewegungen. Andere zeigen die Ausbildung eines Spitzplattfußes als Ausdruck einer gewissen statischen Kompensation (s. auch Abb. **197**).
Solche Fehlbewegungen und Fehlhaltungen im Zusammenhang mit der kompensatorischen Verlagerung der Oberkörperschwerpunkte und der Stellungsänderung der Gelenke an den Beinen bleiben nicht ohne sekundäre Folgen. Es entstehen an diesen Gelenken Kontrakturen.
Wenn auch Kontrakturen unter Auswirkung der primitiven Reflexe allein entstehen können, so ist es doch noch mehr die Notwendigkeit zur statischen Kompensation. Die fixierten Fehlstellungen bewirken, daß die Erscheinungsbilder der sekundären Veränderungen so variabel sind. Deswegen machen sie eine Korrektur auch so schwierig.

Tetraplegie: Die Ausdehnung einer spastischen Koordinationsstörung auf alle vier Extremitäten und den Rumpf bedeutet immer eine schwere Behinderung, denn bei Tetraplegien fehlen im Gegensatz

zu Diplegien im Stand und Gang kompensierende und koordinierende Rumpfbewegungen.
Es sind bei Tetraplegien, nicht nur wegen der spastischen Bewegungsstörung an den Beinen, sondern auch wegen der fehlenden statokinetischen Sicherungen am Rumpf, Kompensationen an Rumpf und Beinen erforderlich. Stets ist zusätzlich zur Sicherung des Standes eine Abstützung notwendig. Aber auch diese kann bei einer Spastik an den oberen Extremitäten gefährdet oder unmöglich sein.
Stand und Gang sind hier von folgenden Punkten abhängig:
von der Fähigkeit, das Gewicht des Körpers zu tragen,
der Fähigkeit, solche Rumpf- und Beinhaltungen einzunehmen, daß das Lot der Körperschwerpunkte in die Unterstützungsfläche der Füße fällt, oder bei Abstützung in das Unterstützungsviereck, das von den Stützhilfen und den Füßen gebildet wird.
Sie sind auch von einer Stützfunktion der Arme und Hände und der Kopfkontrolle abhängig.
Den Patienten mit Tetraplegien ist in der Regel eine Fortbewegung nur mit Gehhilfen (Stöcke, Stützen, Rollator, Gehwagen, Abstützung an festen Gegenständen) möglich. Es gelingt aber keine freie ungehinderte Fortbewegung (Abb. **201**).
Bei Tetraplegien zeigen sich mehr als bei anderen Koordinationsstörungen die Auswirkungen der tonischen Reflexaktivität, die Ausdehnung der mangelnden Abstimmung der Muskeln und die entsprechende mangelhafte statokinetische Sicherung.
Auch das Erscheinungsbild der Tetraplegien ist geprägt von der Art der persistenten Reflexaktivität und der Auswirkung der Körperschwere.

Auswirkung des ATNR

Während beim STNR eine gewisse Symmetrie der Haltung und der Extremitätenbewegungen noch vorherrschend ist, fällt bei persistentem ATNR eine Asymmetrie und Tonusschwankung auf, vor allem die Abhängigkeit der Standsicherung von der Kopfhaltung (Abb. **202**).
Die reaktiven Veränderungen wirken sich unter statisch-dynamischen Bedingungen besonders stark aus.
Der Tonuswechsel und die von der Kopfhaltung abhängigen Streck- und Beugereaktionen sind es, die ein Gehen schwierig oder fast unmöglich machen.

Auswirkung des TLR

Die Persistenz des tonischen Labyrinthreflexes mit totalem Streck- und Beugemuster läßt eine aufrechte Körperhaltung auch mit Unterstützung nicht zu.

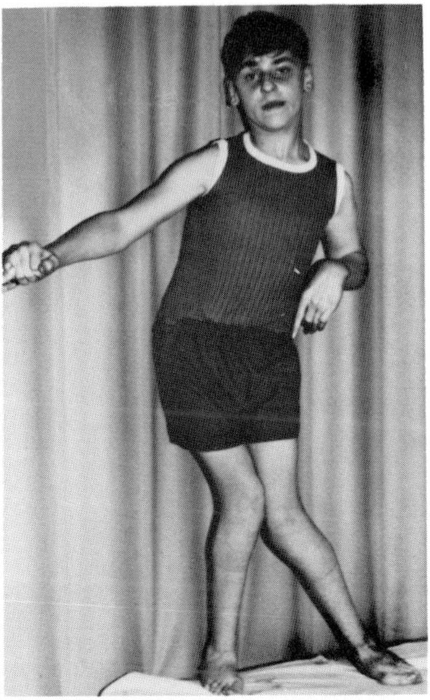

201 Unterstützter Stand bei spastischer Tetraplegie

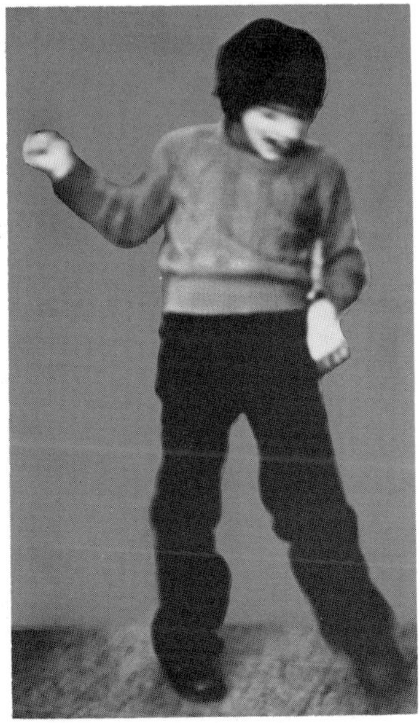

202 Tonuswechsel aus unkontrollierten Streck- und Beugereaktionen in Abhängigkeit von der Kopfhaltung

Diese Patienten zeigen bei Stehversuchen eine starre, verkrampfte Beugehaltung, die sich auf Rumpf, Arme und Beine in Form eines totalen Beugemusters ausdehnt (Abb. 203). Daher kommen diese Patienten kaum zum Stand.
Bei allen Tetraplegien, unter welchem pathologischen Reflexeinfluß sie auch stehen, sind die Auswirkungen beim Liegen geringer. Sie werden deutlicher beim Sitzen und sind ganz ausgeprägt beim Stehen und Gehen.
Es ist also eine zunehmende Fehlleistung bei steigenden statischen Anforderungen gegeben. Das Versagen unter statischen Bedingungen wird aufsteigend vom Liegen, zum Sitz, zum Stand und gar zum Gang deutlicher. Dadurch wird es verständlich, daß manche nur unter akrobatisch anmutenden Kompensationsbewegungen zu einer mühsamen Fortbewegung fähig sind.

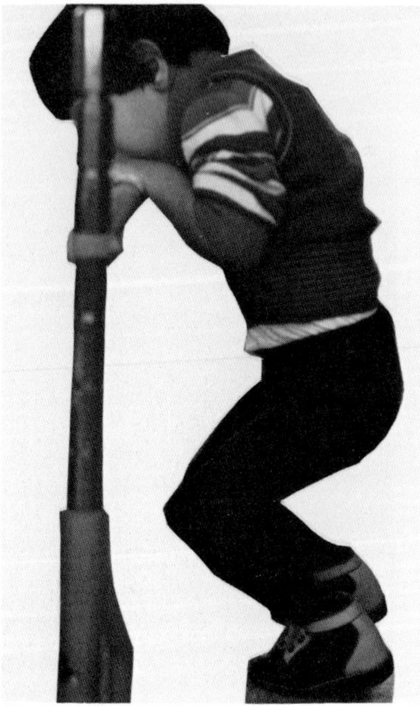

203 Totale starre Beugehaltung verhindert freien Stand und Gang

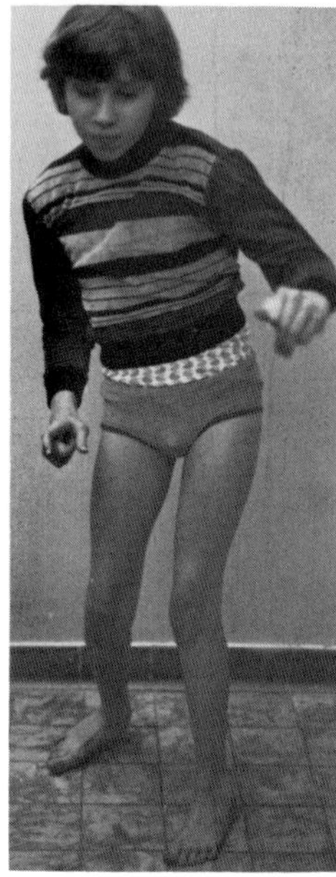

204 Schwierige, mühsame Stand- und Gangsicherung

Beispiel der Funktionsanalyse bei Auswirkungen des ATNR

Bei dem Patienten auf dem dargestellten Bild (Abb. **204**), bei dem der ATNR den Gang stört, ist eine Fortbewegung in folgender Weise zu beobachten:
Er führt mit dem linken Bein nur die zweite Hälfte der Schwungphase aus. Die Stützphase links ist extrem kurz und wird nur so lange beibehalten, bis das rechte Bein nachgezogen ist. Das Nachziehen ist sozusagen die erste Hälfte der Schwungphase. Der halbe Schritt links wird ergänzt durch ein halbes Nachziehen des rechten Beins.
Zusätzlich werden die linke Schulter, die Arme, selbst der Kopf und Rumpf zur Gleichgewichtssicherung herangezogen. Linke Schulter und Kopf werden in Gangrichtung gebeugt und gedreht. Die Arme sind nach vorne und wieder nach links hin mäßig angehoben.

Schritte, Arm- und Rumpfbewegungen werden so sparsam ausgeführt, daß die Körperschwerpunkte immer zwischen dem links vorgesetzten und dem rechts nachgezogenen Fuß bleiben. Unter die-

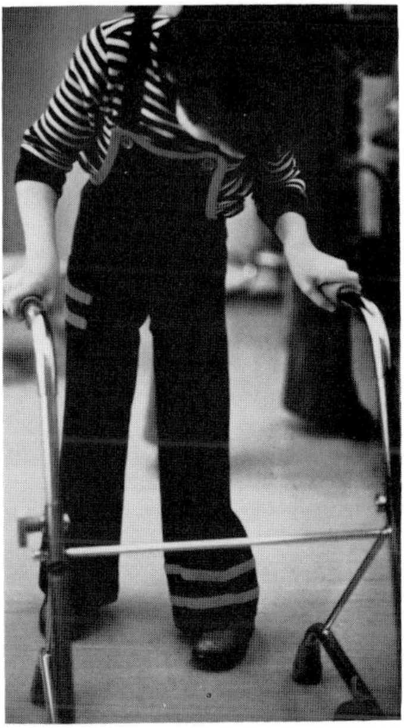

205 Fortbewegung nur mit Gehhilfen

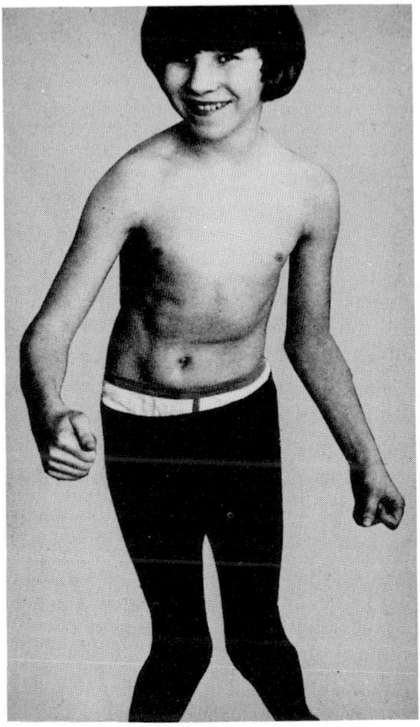

206 Kompensationshaltung – Überkompensation

sem eingeschränkten Bewegungsablauf gelingt die Fortbewegung trotz persistenter tonischer Reflexaktivität.
Bei athetoiden Tetraplegien ist aber in der Regel mit der völligen Verwirrung der Muskelaktivitäten, mit dem spontanen Auftreten von Fehlbewegungen und der völlig mangelhaften statokinetischen Sicherung ein freies Gehen nicht möglich.
Viele Tetraplegiker können sich nur mit Gehhilfen fortbewegen (Abb. **205**).
Die Sicherung der Körperschwerpunkte macht ein großes Unterstützungsviereck notwendig. Verbesserungen der Beweglichkeit und der Stabilität sind nur in begrenztem Maße möglich.
Wenn die Notwendigkeit zu statischer Kompensation besteht, wenn also die Störungen der Muskelkoordination unter statischen Bedingungen dazu zwingen, dann ist die Änderung einer stabilen Kompensation voller Probleme (Abb. **206**).

Operative und funktionelle Behandlungsmaßnahmen bei spastischen Bewegungsstörungen

Alle Operationen haben bei spastischen Lähmungen eine Verbesserung der Bewegungsfähigkeit zum Ziel. Jedoch ist in jedem Fall eine Verbesserung zunächst funktionell anzustreben. Die Operation sollte immer an letzter Stelle stehen.

Maßnahmen bei Hemiparesen

Bei Hemiparesen wird die Krankengymnastik auf das Üben der Stützfunktionen an der geschädigten Arm- und Handseite, auf das Training der Stellreaktionen am Rumpf und auf die Schulung beidhändiger Armbewegungen auszurichten sein.
Diese Übungen sind für Patienten und Therapeuten in gleicher Weise schwierig. Die Patienten sind geneigt, ihre gesunde Seite verstärkt einzusetzen und die geschädigte Seite nur so weit heranzuziehen, als ihr Einsatz nicht zu umgehen ist.
Die Übungsbehandlung des geschädigten Beines hat ihren Schwerpunkt in der Streckung, Außendrehung und Abduktion sowie der Dorsalflexion des Fußes, wenn möglich auch dem Anheben des äußeren Fußrandes.
Vierfüßlerstand, Kriechen und Kniestand sind Etappen, auch der einseitige Kniestand mit der Abduktion und Außendrehung des Stützbeines und des vorgesetzten Beines, sowie dem Aufstehen über ein Bein.
Im Stand gilt die Aufmerksamkeit der Hüftstreckung, der Außendrehung, Abduktion und Kniestreckung, auch der Belastung des ganzen Fußes.
Im Gehen sollte die Angleichung der Schrittlänge, die Streckung des Knies am Ende der Schwungphase angestrebt werden. Das Aufsetzen der Ferse muß besonders geübt werden.
Operative Eingriffe sind bei Hemiparesen eigentlich wenig problematisch, weil die statische Kompensation durch die nicht geschädigte Seite erfolgt und die Standfestigkeit nicht gefährdet ist.
Die Notwendigkeit der Operation ist bei einem einseitigen kontrakten Spitzfuß gegeben.
Operationen kommen hauptsächlich bei einseitigem Spitzfuß zur Anwendung.
Es werden frontale und sagittale Achillessehnenverlängerungen oder auch Einkerbungen am Muskel-Sehnenübergang des M. gastrocnemius durchgeführt.
Die früher oft durchgeführte Ablösung der Gastroknemiusköpfe ist keine Methode der Wahl. Die Umwandlung des zweigelenkigen Muskels in einen eingelenkigen kann die Stabilität der Beckenbeinkette nachteilig beeinflussen.

Bei überhöhtem Längsgewölbe kommen Weichteiloperationen zur Korrektur der Fußform, wie z. B. die plantare Fasziotomie, zur Anwendung. Bei Plattfuß, solange das wachsende Skelett noch anpassungsfähig ist, wird auch die talokalkaneare Reposition (zwischen 4. und 8. Lebensjahr) durchgeführt.
Eine Verbesserung der Dorsalflexion ist durch Sehnenverkürzung oder Sehnenverlagerung (Verkürzung des M. tibialis anterior und M. extensor digitorum communis) möglich.
Der Sicherung der Dorsalflexion dienen auch folgende Operationen:
Verlagerung des M. tibialis posterior durch die Membrana interossea auf den Fußrücken,
Verlagerung des M. tibialis posterior nach dem Malleolus medialis,
Verlagerung der Mm. peronaeus brevis und longus auf den Fußrücken,
sowie
Verlagerung der Sehne des M. tibialis anterior nach lateral.
Letztere Operation ist bei spastischem Klumpfuß indiziert. Allerdings ist zuweilen die Rückverlagerung der Sehne wieder erforderlich.
Bei Kindern wird eine Verbesserung der Funktion und Stabilität mit der extraartikulären talokalkanearen Arthrodese nach Grice-Green erzielt. Sie verhindert allerdings oft nur eine stärkere Progredienz der Deformität bis zur endgültigen Korrektur durch eine subtalare Arthrodese nach Wachstumsabschluß.
Bei Kombination eines Spitzfußes mit Kontraktur im Kniegelenk ist eine dorsale Kapsulotomie am Knie evtl. angezeigt. Auch eine Verlängerung oder eine Verlagerung der Kniebeuger ist zu rechtfertigen. Bei starken Beugekontrakturen sind Weichteiloperationen am Knie oft nicht ausreichend. Sie bedürfen dann zusätzlich der suprakondylären Korrekturosteotomie.

Maßnahmen bei Diplegien

Patienten mit spastischen Diplegien kompensieren die mangelnde Koordination der Beine mit Rumpfbewegungen.
Die Krankengymnastik ist auf die Beine ausgerichtet, d. h., auf Verbesserung der Beweglichkeit an den Hüft-, Knie- und Fußgelenken, aber auch auf die Aufrichtung des Rumpfes.
Die Verlagerung der Oberkörperschwerpunkte in verschiedenen Beinstellungen, in Schritt- und Spreizstellung, vor allem das Beugen und Aufrichten des Rumpfes, die Rotation des Rumpfes um die Längsachse sind zu üben, weiter die Änderung der statischen Bedingungen mit freien Armbewegungen und unter Gewichtsbelastung der Arme.

Besonderes Augenmerk gilt der Gleichgewichtssicherung von einem Bein zum anderen, besonders in Schrittstellung. Wichtig ist das Üben

der einseitigen Stützphase mit dem Durchschwingen des anderen Beines. Es sei in diesem Zusammenhang auch an das Rutschen auf Gehschienen erinnert.
Trotz der krankengymnastischen Maßnahmen kommt es häufig zur Ausbildung von Fehlstellungen. Die Schwierigkeit einer Operation bei Diplegien (noch mehr bei Tetraplegien) liegt darin, daß operative Eingriffe nur eine Änderung der statischen Kompensation bewirken.

Die Ergebnisse operativer Interventionen sind oft nicht gut. Daher sind sie Gegenstand der Diskussion mit der Frage, ob es besser ist, bei Diplegien konservativ-funktionell zu bleiben oder operativ-aktiv vorzugehen.
A. Borep und A. Braun erklären, daß zerebrale Koordinationsstörungen durch operative Korrekturen in der Peripherie fast nicht zu beeinflussen sind, weil unter der tonischen Reflexaktivität normale Stell- und Gleichgewichtsreaktionen nicht zur Entfaltung kommen können. Stets würden fehlerhafte Tonusschwankungen einen ungünstigen Einfluß ausüben, und zwar bei jeder Spastizität der zweigelenkigen, phasisch innervierten Muskeln. Die tonische Reflexaktivität sei von der Lage und Stellung abhängig. Im Wechsel vom Liegen zum Stand trete ein Tonuswechsel ein.
Da aber auch bei infantilen Zerebralparesen mit überwiegender Hypertonie Kontrakturen entstehen, ist zu erkennen, daß neben der tonischen Reflexaktivität die Haltungssicherung unter der Dauerwirkung der Körperschwere, der Zwang zur Kompensation Fehlstellungen bewirkt.
Periphere Korrekturen können tatsächlich nur die Auswirkungen, wie Spitzfuß oder Beugekontraktur, ändern, aber nicht die Reflexaktivität und die Notwendigkeit zur statischen Kompensation.

Wie schwierig jede Kompensation ist, wird am besten ersichtlich, wenn die vorher bestehende Kompensation durch Operation ungünstig beeinflußt wurde oder gar verloren ging. Ein häufiges Beispiel dafür ist die operative Korrektur von Spitzfüßen bei Diplegien.

Als Folge dieser Korrektur kann es zu einer Verstärkung der Hüft- und Kniebeugung kommen.
Freilich ist ohne operative Korrektur des Spitzfußes die Kompensation auch nicht befriedigend. Aber ein spastischer Spitzfuß mit seiner Punktbelastung läßt trotz der reduzierten Unterstützungsfläche eine Stabilität mit Annäherung der Schwerpunkte an die Senkrechte der Becken-Beinkette meist in ausreichendem Maße zu. Selbst bei geringen Beugestellungen der großen Extremitätengelenke sind die Beine stabil und tragfähig.
Spitzfuß-, Kniebeuge- und Hüftfehlstellung sind lediglich die klinische Manifestation der gestörten Haltungs- und Bewegungsabläufe (Abb. 207).

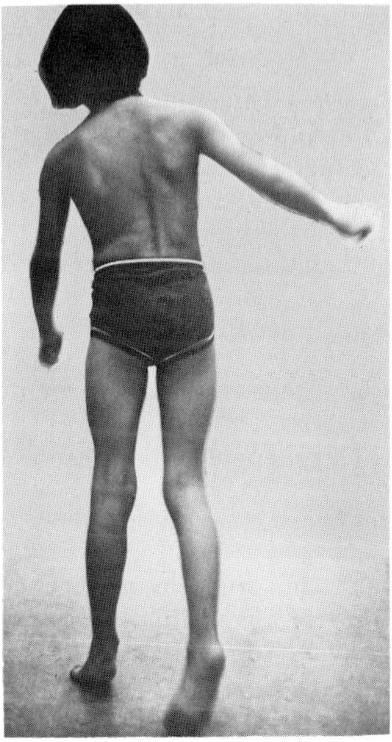

207 Fehlstellungen sind Ausdruck des gestörten Haltungs- und Bewegungsablaufs

Burri meint, daß von der Art der tonischen Reflexaktivität die Kompensation abhängig sei. Beim Vorliegen einer überwiegenden Extensorenspastizität werde man primär kaum mit einer nennenswerten Kniebeugefehlstellung rechnen müssen, wohl aber bei überwiegender Flexorenspastizität. Er fordert daher, daß operative Änderungen von tonischen und statisch bedingten Kompensationen nur im Rahmen der Auswirkung auf die gesamte staomotorische Behinderung vorgenommen werden dürfen. Bei der operativen Intervention und Beseitigung einer Beugung, wie bei den Diplegien, dürfe aber keine zusätzliche Schwächung der Hüft-, Knie- und Fußstrecker erfolgen.
Darin liegt zweifellos der Schlüssel zu einer positiven operativen Beeinflussung einer Koordinationsstörung und ihrer Auswirkungen.
Burri führt weiter aus, daß Fehlstellungen sich nicht nur durch Beseitigung der Kontrakturen korrigieren lassen, sondern daß dazu unter Berücksichtigung der Gesamtmotorik auch eine Stärkung der aktiven Beinstreckung erforderlich sei.
Feldkamp sieht es ähnlich. Sie führt als Gründe für die Entstehung der Fehlstellungen an den Beinen an:
Komplexverhalten in fehlerhaften Mustern,
deformierende Kräfte infolge Defiziten der Muskelinnervation,

vermehrter Zug verschiedener Muskeln, besonders der M. iliopsoas und die Mm. adductores.
Antetorsion des proximalen Femurendes.
Adduktoren und ischiokrurale Muskeln würden unter Hüftbeugung zu kräftigen Einwärtsrotatoren. Offenbar berücksichtigt sie aber dabei nicht genügend die Auswirkung der Körperschwere. Feldkamp gibt auch Hinweise für operatives Vorgehen. Zwei Punkte werden hervorgehoben: zuerst die Beseitigung der Hüftbeugestellung und zur Sicherung derselben eine Rückverlagerung des Adduktorenansatzes.
Ein Problem ersten Ranges sei die Beseitigung der Einwärtsdrehstellung der Hüften aus folgenden Gründen:
Abhängigkeit der Haltung von Bewegungsmustern (Nixenphänomen-Streckmuster),
Adduktorenspastik mit innengedrehten und gebeugten Oberschenkeln,
vermehrte Antetorsion des Schenkelhalses bis zu einem Winkel von 50–67 Grad,
Aktivität des M. iliopsoas und der ischiokruralen Muskeln, die unabhängig davon ist, ob ein Kind steht oder liegt. Dem M. iliopsoas wird in diesem Zusammenhang eine einwärtsdrehende Wirkung zugeschrieben.
Die Einwärtsdrehung wird außerdem durch den M. tensor fasciae latae und die kleinen Glutäen induziert.
Feldkamp betont ausdrücklich, daß geringe Fehlstellungen keiner operativen Korrektur bedürfen.
Bei zerebral Gelähmten sei immer eine Ausgangshaltung mit einem Hüftstreckdefizit von etwa 20–30 Grad und einer Adduktion von 10 Grad zu beobachten. Aber dadurch drohe stets die Abweichung der Muskelzüge und die Zunahme durch Hüftbeugung und Adduktion.
Folgende Verfahren werden angeführt und in ihrer Brauchbarkeit diskutiert:

- Derotationsosteotomien. Sie seien wenig effektvoll.
- Verlängerung der ischiokruralen Muskeln. Sie lehnt diese Maßnahmen ab, weil dadurch eine Zunahme der Hüftbeugestellung und Innenrotation bewirkt werden.
- Federnde orthopädietechnische Korrekturen. – Es ist bedeutsam, daß hier mechanische Hilfsmittel zur Korrektur dieser Dauerfehlwirkung empfohlen werden.

Man kann aus diesen Überlegungen unschwer erkennen, daß die Korrektur einer Fehlstellung allein nicht ausreichend ist.
Die Beseitigung eines Spitzfußes kann die Gesamtstatik oft mehr behindern als stabilisieren. Vor allem deswegen, weil durch eine Spitzfußkorrektur ein Streckdefizit in der Hüfte nicht zu beeinflussen ist.

Viel dringlicher ist zunächst die Korrektur einer Hüftbeugekontraktur. Dadurch wird die Stabilisierung zwischen Bein und Rumpf gesichert und die Fehlfunktion der kleinen Glutäen beseitigt. Auch die Zuggurtung des Tractus iliotibialis wird wieder wirksam.

Die Beseitigung der Innendreh- und Beugekontraktur an den Hüften ist auch die Voraussetzung für die Kniestreckung. Die Wiederherstellung der Hüftstreckung ist aus statisch-funktionellen Gründen erforderlich. Gerade bei Diplegien gilt der Grundsatz, daß im Fall von Operationsindikationen die mehr proximal liegenden Eingriffe dringlicher sind und die Spitzfußkorrektur am Ende des Behandlungsplanes stehen sollte.

Warum sollen operative Eingriffe vor allem in der Hüftregion erfolgen?

Normalerweise pendelt der Trochanter major um eine frontale Achse. Diese frontale Einstellung ist optimal. Der dabei den Abduktoren zur Verfügung stehende Hebelarm entspricht der Senkrechten im Hüftmittelpunkt auf die mittlere Kraftwirkung dieser Muskeln (THOMSEN) (Abb. 208).

Wenn geringe Fehlstellungen bestehen, soll man sich daher zufrieden geben, denn der Zwang zur Kompensation besteht weiter und ist

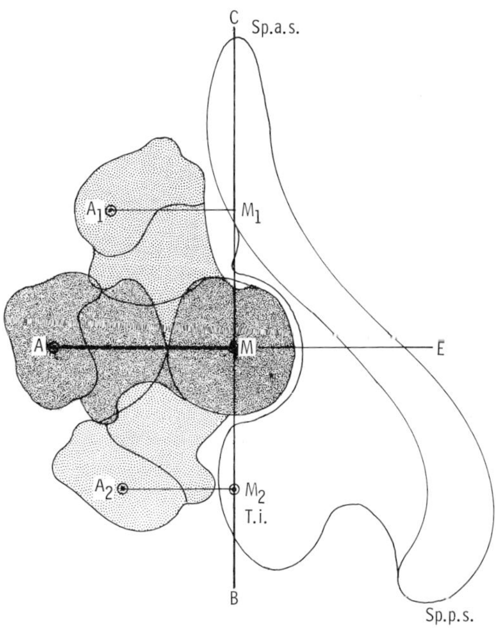

208 Ungünstige Hebelwirkung der kleinen Glutäen, wenn der Trochantes aus der Frontalebene abweicht (nach Thomsen)

auch durch einen operativen Eingriff nicht zu ändern, sondern eher zu verschlechtern.
Wenn die Schwerelinie des Rumpfes weitgehend der Senkrechten durch die Beckenbeinkette angenähert ist, sind Stand und Gang nahezu stabil. Der Rumpf wird zum Oberschenkel hin durch die Gesäßmuskeln und die ischiokruralen Muskeln, im Knie und Fuß durch die Wadenmuskeln und die langen Unterschenkelmuskeln fixiert. Der Schwerkraft, die Rumpf und Becken nach vorne drängen und in Hüfte und Knie ein Drehmoment mit Beugung bewirken, arbeiten diese Muskeln entgegen.
Es ist auch in einer mäßigen Beugestellung ein statisches Gleichgewicht mit stabiler Kompensation gegeben, allerdings mit mehr Muskeleinsatz und größerer Anstrengung, als dies bei gestrecktem Knie der Fall ist.
Aber trotz Flexionskontraktur im Knie ist das Stehen mit leicht gebeugtem Knie für einen spastischen Patienten stabil (Abb. **209**).

Ein gewisser Gleichgewichtszustand ist erreicht, wenn die Kraft, die auf die Dorsalseite des Knies sich auswirkt und ihre Streckwirkung

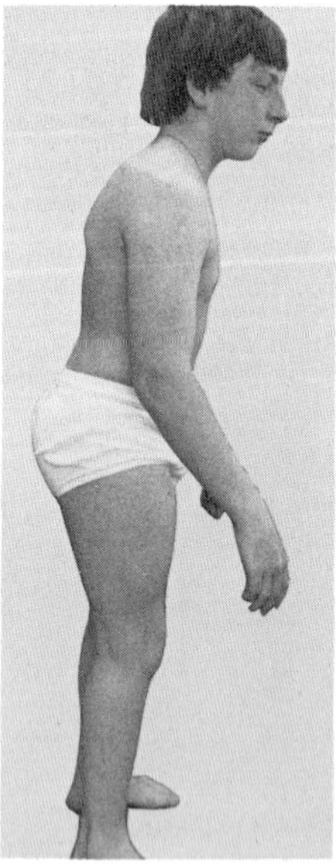

209 Gleichgewichtszustand trotz leichter Flexionskontraktur im Knie

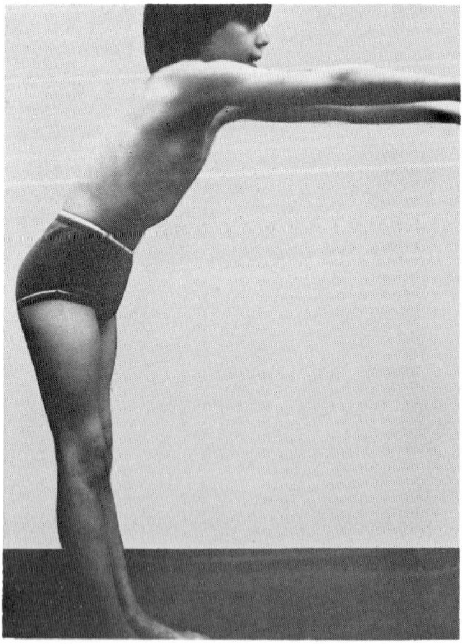

210 Die Rumpfbeugung in Verbindung mit den Armbewegungen ermöglicht trotz Spitzfuß beinahe die Belastung der ganzen Sohle

in der geschlossenen Kette auf dieses Gelenk ausübt, im Gleichgewicht mit der Schwerkraft steht (Abb. **210**).
Wird aber durch eine Achillessehnenverlängerung dieses Gleichgewicht gestört, fällt also die Streckerhilfe des M. gastrocnemius weg, dann ist der Patient zu einer anderen Kompensation gezwungen.

Das Knie gerät unter der Dauerwirkung der Körperschwere in vermehrte Beugestellung. Die Fixation des oberen Sprunggelenks und die Stabilisierung des Fußes zum Unterschenkel hin geht verloren.

Hinzu kommt der Verlust der Stabilisierung des Knies durch den M. gastrocnemius und auch durch die ischiokruralen Muskeln. Die Transmission der zweigelenkigen, phasisch innervierten Muskeln geht verloren. Die verstärkte Beugestellung des Knies nach einer Achillotenotomie wirkt derart, daß das Lot der Körperschwere wohl in die Unterstützungsfläche des Fußes, aber weit hinter die quere Kniegelenksachse zu liegen kommt. So ist kein stabiles Gleichgewicht mehr gegeben.
Der Patient hält mühsam den Rumpf über den Füßen. Er balanciert die Körperschwerpunkte zwischen Knie- und Hüftgelenken. Als Stabilisator des Knies steht nur noch der M. quadriceps zur Verfügung.

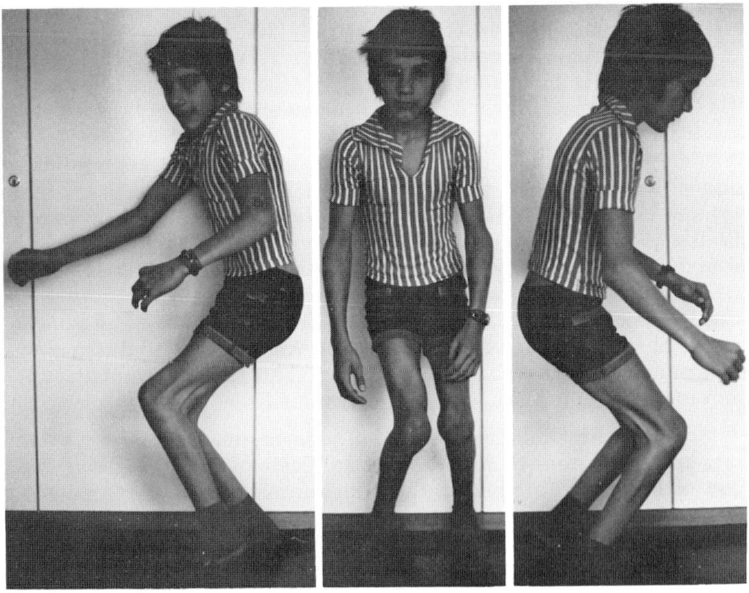

a b c

211 a–c Ausfall der Streckerhilfe des M. triceps surae – statische Insuffizienz

Die Folge ist eine statische Insuffizienz mit zunehmender Beugung der Beine und Verkürzung der Gehstrecke (Abb. **211 a – c**).

Das Gehen wird auf die Dauer unmöglich.
Die Streckseite der Knie wird so sehr in Anspruch genommen, daß ein mechanischer Reizzustand an der Gleitfläche der Partella sogar entstehen kann. Die Beugestellung in den Knien nimmt ständig zu, so sehr, daß der Patient schließlich auf den Rollstuhl angewiesen ist (Abb. **212 a – d, 213**).
Daher gelten folgende Feststellungen bei operativer Behandlung von Diplegien:

Bei spastischen Lähmungen an den Beinen sind die Patienten zu koordinierten Muskelfunktionen nicht fähig, da Stell- und statokinetische Reaktionen fehlen und die Beine wie starre Säulen wirken.

Sowohl die eingelenkigen Muskeln, wie auch die phasisch zweigelenkigen Muskeln müssen die Verbindung und Verankerung der einzelnen Gelenk- und Gliedmaßenanteile garantieren. Eine spastische Kompensation läßt jedoch nur eine stabile Kompensation in gewissen Fehlhaltungen und Fehlstellungen zu.
Daher sollten Operationen, welche die Annäherung der Gelenke an die Senkrechte der Becken-Bein-Kette gefährden, nicht erfolgen.

Alle Operationen, welche die Streckerhilfe der Knie schwächen, sind in ihrer isolierten Anwendung ungeeignet. Dazu zählen auch die Tenotomien der ischiokruralen Muskeln, die Eggersche Operation und die Operation nach Silverskijöld, vor allem alle Umwandlungen der zweigelenkigen Muskeln in eingelenkige.
Alle diese Operationen bedeuten Schwächungen der Streckerhilfen und sind unbrauchbar, wenn nicht zugleich die Streckung des Rumpfes und besonders der Hüften gewährleistet ist.
Feldkamp warnt vor der Verlängerung der ischiokruralen Muskeln, weil dadurch nur eine Zunahme der Hüftbeugestellung und der Innenrotation auftreten würde.
Zur Beseitigung der Hüftbeugekontraktur empfiehlt sie die Adduktorenverlagerung auf den Sitzbeinknorren, von Fall zu Fall durch eine Ablösung des M. iliopsoas ergänzt. Doch führt sie einschränkend an, daß nur bei leicht geschädigten Kindern die Ergebnisse gut seien.

Allen diesen Feststellungen ist zu entnehmen, daß der operative Ansatz an den Hüften vor Korrekturen an Knien oder Füßen steht, und daß nicht die Beseitigung der Gelenkhindernisse allein die Stabilität zu sichern in der Lage ist. Diese ist nur durch Annäherung der Becken-Bein-Kette an die Senkrechte operativ anzustreben.
Alle anderen Behandlungsmaßnahmen, mechanische oder auch funktionelle, müssen in gleicher Weise dem Ziel der Annäherung der Senkrechten an die Becken-Bein-Kette dienen.

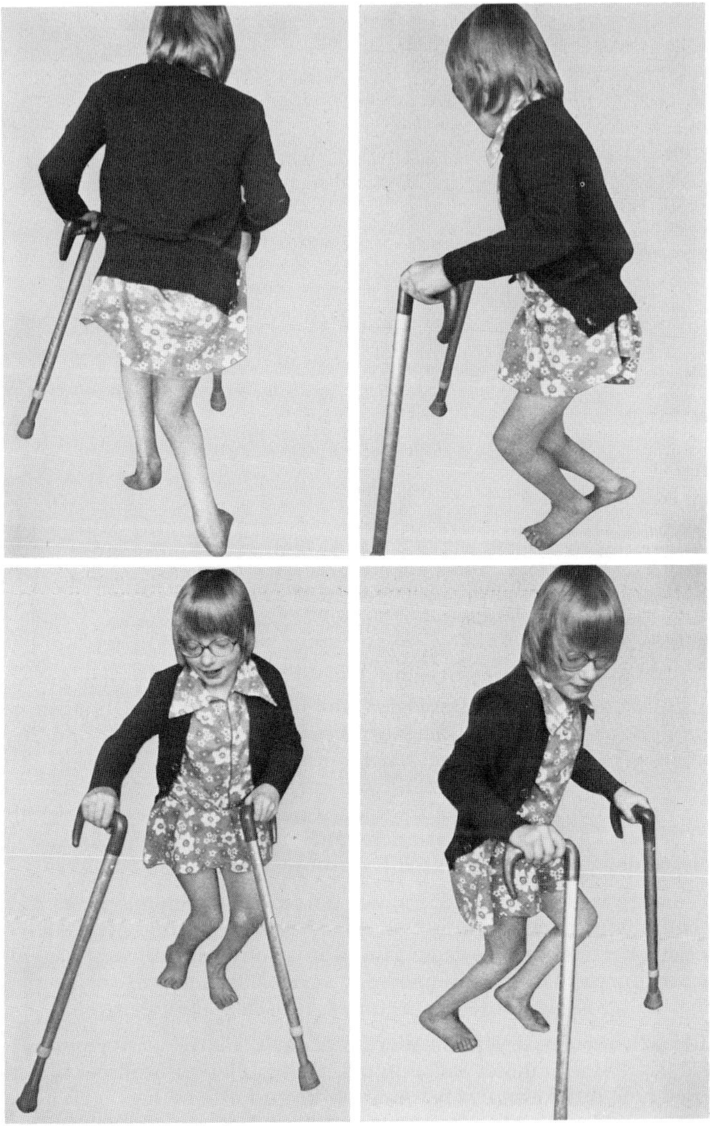

a b c d

212 a–d Die Arme und Hände werden übermäßig stark zum Stand und Gang beansprucht

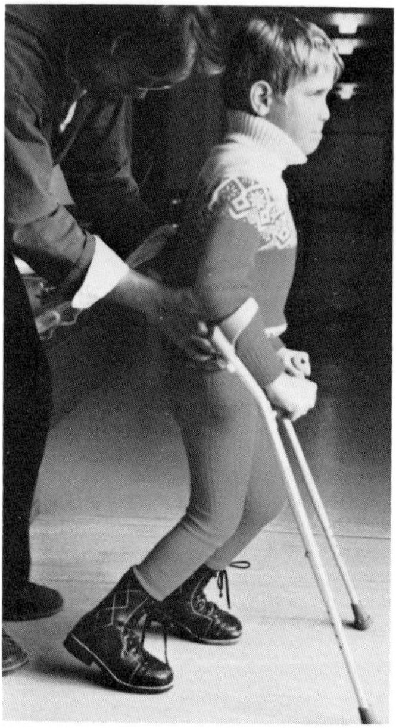

213 Trotz guter Kopfkontrolle, auch stabiler Rumpfhaltung, nur kurze Wegstrecke

Voraussetzung für jede Muskeltätigkeit ist eine möglichst freie Beweglichkeit der Gelenke. Deswegen sind nicht nur aktive Übungen, Operationen und mechanische Korrekturen durchzuführen, sondern auch passives Durchbewegen ist notwendig.
Ebenso sollten Lagerungsmaßnahmen zur Anwendung kommen. Diese Forderung gilt auch heute noch. Auch wenn oft keine Neigung dazu besteht. Auch heute hat noch der Förstersche Begriff von der Bahnung der Bewegungen durch Lagerungsmaßnahmen Gültigkeit.

Im Vordergrund steht allerdings, wie immer, die krankengymnastische Behandlung mit der Bahnung typischer Bewegungen und der Unterbrechung der falschen Bewegungsmuster in unterschiedlichen Lagen und Stellungen, dann das Bahnen der Stellreaktionen und vor allem auch die Streckung des Rumpfes unter statischen Bedingungen.

Stellreaktionen im Sitzen, im Vierfüßlerstand, vor allen Dingen im Stand, sind Stufen dieser Behandlung. Varianten sind Stellreaktionen bei Beugung des Rumpfes, bei Aufrichtung oder Drehung, auch bei Verlagerung der Oberkörperschwerpunkte von einer Seite zur anderen.
Aber trotz aller funktioneller Bemühungen wird ein Streckdefizit bei dem Zwang zu einer stabilen Kompensation in aufrechter Körperhal-

tung verbleiben. Damit sind die Grenzen der funktionellen Behandlung meist erreicht.
Eine Operation sollte aber nicht nur die veränderte Haltung in ihrer Gesamtheit berücksichtigen, sondern muß auch die Auswirkung nach operativer Korrektur und auch die Änderung der statischen Bedingungen beachten. Es ist nie mit der Beseitigung der Fehlstellung eines einzigen Gelenkes getan.
Daher machen operative Korrekturen an den Knien, die mit Verlängerung der ischiokruralen Sehnen oder Transplantation dieser Sehnenansätze auf das distale Femurende einhergehen, oft die Fixation der langen Hebel von Ober- und Unterschenkel mit einem Hilfsmittel erforderlich. Dies gilt auch für die Fälle, bei denen eine Achillotentomie zu einer statischen Insuffizienz im oben beschriebenen Sinne geführt hat.
Operationen am Hüftgelenk, wie die Durchtrennung der vorderen Kapselanteile und Verlängerung der Spinamuskeln mit dem Ziel der Aufrichtung des Rumpfes machen zusätzliche Stellungskorrekturen am Kniegelenk erforderlich. Hüftbeugekontrakturen erfordern neben der Verlängerung der Hüftbeuger auch die Korrektur vorhandener Adduktions- und Innendrehkontrakturen.
Nach Feldkamp macht die krankheitsbedingte Verkürzung des M. iliopsoas die zusätzliche Durchtrennung dieses Muskels am Ansatz notwendig. Man kann sich allerdings nur schwer vorstellen, daß auf diesen kräftigen Muskel einfach verzichtet werden kann. Schon das Volumen und die Ausdehnung dieses Muskels ergibt einen Hinweis dafür, daß er für die Dynamik der Fortbewegung, also als Mobilisator, aber auch als Stabilisator von großer Bedeutung ist. Ein dennoch positiver Operationseffekt dürfte damit zu begründen sein, daß der M. iliopsoas nach Ablösung vom Trochanter minor weiter proximal wieder Anschluß gewinnt und so als Mobilisator und Stabilisator wieder Funktionsaufgaben übernimmt.
Die Verkürzung der Achillessehne bleibt ein Problem erster Ordnung. Einen Spitzfuß zu belassen, ist unbefriedigend, denn er bedingt immer eine vermehrte kompensatorische Rumpfbeugung mit allen Folgen. Er beeinträchtigt auch die Beweglichkeit des Kniegelenks.

Unter physiologischen Bedingungen erfolgt die Ablösung der Ferse beim Stemmvorgang unter einer Neigung des Unterschenkels um 20 Grad nach vorn. Beim Spitzfuß fehlt diese Neigung oder ist nicht größer als 10 Grad. Der Körperschwerpunkt ist beim Spitzfuß überhöht und nach vorne verlagert. So wird die Kniebeugung abgebremst, vor allen Dingen durch die verstärkte Beugehaltung des Rumpfes.

Deswegen sollte doch eine Korrektur des Spitzfußes erfolgen, und zwar soweit, daß Knie und Unterschenkel bei der Fersenablösung eine möglichst physiologische Neigung um etwa 20 Grad nach vorne aufweisen.

Bei einer Korrektur sollte also eine mäßige Spitzfußstellung belassen werden. Diese Stellung kann durch eine Absatzerhöhung ausgeglichen werden. In dieser geringen Spitzfußstellung ist eine Fersenablösung schon bei einem Neigungswinkel des Unterschenkels nach vorne um 10 Grad, also bei weitgehend physiologischen Bedingungen möglich. Der Operationsbegriff der „dosierten" Achillotenotomie wendet sich deshalb ausdrücklich gegen die Gefahr einer realen oder funktionellen Hackenfußstellung.
Bei Insuffizienz der Hüftstrecker, der Kniestrecker und der Wadenmuskulatur ist eine mechanische Versorgung nicht zu umgehen. Dies kann improvisiert mit einer Stärkehülse oder endgültig mit Hilfe einer Stützorthese geschehen. Die großen Hebel des Ober- und Unterschenkels machen die Stabilisierung des Kniegelenks notwendig. Mit Innenschuhen oder Unterschenkelorthesen mit Anschlag ist meist nur eine unvollständige Kompensation zu erreichen.

Maßnahmen bei Tetraplegien

Die Ausdehnung spastischer Koordinationsstörungen auf Extremitäten und Rumpf bedeutet immer eine schwere Behinderung, weil die statische Kompensation noch stärker als bei Diplegien gefährdet ist. Beim Fehlen aller kompensierenden Muskelreaktionen sollten deswegen operative Maßnahmen an letzter Stelle stehen. Das Programm der Behandlung wird sich auf eine intensive Krankengymnastik mit Bahnung der Bewegungen an Rumpf, oberen und unteren Extremitäten, in allen Lagen und Stellungen, besonders beim Sitz auszurichten haben.
Vermehrte Aufmerksamkeit gilt der Kopfkontrolle, dann der Stützfunktion auf Ellenbogen und Händen. Diese Stützfunktionen sollte ein Spastiker auch in allen statischen Situationen erlangen und beibehalten können.
Die Übungsbehandlung ist darüber hinaus auf die Streckung der Wirbelsäule und der Hüften auszudehnen, stets ergänzt durch Rotationsübungen des Rumpfes um die Längsachse im Liegen, Sitzen und, falls möglich, auch im Stehen.
Am Ende steht wieder die Bahnung der Beweglichkeit und vor allem der Belastungsfähigkeit der Beine unter zunehmend erschwerten statischen Situationen und Bedingungen.
Auch die Tonisierung der Armmuskulatur und Bahnung der aktiven Arm- und Beinbewegungen ist sehr wichtig, besonders die Unterbrechung der reflektorischen Beugereaktionen an den oberen Extremitäten und am Rumpf und der reaktiven Streckung der Beine.
Aber wie weit auch krankengymnastisch eine Verbesserung zu erreichen sein mag, die Funktionen, vor allem das Gehen solcher Patienten, wird immer spastisch sein und bleiben.

Spastische Koordinationsstörungen, die auf den Körper ausgedehnt sind, lassen nicht zu, daß die Patienten sich in mittleren Ruhelagen halten und bewegen.
Die Tetraplegiger sind noch mehr als die Diplegiger gezwungen, den Rumpf nach vorne zu neigen, weil sie unfähig zur Ausführung von Ausgleichbewegungen sind. Sie sind gezwungen, sich abzustützen, weil
die Beine selbst infolge der tonischen Reflexaktivität und dem Fehlen von stell- und statokinetischen Reaktionen eine Kompensation nicht zulassen. Ein Bein mit fehlender Koordination ist starr und verhindert so jede statische oder statokinetische Angleichung.

Der Rumpf ist zum Äquilibrieren unfähig. Der Zwang zur Beugehaltung begünstigt die Ausbildung von sekundären Veränderungen an den unteren Extremitäten, aber auch am Rumpf. Hier kommt es meist zur Ausbildung einer fixierten langbogigen Kyphose.
Durch operative Maßnahmen an den Beinen kann der durch die Spastik bedingte Zwang zu einer starren Standsicherung nicht beseitigt werden. Ist die Übernahme des Körpergewichts möglich, also eine stabile Belastbarkeit der Beine vorhanden, dann sollte man diese mit keiner Maßnahme gefährden.
Lokale Korrekturen können nur Nachteile mit sich bringen. Die operative Korrektur eines Spitzfußes, eventuell gar in Verbindung mit einer Kniebeugekontraktur, wird nur zu einer zunehmenden verstärkten Beugung der Beine führen. Solche Patienten können sich dann nur mit Mühe aufrecht halten und das Körpergewicht tragen. Ein Gehen ist, wenn überhaupt, nur über wenige Schritte und mit „weichen" Knien möglich. Es nimmt dabei nicht nur die Beugetendenz in Hüft- und Kniegelenken zu, sondern die Füße geraten in eine Hakken- (Knick-)Stellung (Abb. **214 a** u. **b**).
Während vor einer operativen Intervention noch ein mühsames Fortbewegen bei Abstützung an festen Gegenständen, vor allem bei positiver Stützreaktion, gegeben war, tritt nach einem operativen Eingriff eine negative Stützfunktion an deren Stelle.
Unter diesen postoperativen Bedingungen ist einem Patienten selbst das Aufrichten des Rumpfes nicht mehr möglich. An ein freies Gehen ist gar nicht zu denken. Am Ende sind diese Patienten auf den Rollstuhl angewiesen. Lediglich mechanische Hilfen können die fehlende statische Insuffizienz, die negative Stützfähigkeit, ausgleichen und die Streckung der Knie erreichen.
Bei spastischen Tetraplegien zeigt sich mehr als bei anderen die Abhängigkeit von der tonischen Reflexaktivität und der Ausdehnung der Koordinationsstörung. Auch von der Art der persistenten Reflexe ist die Fähigkeit zur Fortbewegung abhängig.
Den varianten Auswirkungen der tonischen Reflexe entsprechend, sind die Bewegungsbilder unterschiedlich.

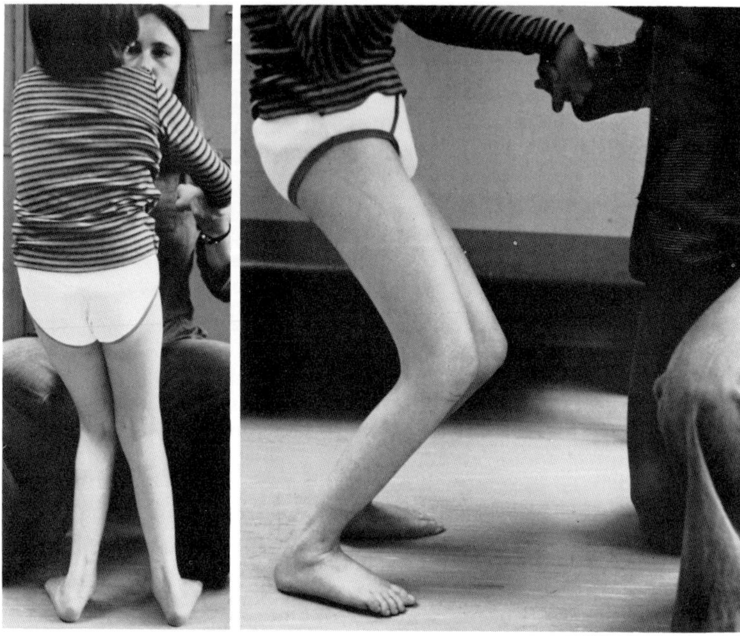

a b

214 a u. b Iatrogen bedingte Tragunfähigkeit der Beine

Bei Einwirkung des STNR ist eine Symmetrie der Fehlbewegungen an den oberen und unteren Extremitäten auffällig. Bei persistentem ATNR wird das Bild durch eine asymmetrische Tonusschwankung meist in Abhängigkeit von der Kopf- und Körperhaltung bestimmt.

Unter Beachtung dieser Gesichtspunkte kommen bei kritischer Indikationsstellung folgende Operationen in Frage:
Osteotomien zur Varisierung und Derotation des proximalen Femurendes sind bei drohenden Luxationen im Hüftgelenk oft nicht zu umgehen. Aus dem gleichen Grund sind auch Beckenosteotomien angezeigt. Solche Eingriffe müssen bisweilen auch bei pflegebedürftigen Patienten durchgeführt werden.
Bei vorherrschend athetoiden Bewegungsstörungen sind periphere Operationen mit dem Ziel einer Tonusänderung nicht berechtigt.
Die athetoide Bewegungsstörung würde durch diese Operationen nur ein Übergreifen der Athetose auf andere Körperpartien bewirken. In geeigneten Fällen ist aber bei Athetosen die Indikation zu stereotaktischen Eingriffen kritisch zu prüfen.

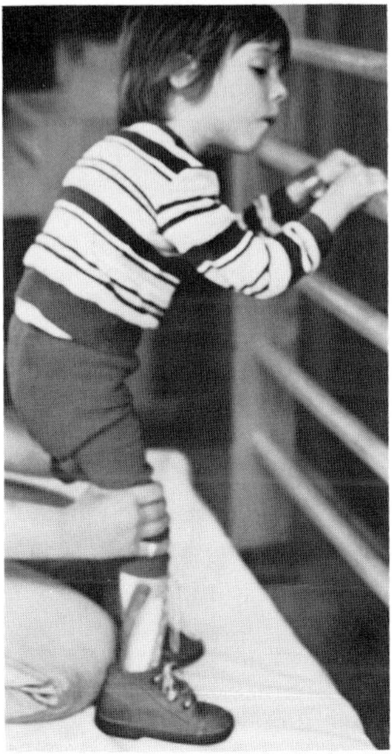

215 Stand nur passiv gesichert – und im Beugemuster kurze Zeit möglich

Patienten mit persistentem TLR liegen mehr als sie stehen und gehen (Abb. 215). Die Erlangung einer Sitzhaltung ist in solchen Fällen als gutes Behandlungsergebnis zu werten.
Das Streckmuster des TLR befähigt manchen Patienten zum unterstützten Stand. In einem solchen Fall sollte keine operative Korrektur, beispielsweise eines Sptizfußes, erfolgen, weil dadurch das starre Streckmuster unterbrochen würde. An seine Stelle träte dann eine schlaffe Beugehaltung. Eine Beugehaltung aber (wie sie sich ähnlich im Sitzen zeigt), würde diesen Patienten das Stehen unmöglich machen, weil die totale Beugereaktion jede Rumpfstreckung, auch die Streckung der Arme und Beine verhindert.
Eine vollständige Annäherung an die Senkrechte der Becken-Bein-Kette ist also meist nicht zu erreichen.
Gelingt es mit funktioneller Behandlung, Stand und Gang zu erreichen, dann sollte man eine gewisse statisch bedingte Beugekompensation in Hüft- und Kniegelenken dulden. Eine geringfügige Beugung ist Ausdruck einer stabilen statischen Kompensation und nicht einer statischen Insuffizienz.
Wird operativ vorgegangen, so darf keine Schwächung der Beinstrekker erfolgen. Mit Stellungskorrekturen an den unteren Gliedmaßen-

abschnitten bewirkt man häufig eine solche Änderung der Gesamtstatik, daß eine statische Insuffizienz die Folge ist. Daher sollte man weniger mit operativen Maßnahmen eine Besserung anstreben, sondern mit Krankengymnastik und auch mit Anwendung mechanischer Hilfen. Ganz sicher sollten letztere häufiger und früher zum Einsatz kommen, weil damit wirksam der Ausbildung von extremen Fehlstellungen entgegengewirkt werden kann.

Diese kritische Wertung operativer Maßnahmen soll nicht Resignation oder Ablehnung ausdrücken, sondern im Gegenteil zu differenzierter Ausschöpfung aller therapeutischen Möglichkeiten beitragen. Die Begriffe „Unheilbarkeit" oder „Abschluß der Verbesserungsfähigkeit" sind, wie allgemein in der Medizin, so auch hier in Bewegung geraten.

Entscheidend ist hier nicht eine lokale Änderung einer Bewegungseinschränkung oder Deformität, sondern die Auswirkung auf den motorischen Gesamtstatus, damit die Schaffung der Voraussetzungen zur Eingliederungsfähigkeit und Bildungsfähigkeit dieser Kinder.

Es geht um die Nutzung von Funktionsresten und Funktionsreserven. Die operativen Maßnahmen können nur zur Förderung der Patienten beitragen, wenn das Ausmaß der Abweichung von der Regel konkret analytisch erfaßt wurde und daraus Schritte zur Verbesserung der motorischen Situation abgeleitet werden.
Grundsätzlich darf die Krankheitssymptomatik nicht zu einer Minustherapie führen, d. h. nicht zu einer Regelbehandlung unter Ausschluß wichtiger motorischer Leistungen wie Sitzen oder Fortbewegung, sondern zur Schaffung von Voraussetzungen für den Einsatz von Funktionsresten und Funktionsreserven mit dem Blick auf optimale Ertüchtigung, wenn möglich Selbständigkeit.
Die operativen Eingriffe sind nicht auf eine Deformität und isolierte Einschränkung auszurichten, sondern auf das Abweichen von der Regel im Gesamtstatus. Bei solcher Zielsetzung können operative Eingriffe die Basis für eine funktionelle Verbesserung und die Modifikation aller motorischen Erfahrungen darstellen.
Wie der Körperbehinderte grundsätzlich Anspruch auf Bildung hat, so hat er auch berechtigten Anspruch auf Behandlung, die einer differenzierten, nach speziellen Bedürfnissen optimal ausgerichteten Therapie gerecht wird. Allgemeinplätze und guter Wille sind hier nicht ausreichend. Dadurch kann die Frustration und Hilflosigkeit eines Patienten nicht gemindert werden, im Gegenteil – es können durch eine solche Handlungsweise die ohnehin beeinträchtigten Chancen einer Funktionsverbesserung noch mehr reduziert werden.

4. Hilfsmittel bei spastischen Lähmungen

Einleitung

Die Anwendung mechanischer Hilfen ist oft trotz funktioneller oder auch operativer Behandlung erforderlich. Die Hilfsmittel dienen vor allem folgenden Zwecken:

- Förderung einer selbständigen aktiven Bewegung oder Tätigkeit,
- Vermeidung von Kontrakturen und Deformitäten,
- Stabilisierung der Gelenke an den unteren Extremitäten

Die Anwendung von Hilfsmitteln sollte vermieden werden, wenn eine Funktionsverbesserung auf andere Weise zu erreichen ist.

Auch der Einsatz von Geräten erfordert eine Anpassung an die individuellen Gegebenheiten. Auf keinen Fall dürfen Hilfsmittel eine Verschlechterung oder Vernachlässigung von Funktionen bewirken. Ein Patient sollte nicht ohne Not von der Benützung eines Hilfsmittels abhängig werden. Trotzdem kann auf mechanische Hilfen nicht verzichtet werden. In vielen Fällen hängt sogar davon die Selbständigkeit des Patienten ab, sei es im Hinblick auf selbständige Fortbewegung oder Befähigung zum Gebrauch der Hände.
Oft ist es möglich, ein Hilfsmittel nur über eine begrenzte Zeit zu verwenden, wie z. B. bei Lagerung in Gipsen und Schienen über die Zeit einer postoperativen Phase.
Man kann also sagen, daß die Verwendung von Hilfsmitteln stets unter dem Gesichtspunkt der Ergänzung und zeitlichen Begrenzung geplant oder gesehen werden sollte.
Viele Geräte können bei mehreren Patienten Anwendung finden, z. B. Stühle, Tische, Rollatoren, Stabilisatoren, Fahrstühle usw. Das sollte man immer ausnützen, zumal die Beschaffung von Hilfsmitteln, vor allem Transportmitteln, immer mit höheren Kosten verbunden ist und häufig nicht den erwarteten Nutzeffekt gewährleisten. Deswegen werden nachstehend einige Hinweise zur Anwendung angeführt.
Jedes Hilfsmittel sollte

- möglichst lange verwendbar sein,
- möglichst vielseitig verwendbar sein,
- möglichst leicht anzuwenden sein,
- möglichst einfach ausgeführt sein,

- sich durch möglichst große Stabilität und Sicherheit auszeichnen,
- eine möglichst lange Haltbarkeit aufweisen,
- einen möglichst kleinen Aufwand erforderlichen machen im Hinblick auf Lagerung und Aufbewahrung (nach Möglichkeit sollte das Hilfsmittel zusammenklappbar sein),
- möglichst wenig wiegen und sich
- durch möglichst große Standsicherheit auszeichen (dies gilt besonders für Einrichtungsgegenstände),
- eine möglichst gefällige Ausführung und Form aufweisen.

Oft empfiehlt sich vor einer endgültigen Beschaffung des Hilfsmittels eine Erprobung in improvisierter Form. In letzter Zeit wurden sehr viele Stützen, Fahrstühle, Einrichtungsgegenstände entwickelt, so daß immer eine kritische Sichtung des Angebots angezeigt ist.
Bei Schwerstgelähmten ist kritisch zu prüfen, ob der Kranke mit orthopädischen Hilfsmitteln überhaupt zum Gehen gebracht werden kann. Hierzu ist festzustellen, ob der Gelähmte in der Lage ist, sich im Vierfüßlerstand auf Knien und Händen zu halten und nach Möglichkeit sogar einige Meter zu kriechen. Gelingt dies nicht, so ist eine Versorgung mit orthopädischen Orthesen nicht aussichtsreich. Es ist dann die Versorgung mit einem, auf die spezielle Lähmungsart abgestimmten Rollstuhl angezeigt.
Spezielle Anfertigungen werden in Zusammenhang mit den Eltern im Hinblick auf die besonderen Erfordernisse der Patienten geplant und ausgeführt. Eltern beschäftigen sich oft, angeregt durch die Aufgabenstellung bei der Betreuung ihrer Kinder, mit der Lösung der Probleme.

Ein großer Teil von Geräten muß immer wieder neu entwickelt und gestaltet werden. In Behandlungszentren beteiligen sich in der Auswahl und Gestaltung von Geräten nicht nur Ärzte, sondern auch Krankengymnastinnen, Beschäftigungstherapeutinnen, orthopädische Mechaniker, Handwerker und Ingenieure und nicht zuletzt auch die Eltern mit vernünftigen Vorschlägen.

Ziel der Anwendung von Hilfsmitteln

Schienen und Stützen werden vorübergehend oder auch dauernd als Übungshilfen angewandt.
Beim Bestehen spastischer Bewegungsmuster an den oberen Extremitäten wird mit einer Schiene am Handgelenk und Unterarm die Mittelstellung der Hand erreicht. Die Ausschaltung von Fehlbewegungen am Handgelenk ermöglicht eine Übungsbehandlung sowohl in den proximalen Gliedmaßenabschnitten (Schultergelenken), wie auch distal ein Training der Finger.
Allein die Umstellung der Hand aus der reaktiven Beugung in eine Dorsalflexion befähigt zuweilen zum Öffnen der Hand und zur Strek-

kung der Finger. Aber trotzdem sollte eine solche Schienenversorgung eine vorübergehende Maßnahme sein. Sobald auf diese Weise Fortschritte in der Funktion, lokal oder in den benachbarten Gliedmaßenabschnitten, erzielt wurden, wird darauf verzichtet und das Übungsprogramm ohne mechanische Hilfen weitgeführt.
Auch prognostische Aussagen lassen sich mit mechanischen Hilfen erreichen. So ist die operative Versteifung eines Handgelenks mit dem Ziel eines Funktionsgewinns von der Erprobung der Handfunktion bei korrigierter Ruhigstellung auf einer Schiene abhängig.

An den unteren Extremitäten kann der Ausbildung einer Adduktionskontraktur durch Lagerung in Abduktionsschienen vorgebeugt werden.
Die dauernde Anwendung von Hilfsmitteln ist vor allem an den unteren Extremitäten oft notwendig. Eine Orthesenversorgung dient hier der Sicherung der Stabilität.
Eine absolute Indikation ist dann gegeben, wenn auf andere Weise das Gehvermögen nicht erreicht wird und der Patient mit dem Hilfsmittel von fremder Hilfe unabhängig wird.
Der Verhütung von Deformitäten dienen Gipsverbände, zuweilen auch Schienen. Die Beseitigung von Fehlstellungen in den Knie- und Fußgelenken werden durch Quengelgipsverbände angestrebt.

Nach Operationen, ob an Weichteilen oder Knochen ist eine Lagerung der Patienten in Schienen, Gipsen und Hülsen erforderlich. Durch diese Lagerung wird Schmerzlinderung, Abheilung, knöcherne Festigung und Verhütung von Rezidiven erreicht.
Schienen an umschriebenen Gliedmaßenabschnitten kommen zur Anwendung, um gezielte Übungen an anderen benachbarten Körperbereichen durchführen zu können, besonders dann, wenn Bewegungen in der Nachbarschaft assoziierte Fehlbewegungen auslösen.

Auch die Stabilisierung des Rumpfes macht nicht selten die vorübergehende oder dauernde Anwendung mechanischer Hilfen notwendig, sei es, daß ein Patient wegen allgemeiner Schwäche der Rumpfmuskeln zum Sitzen unfähig ist, sei es, daß eine gezielte Tonisierung der Muskulatur im Schulter- und Beckengürtel sich nur dadurch erreichen läßt.
Auch bei einer gezielten Übungsbehandlung der Rumpfmuskulatur können zur Ausschaltung von Rumpffehlbewegungen mechanische Hilfen erforderlich werden.
Hauptindikationsgebiet der Anwendung von Hilfsmitteln sind Deformitäten an den unteren Extremitäten.

Anwendung von Hilfsmitteln am Fuß

Bei Vorliegen eines Plattfußes, Knickfußes oder eines Ballenhohlfußes ist eine Einlagenversorgung oder Bettung der Füße in orthopä-

dischen Schuhen indiziert. Nicht selten ist auch die orthopädische Zubereitung von Konfektionsschuhen ausreichend.
Spitzfuß: Die Korrektur des Spitzfußes muß nicht immer eine operative sein. Operationen schaffen bekanntlich Dauerzustände mit guten und schlechten Ergebnissen, die nicht mehr rückgängig gemacht werden können.
Manchmal ist es besser, mehr konservativ zu handeln und mit Quengel- oder Redressionsgipsen die Änderung einer Fehlstellung anzustreben. Kontrakte Muskeln können so gedehnt und geschwächte Muskeln gekräftigt werden. Damit werden bessere Voraussetzungen für die Durchführung eines physiologischen Muskeltrainings und einer Beweglichkeit der Gelenke geschaffen. Dies gilt für kontrakte Spitzfüße in gleicher Weise wie für Beugekontrakturen an den Kniegelenken. Auch prophylaktisch zur Verhütung von Gelenkfehlstellungen ist die Anwendung von Schienen und Gipsen angezeigt.

Bei Spitzfüßen kommen zur Anwendung: Innenschuhe, orthopädische Schuhe mit hohem, festem Schaft, Schienenbandolettorthesen mit Anschlag und meist plantarer Sperre.
Viele halten der Anwendung von Schienen entgegen, daß bei solchen konservativen Schritten viel Zeit verloren gehe, während durch Anwendung operativer Maßnahmen Zeit eingespart werde. Das ist in dieser apodiktischen Ausschließlichkeit sicher nicht richtig.

Anwendung von Hilfsmitteln am Kniegelenk

Bei Störungen im Bereich der Kniegelenke dienen mechanische Maßnahmen, die mit einer Gelenksperre ausgestattet sind, der Sicherung von Stand und Gang.

Unterschiedliche Schienenanwendung bei spastischen Bewegungsstörungen

Die Ausstattung mit Schienen ist von der Art der Bewegungsstörung abhängig. Sie hat bei spastischen Formen eine andere Bedeutung als bei athetoiden Störungen.
Bei spastischen Bewegungsstörungen dienen Orthesen der Erlangung einer physiologischen Ausgangsstellung oder Stabilisierung eines Gelenks, besonders des Knie- und Sprunggelenks.
Bei Athetotikern sind Schienen angezeigt, wenn dadurch zwecklose Bewegungen ausgeschaltet oder gedämmt werden können. So lassen sich willkürliche Bewegungen in eine gewünschte Richtung lenken.

Sie können auch bei athetoiden Gangstörungen von Nutzen sein. Die Einschränkung der Bewegungsunruhe an den unteren Extremitäten ermöglicht unter Stabilisierung der Kniegelenke die Fortbewegung, häufig überhaupt erst die Übernahme des Körpergewichts.

Dauer der Schienenanwendung

Wann und wie lange Schienen anzulegen sind, hängt von verschiedenen Umständen ab. Bei den dauernden Fehlhaltungen der spastischen und rigiden Formen halten Muskeln und Sehnen oft mit dem Längenwachstum der Knochen nicht Schritt, so daß es unter dem Einfluß der tonischen Reflexaktivität und der typischen Fehlmotorik zur Ausbildung von Deformitäten kommen muß.
Deswegen sollte während der ganzen Zeit des Längenwachstums prophylaktisch das Anlegen von Schienen erfolgen. Selten läßt sich die Schienenlagerung auf Stunden beschränken.
Bei Kindern, die zum Gehen in der Lage sind, ist die Beschränkung der Schienenanwendung auf die Nachtzeit möglich. Dadurch entsteht den Kindern kein Nachteil.
Die Lagerung in Schienen, besonders Nachtschienen, muß so lange durchgeführt werden, bis die Gefahr der Ausbildung einer Deformität nicht mehr besteht. Meist kann man dann nach Beendigung des Wachstums darauf verzichten.
Bei abortiven Störungen läßt sich durch eine laufende krankengymnastische Behandlung der Ausbildung von Fehlstellungen vorbeugen. Aber auch in diesen Fällen ist die Überlegung berechtigt, ob nicht diese funktionellen Behandlungsmaßnahmen bei Tag durch eine Lagerung bei Nacht ergänzt werden sollten.
Bei Anwendung von Hilfsmitteln ist die Dauerwirkung der Körperschwere zu beachten. Die notwendige statische Kompensation mit der Tendenz zur Ausbildung von Fehlstellungen ist trotz Schienenanwendung gegeben. Man sollte daher nicht erst mit der Schienenversorgung einsetzen, wenn eine Deformität bereits eingetreten ist.

Anwendung von Schienen nach operativen Eingriffen

Einen großen Raum nimmt die Anwendung von Schienen nach Operationen ein. Man kann postoperativ auf eine Lagerung in Gipsen und Schienen nicht verzichten.
Durch solche Lagerung wird eine Ruhigstellung bei Knochen- und Weichteiloperationen, also die knöcherne Festigung und Wundheilung, gesichert.
Operationen dienen in erster Linie der Beseitigung von Fehlstellungen und der Schaffung der Voraussetzungen für eine Standsicherung und Fortbewegung. Trotzdem ist häufig auch danach eine Schienenversorgung erforderlich.
Der Grund liegt darin, daß die zentralen Voraussetzungen, die zu einer Deformität geführt haben, auch nach operativen Eingriffen bestehen bleiben. Durch die operativen Maßnahmen werden lediglich Ausmaß und Richtung einer Fehlbewegung geändert. Es werden

andere Bedingungen für die Dauerwirkung der Körperschwere geschaffen.
Spastische Aktivität und Koordinationsstörung, welche zu Kompensationen zwingen, bleiben auch nach Operationen bestehen. Es ist dann Aufgabe der Krankengymnastik, die durch Operation bedingte geänderte oder verbesserte Bewegungssituation so zu behandeln, daß eine Reduzierung der Hilfsmittel möglich wird.
Aber auch heute hat der alte orthopädische Grundsatz Gültigkeit, daß die Stabilität vor der schlechten Beweglichkeit steht. Die Ablehnung einer mechanischen Hilfe unbedingt zu erzwingen, ist nicht berechtigt. Es ist auf alle Fälle besser, mechanische Hilfen anzuwenden, als Rezidive und Fehlstellungen zu riskieren.
Die Schienenanwendung ist auf ein Minimum zu beschränken und es muß eine individuelle Versorgung erfolgen. Krankengymnastik und Operationen sollen gemeinsam dazu beitragen.

Art der Hilfsmittel

Schienen und Geräte, die beim Spastiker zur Anwendung kommen, müssen in der Regel stabiler sein, als bei anderen Lähmungsformen.

Sie sollen oft einem spastischen Muskeltonus entgegenwirken oder standhalten. Zuweilen sind die Schienen ruckartigen Bewegungen ausgesetzt. Trotzdem dürfen die Hilfsmittel nicht plump und schwer sein. Ein zu hohes Gewicht würde zusätzliche Funktionshemmungen bewirken. Die Versorgung eines Patienten, der nicht gehen kann und der mit schweren Stützen und Schienen getragen werden muß, ist nicht sinnvoll. Stellt doch das Tragen dieser Patienten Eltern und Pflegepersonal vor ernste Probleme.
Wesentliche Hilfsmittel, die den Alltag eines Patienten begleiten, sind:

- Rollstuhl,
- Fahrrad mit Ausleger und Teleskopfederung,
- Dreirad,
- Liegebretter mit Rollen,
- Wagen mit Antriebsrädern,
- Wagen mit Kurbel bzw. Lenkradantrieb,
- Schiebefaltfahrstühle,
- Rollator,
- Gehbänkchen,
- Gehbarren,
- Krabbler,
- Spastikerstühle und
- Rollen und Keile.

Umbauten von Räumen und Abänderungen von Einrichtungen sind bei Spastikern immer wieder notwendig.

Die Größe eines Raumes wird durch den Bewegungsradius bestimmt. Einrichtungen, wie Anbringung von Haltevorrichtungen, Erhöhung von Klosettbrille, Befestigung eines Waschbeckens mit ausreichendem Stützdruck und Unterfahrbarkeit, gehören zur komplexen Planung der Umwelt.
Dazu einige weitere Beispiele:
Eine Badewanne ist nach Möglichkeit mit einer Sitzplattform auszustatten. Zumindest sollte eine Bank in Höhe des Beckenrandes zur Verfügung stehen. Die Armaturen sind in Reichweite zu montieren. Ein Bodenbelag in der Badewanne beugt der Rutschgefahr vor. Durch Sitzhilfen in der Wanne wird das Baden erleichtert.
Türen sollten leicht zu öffnen sein, weil die Patienten oft in ihrer Greiffähigkeit gestört sind. Hierbei haben sich bewährt die Verlängerung der Türklinke, das Anbringen einer Schlinge an der Türklinke oder das Öffnen auf Lichtkontakt.
Lichtschalter sind in Reichweite des Rollstuhlfahrers anzubringen.

Nun zu den obengenannten Hilfsmitteln:
Im Rahmen der Übungsbehandlung werden Bodenmatten gebraucht. Diese sollen nicht schwerer als 15 bis 20 kg sein. Weiter werden benötigt Sitzrollen, Sitzbänke, Sitzschalen, Liegekeile und Sandsäcke, eventuell auch ein Spiegel.
Ein Training von Stell- und Gleichgewichtsreaktionen erfolgt mit Hilfe eines Schaukelbretts, eines Kreisels, von Stabilisatoren und einem Liegebrett, von Stehkisten und Stehtischen sowie mit dem Basler Liegebrett.
Als Gehhilfen dienen Gehbarren, Rollator, Gehbänkchen, improvisierte Beinstützen (Stärkehülsen).
Außendrehschienen bestehen aus einem biegsamen Drehkabel, das an einem Beckengurt und einem Fußbügel befestigt wird. Hüftgelenkbefestigung und Befestigung am Fuß erfolgen mit einem mechanischen Knöchengelenk und einer Teleskopfeststellung. Die Kniegelenke bleiben frei. Die Führung dieser Drehschiene wird mit einer Lasche dicht unterhalb des Kniegelenks erreicht. Die Drehschiene kann auch mit einer Unterschenkelorthese verbunden werden. Die Befestigung erfolgt über ein Scharniergelenk an der Unterschenkelorthese. Das Gelenkstück wird über der Außenseite des Wadenbeins fixiert.
Eine andere Form ist die Beindrehschiene mit starrer Oberschenkelschiene und Kniegelenk.
Oft sind Innenschuhe angezeigt, entweder starr aus Gießharz oder elastisch gestaltet. Die elastische Form ist mit einem Fußteil, ähnlich einer Einlage, ausgestattet. Sie hat auf der Dorsalseite eine Metallfeder, ähnlich dem sogenannten Heidelberger Winkel (Abb. **216 a** bis **c**).
Ein einfaches und auch nicht kostspieliges orthopädisches Mittel für leichtere Störungen ist eine seitlich medial und lateral am Absatz angebrachte Feder mit Unterschenkelteil.

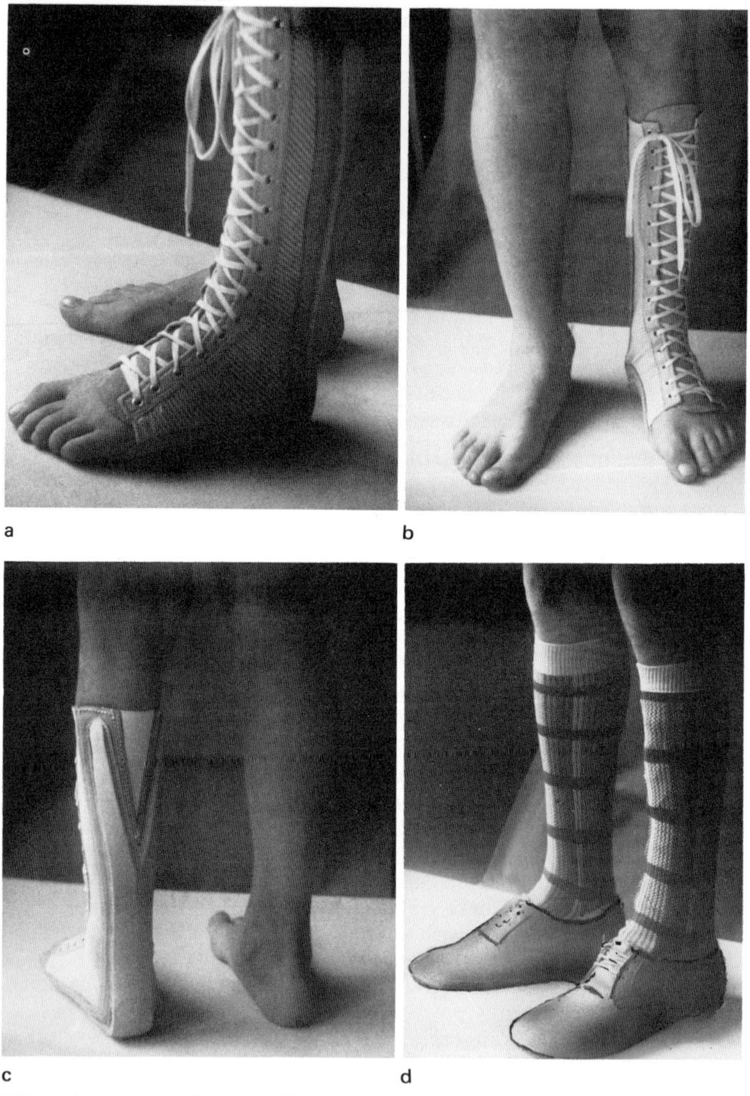

a b c d

216 a–d Innenschuh mit verlängertem Unterschenkelteil. Der Innenschuh kann unter dem Strumpf getragen werden

Häufig werden statt des Innenschuhs orthopädische Schuhe mit erhöhter Kappe bevorzugt. Zuweilen ist auch die Abänderung von Konfektionsschuhen ausreichend. Durch Verbreiterung des Absatzes läßt sich die Stabilität erhöhen.
In vielen Fällen ist die Versorgung mit Einlagen, manchmal sogar der Einbau einer elastischen medialen Sohlenerhöhung ausreichend, oftmals auch eine Absatzänderung, wie das Anbringen eines Flügelabsatzes außen oder innen. Die Schuherhöhung dient dem Längenausgleich bei Beinverkürzungen.

Stärkehülsen

Diese improvisierten Hilfsmittel (Abb. **217 a** u. **b**) werden aus folgendem Material hergestellt:
Trikotschlauch (Stülpa),
Schusterspäne, das sind flache Holzspäne, die, ins Wasser gelegt, elastisch und biegsam werden,
Gipsbinden,
Stärkebinden,
Draht.

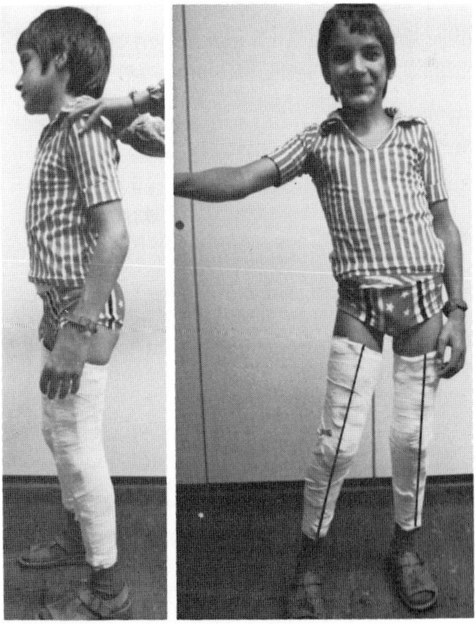

a b

217 Stärkehülsen in der Ansicht von der Seite **a** und von vorne **b**

Anfertigung

Ein Trikotschlauch wird über das ganze Bein gezogen. Unter den Trikotschlauch wird auf der Streckseite längs des Beins ein Draht geschoben. Um eine gewisse Verkittung der einzelnen Materialien zu erreichen, werden Gipsbinden als unterste Lage angewickelt. Danach werden die der Länge des Beines vorher angepaßten Schusterspäne auf der medialen, dorsalen und lateralen Seite angelegt und mit zirkulären Stärkebindentouren fixiert.
Wie bei einer Oberschenkelgipshülse sollte die Stärkehülse den Konturen des Beins, besonders des Knies angepaßt werden. Es empfiehlt sich, die Hülse nicht in einer extremen Streckstellung, sondern in ganz leichter Beugung von 170 Grad anzufertigen. Am Schluß werden die Stülpaenden oben und unten umgeschlagen und die Ränder zusätzlich mit einer Stärkebinde abgeschlossen.
Meist ist nach Fertigstellung schon eine mäßige Festigkeit der Gipsschicht eingetreten. In Verbindung mit den Schusterspänen behält die Hülse schon nach kurzer Zeit ihre Form.
Die Stärkehülse kann nach leichter Härtung abgenommen werden. Entlang des Drahtes auf der Streckseite werden die Schichten mit dem Gipsmesser gespalten. Die offene Hülse wird mit einer Mullbinde umwickelt. Der Bindenzug muß so sachte vorgenommen werden, daß die Schnittenden der Hülse sich eben berühren und die Hülse ihre „Beinform" behält.
Am Ende wird die Stärkehülse über einen Stab geschoben und mit der gespaltenen Streckseite nach unten einen Tag lang zum Trocknen aufgehängt.
Nach dem Trocknen werden die Schnittränder mit Klebeband eingefaßt. Dann ist die Hülse zum Anlegen mit elastischen Binden fertig.

Die Schusterspäne vermitteln eine einwandfreie Festigkeit. Die Hülse ist so querelastisch, daß sie sich auf der Streckseite aufklappen läßt und ihre uspröngliche Form doch behält. Sie ist sehr leicht. Die Kosten sind gering.
Liegt eine Spitzfußtendenz und eine mangelnde Fähigkeit zu aktiver Dorsalflexion der Füße vor, werden in Höhe des medialen und lateralen Tibiakopfumfangs Ringe mit Laschen eingebunden, an denen sich dorsale Züge zum Vorfuß hin befestigen lassen.

Stöcke

Viele Spastiker sind auf die Benützung von Gehhilfen angewiesen. Es sind dies jene Patienten, welche zu statokinetischen Ausgleichsbewegungen vom Bein zum Rumpf hin nicht oder nur unvollkommen fähig sind.
Die Stockhilfe bei Tetraplegien ist nicht ohne Probleme. Viele dieser Patienten können wohl mit Stöcken auf breiter Unterstüzungsfläche

stehen, sind aber bei fehlenden Stellreaktionen am Rumpf und den Beinen weder zum Vorsetzen der Arme noch zur Durchführung von Beinbewegungen in der Lage.
Sind Stellreaktionen in proximalen Körperteilen ausgebildet, dann können diese Patienten zum selbständigen Gehen gebracht werden.

Tetraplegiker werden immer nur eine durch spastische Einflüsse geprägte Gangleistung erreichen. Auch die Gehstrecke, wie die Gangdauer oder die Gangleistung, zum Beispiel beim Überwinden von Hindernissen, ist dadurch geprägt. Beim Treppensteigen, das kompensatorische Bewegungen am Rumpf und an den oberen Extremitäten erfordert, müssen sich viele Patienten am Handlauf sichern.
Ein Gehstock ist die einfachste Form der Gehhilfe (Wanderstock). Besser sind Stöcke aus Aluminiumrohr. Sie werden vor allem bei Diplegien und Hemiparesen benötigt. Die Länge der Stöcke wird ermittelt aus dem Abstand der Faust des hängenden Armes zum Boden.

Häufiger kommen Unterarmstützen zur Anwendung. Dabei wird der ausgestreckte Unterarm zur Abstützungshilfe mit herangezogen. Unterarmstützen sind zum Gehen bei größeren Wegstrecken erforderlich. Die Abstützung ist stabiler als mit Stöcken allein. Achselstützen sind bei Spastikeln nicht zu empfehlen.
Gehbänkchen bieten gegenüber Gehstöcken eine größere Unterstützungsfläche. Sie finden häufig Anwendung bei Paraplegikern, aber auch bei Tetraplegikern.
Gelingt jedoch den Patienten die Gleichgewichtssicherung über einer breiten Unterstützungsfläche mit Stöcken nicht, dann ist man gezwungen, sich auf eine Fortbewegung mit Vierfußgehhilfen zu beschränken.
Starre Gehgestelle sind im Vergleich zu beweglichen wenig geeignet. Diese kommen bei jenen Patienten zur Anwendung, bei welchen statische und statokinetische Sicherung mit Stöcken allein nicht ausreicht, die aber zu einer Übernahme des Körpergewichts und einer Vorwärtsführung der Beine fähig sind.
Eine Vorübung ist zunächst das Gehen in einem Gehbarren.
Bei kleinen Kindern muß statt des Gehbarrens ein Gehwagen mit Sitzgurt benützt werden, um die notwendigen statischen Sicherungen, vor allem die Übernahme des Körpergewichts bei schlechter Rumpf- und Armhaltung, zu erreichen. Diese rollenden Gehgestelle beschränken aber den Radius der Fortbewegung auf ebene Flächen, also auf Strecken innerhalb von Räumen. Treppen lassen sich damit nicht überwinden. Solche Patienten sind auf Benützung eines Aufzugs angewiesen.

Auch Tetraplegiker können bei stabiler Abstützung zur Fortbewegung fähig sein. Der Gang ist zwar spastisch, mühsam und unkoordiniert. Aber es ist eine Fortbewegung möglich.

Für eine stabile Abstützung reichen Rollatoren aus. Die meisten Rollatoren sind vorne mit Rädern ausgestattet, hinten mit Stützen.

Alle diese Gehgestelle sind so konstruiert, daß sie in der Höhe, manche auch in der Breite, verstellbar sind.
Zur raumsparenden Aufbewahrung sind sie zusammenklappbar. Auch ein Rollator ist nur innerhalb von Gebäuden und auf ebenem Boden anwendbar.

Fahrstühle

Kleine Kinder kommen oft mit den einfachsten Rollgeräten aus (Abb. **218 u. 219**). Viele Spastiker sind auf die Benützung von Fahrstühlen angewiesen.
Man unterscheidet Schieberollstühle von Rollstühlen mit Greifrad- oder Hebel- bzw. Handkurbelantrieb, weiter Fahrzeuge mit Elektro- oder Motorantrieb.
Rollstühle mit Einarmantrieb kommen relativ selten zur Anwendung und zwar nur bei solchen Patienten, die zum Antrieb mit einer Hand fähig sind.
Der selbständige Aktionsradius solcher Patienten mit Hand-, Hebel- und Greifradantrieb ist beschränkt, meist nur auf Räume innerhalb des Hauses oder um das Haus.
Hemiplegiker sind in der Regel nicht auf die Benützung von Rollstühlen angewiesen.

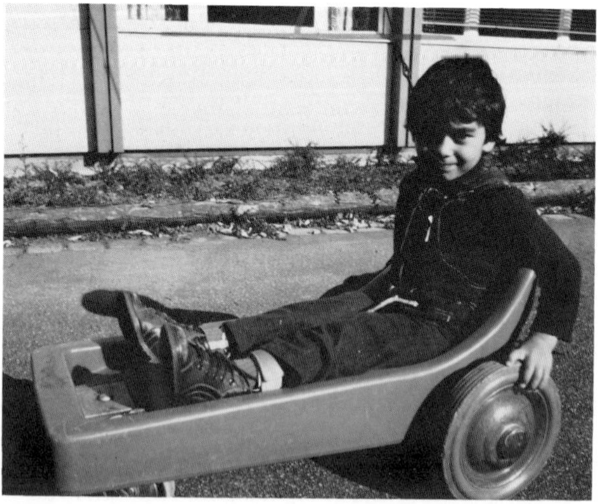

218 Handantrieb an den breiten Vollgummireifen

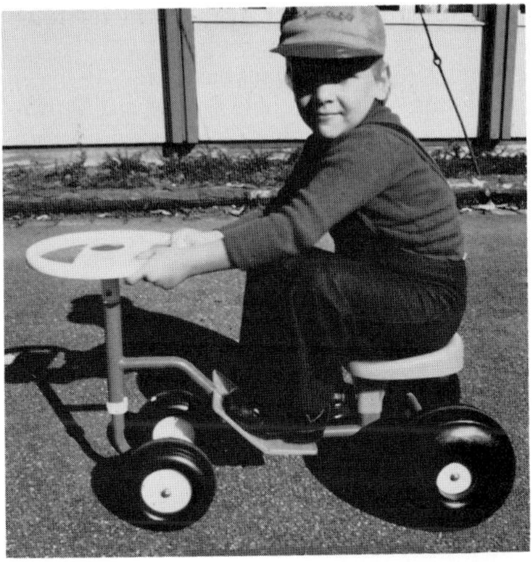

219 Fortbewegung durch Hin- und Herdrehen des Steuerrads. Der Bewegungsradius ist gering

Fahrstühle mit Hebelantrieb kommen für alle Patienten in Frage, denen die Übernahme des Körpergewichts nicht oder nur kurze Zeit möglich ist. Zu beachten ist auch, daß jeder Kurbel- oder Hebelantrieb eine normale Armkraft voraussetzt.

Schwer behinderte Spastiker sind auf Rollstühle mit Elektroantrieb angewiesen.

Eine sichere Kopf- und Rumpfkontrolle ist allerdings Voraussetzung für die Benützung eines Elektrorollstuhls. Die Schaltung ist den Erfordernissen entsprechend zu konstruieren. Steuerung und Geschwindigkeit müßten eventuell nicht nur von Hand, sondern auch mit Fuß oder Kinn möglich sein (Zulassung laut Straßenverkehrsordnung ist notwendig, Höchstgeschwindigkeit 6 km/h).

Für die Benutzung von Motorwagen ist der Erwerb eines Führerscheines der Klasse 5 erforderlich. Die Höchstgeschwindigkeit ist auf 28 km/h beschränkt.

Rollstühle haben oft den Nachteil, daß sie mit ihrer unstabilen Sitzfläche typische spastische Fehlhaltungen begünstigen, ja sogar auslösen können. Hierauf ist bei der individuellen Auswahl und Zurichtung der Stühle zu achten.

Spastiker-Schiebefahrstühle sollten besonderen Anforderungen gerecht werden:

Anpassung an die Körpermaße eines Patienten,

Verstellbarkeit der Rückenlehne,

Verstellbarkeit der Sitzfläche mit der Möglichkeit zur Änderung von Größe und Neigung,

stufenlos in der Länge anzubringende und in der Abduktion verstellbare Fußstützen,
Möglichkeit zum Anbringen einer Kopf- oder Nackenstütze.
Es stehen Spezialfahrstühle für jedes Alter und jede Größe zur Verfügung. Auch Sitzschalenstühle in unterschiedlicher Größe sind im Handel. Die Schalen finden – mit Sicherheitsgurten ausgestattet – auch als Autositz Anwendung.

Spastikerfahrrad

Das Fahrradfahren erweitert den Bewegungsraum eines Patienten in besonderem Maße. Übungsräder für die Behandlung zerebral gelähmter Kinder (Abb. **220**) werden viel benützt. Seit Jahren schon dienen diese Spezialfahrräder auch als Fortbewegungsmittel. Das Übungsradfahren ist selbst für sehr junge Kinder neben der Krankengymnastik ein fester Bestandteil der Übungsbehandlung. Kleinkinder werden aufs Rad gesetzt und an Rumpf und Unterschenkel fixiert.

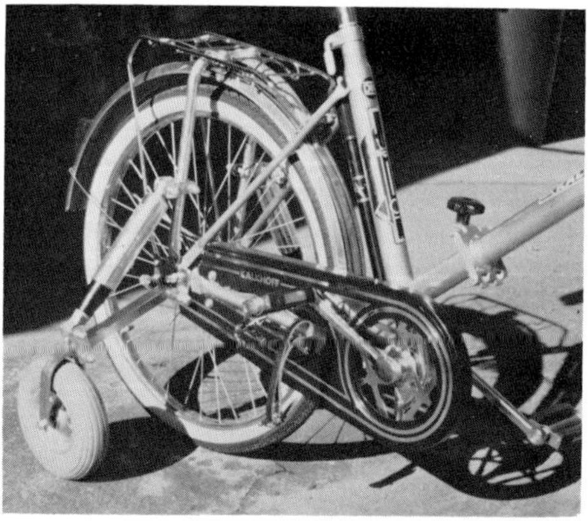

220 Fahrrad mit seitlichen Auslegern (Teleskopfederung – in der orthopädischen Klinik Münster entwickelt)

Das Radfahren setzt ausreichende Kopfkontrolle und ausreichendes Sehvermögen voraus. Es muß weiter die Fähigkeit zum selbständigen Festhalten der Lenkstange gegeben sein. Die Hände können durch eine Handhalterung fixiert werden. Meist lernen auch kleine Kinder rasch, aktiv die Pedale zu treten und aufrecht zu sitzen.
Erstaunlicherweise sind Kinder, die unter anderen Bedingungen weder frei sitzen, stehen, noch gehen können, zum selbständigen Radfahren in der Lage. Dies ist von großer Bedeutung, weil damit die Gelegenheit gegeben ist, Patienten früher, als es ihre Behinderung eigentlich erlaubt, zur selbständigen Fortbewegung zu bringen; ein wichtiges Ereignis, das eine starke Motivation darstellt.

Verwendbarkeit der Spezialräder

Als Übungsgerät: Sitzen auf dem Fahrrad fördert eine aufrechte Kopf- und Rumpfhaltung und vermittelt ein Gleichgewichtsgefühl.

Das Festhalten der Lenkstange ermöglicht eine Ruhehaltung der Arme in Mittelstellung.
Das Festhalten der Lenkgriffe fördert den Breitgriff und die Stützfunktion, auch die Opposition des Daumens.
Das wechselseitige Treten der Pedale bewirkt eine rhythmisch-koordinierte Bewegung der Beine, vor allem die Bahnung der Beuge- und Strecksynergismen, teils aktiv, teils passiv, teils gegen Widerstand und unter Ausschaltung des Körpergewichts.
Training der Sinne durch Einhaltung einer Richtung und Ansteuern eines Ziels, also Förderung der Fähigkeit zur Konzentration.
Gruppenerziehung und Verkehrserziehung sind wichtige Momente, die sich im Rahmen eines Fahrradtrainings verwirklichen lassen und die wesentlich zur Eingliederung des Patienten beitragen.
Spastische Kinder werden eindeutig lockerer und lebhafter. Kontrakturen können günstig beeinflußt werden, besonders ein Spitzfuß. Allerdings ist darauf zu achten, daß die Pedale wie beim Zweirad der Erwachsenen gelagert sind. Pedale an der Vorderachse eines Dreirads würden eine Spitzfußstellung verstärken. Deswegen sind die üblichen Kinderdreiräder bei infantilen Zerebralparesen nicht brauchbar.

Athetotische Kinder werden auffällig ruhiger und können sich besser konzentrieren.
Bei Atonien werden Verbesserung der Kopf- und Rumpfhaltung und eine Kräftigung der Beinmuskulatur erreicht.
Im Rahmen der postoperativen Behandlung kann ebenfalls eine Kräftigung der Muskeln und eine Vergrößerung des Bewegungsausmaßes erreicht werden.

Als Sitzgerät: Auf einem Fahrrad können die Kinder überraschend gut sitzen. Sie sind sogar zum Sprechen, Singen, Zuhören fähig, obwohl man annehmen müßte, daß das Sitzen auf dem Fahrrad nicht so ideal ist, wie auf einem Spezialstuhl.

Als Fortbewegungsmittel: Die Patienten sind in der Lage, Strecken unter Einsparung von Zeit und Energie zurückzulegen, und zwar in einer Weise, wie es in anderer Form nie möglich wäre. Viele Kinder, besonders ältere, können sogar den Schulweg mit dem Fahrrad zurücklegen. Auf dem Fahrrad besteht im Tempo zwischen Behinderten und Gesunden oft kaum ein Unterschied. Die Gelegenheit, am Unternehmen der Gesunden teilzuhaben, bedeutet für die behinderten Kinder einen großen Gewinn.
Ein radfahrendes Kind ist für die Mutter ein bewegliches Kind. Es muß nicht mehr nur gehoben, getragen und transportiert werden. Es

kann sogar Mutter und Geschwister beim Ausgehen selbständig begleiten. Es hat so Gelegenheit, seine Umwelt kennenzulernen, die Möglichkeit, Kontakte mit anderen Kindern aufzunehmen. Es lernt selbständig zu werden.

Weitere lähmungsbezogene Hilfsmittel

Bei den verschiedenen spastischen Lähmungsformen sind Hilfsmittel in unterschiedlicher Weise sinnvoll.
Bei Hemiparesen mit einer ausgesprochenen Tendenz zur Ausbildung eines Spitzfußes kommt es auf Sicherung oder Ermöglichung der Dorsalflexion auf der geschädigten Seite an. Daher sind geeignet:

- Innenschuh,
- Spiralfeder, die im Steg des Schuhes befestigt wird,
- orthopädischer Schuh mit erhöhtem Schaft und oft zusätzlicher Bettung des Fußes,
- Abänderung und Verbreiterung des Absatzes unter Anbringung eines lateralen oder medialen Flügelabsatzes.

Im Gegensatz zu Hemiparesen erfordern Diplegien, oft auch in relativ leichten Fällen, mechanische Hilfen, vor allem bei beidseitiger Verkürzung der Achillessehne.
Eine beidseitige Achillessehnenkontraktur ist immer ein besonderes Problem. Da bei Diplegien kritische Zurückhaltung bei operativen Eingriffen angezeigt ist, müssen andere Alternativen der Behandlung angeboten werden.
Stand und Gang sind durch einen Spitzfuß stets beeinträchtigt, auch die Rumpfhaltung. Die Stützphase ist beiderseits überhöht. Eine Ruhehaltung ist bei einer Punktbelastung nicht gegeben. Der Stemmvorgang fehlt, weil die Ferse bereits hoch steht.
Da beim Spitzfuß die Unterschenkelstellung senkrechter ist, und somit die Körperschwerpunkte vermehrt nach vorne verlagert sind, erfolgt in Verbindung mit einer verstärkten Rumpfbeugung eine abgebremste Kniebeugung. Prophylaktisch, vor allem postoperativ, sollte diese Bremswirkung beseitigt werden. Das ist durch eine leichte Plantarflexion in einem Winkel von 10–20 Grad durch Absatzerhöhung zu erreichen. Eine optimale Bereitschaftsstellung ist bei einer Plantarflexion von 10–20 Grad gegeben, weil in dieser Winkelstellung eine Fersenablösung bei einem Neigungswinkel des Unterschenkels von 80 und 70 Grad möglich gemacht wird.
Postoperative Zustände machen bei Diplegien häufig mechanische Maßnahmen erforderlich. Dies ist besonders bei Insuffizienz der Beinstrecker der Fall.
Häufig ist die Ausdehnung mechanischer Hilfen bis übers Knie hinaus nicht zu umgehen. Die großen Hebel des Ober- und Unterschenkels erfordern oft die mechanische Stabilisierung der Kniegelenke.

Jede Versorgung mit mechanischen Hilfsmitteln gestaltet sich bei Spastikern schwieriger, als bei anderen Behinderungen, wie beispielsweise bei Patienten mit schlaffen Beinlähmungen oder auch bei Versorgung nach Amputationen oder bei Dysmelien.
Die gestörte Koordination mechanisch zu beeinflussen, ist nicht möglich. Darin liegt auch der Grund für die nur begrenzten Erfolge durch mechanische Hilfen.

Hieraus mag sich auch die häufige Abneigung gegenüber solchen mechanischen Maßnahmen erklären. Auch bedeutet die Anwendung von mechanischen Hilfen stets eine Einschränkung der Funktion, die aber oft in Kauf genommen werden muß.
Vor allem die Annäherung an die Senkrechte der Becken-Bein-Kette ist damit zu sichern. Dies ist ein ganz wesentlicher Faktor für Stabilisierung und Sicherung der Fortbewegung.
Die Hauptindikation zur Anwendung mechanischer Hilfsmittel liegt daher primär nicht in einer Verbesserung der Beinfunktion und -koordination, sondern in der Stabilisierung. Dabei können zusätzlich Stützen, wie Stöcke, Gehbänkchen, Rollatoren und Gehwagen erforderlich werden.
Diese Gesichtspunkte haben erst recht bei jenen spastischen Lähmungszuständen Gültigkeit, die auch auf den Rumpf und die oberen Extremitäten ausgedehnt sind.
Im übrigen sollte man sich darüber im Klaren sein, daß bei Spastikern, ähnlich wie bei vielen anderen orthopädischen Leiden, oft nur Defektheilungen zu erreichen sind. Alle bekannten Methoden funktioneller Behandlungen können keine Wunder bewirken. Diese aber mit angeblich besonderem therapeutischen Können in Aussicht zu stellen, wäre unredlich, denn diese negieren irreversible Defekte der motorischen Leistung.
Wenn auch durch Früherkennung und Frühbehandlung die Bedingungen zur Kompensation der Bewegungsstörungen günstiger zu beeinflussen sind, so ist doch nicht zu verkennen, daß vom Ausmaß des zerebralen Defektes alle therapeutischen Fortschritte abhängig sind.

Weiterführende Literatur

Barbek, U.: Welche Stellung soll dem Fuß bei Arthrodesen der Fußgelenke gegeben werden? Z. Orthop. 112 (1974) 443

Baumann, J.U.: Ganganalyse. Funktionelle Diagnostik. Enke, Stuttgart 1970

Baumann, J.U.: Operative Behandlung der infantilen Zerebralparesen. Thieme, Stuttgart 1970

Bobath, B.: Abnorme Haltungsreflexe bei Gehirnschäden. Thieme, Stuttgart 1968

Bobath, K.: Grundlagen der Diagnose. Spastisch gelähmte Kinder. Thieme, Stuttgart 1974

Cardwell, V.E.: Cerebral Palsy-Advances in Understanding and Care. Assoc. for the Aid of Coippled Children, New York 1956

Cotta, H., W. Heipertz, H. Teirich-Leube: Lehrbuch der Krankengymnastik. Thieme, Stuttgart 1975, Neuaufl. 1978/79

Eichler, J.: Rollstuhl und Straßenverkehr. Schrieftenreihe med.-orthop. Technik Bd. 4. Gentner, Stuttgart 1981

Feldkamp, S.: Die Einwärtsdrehfehlstellung der Hüfte beim Kind mit infantilen Cerebralparesen. Orthop. Prax. 10 (1979) 852

Feldkamp, S.: Methode der Therapie bei infantilen Cerebralparesen – Voraussetzungen zur Rehabilitation von CP-Kindern. Schriftenreihe des Bundesministeriums für Familie und Gesundheit, 1973 (S. 33–105)

Feldkamp, S., J.U. Baumann, E. Morscher: Analysen von Körpersegmentbewegungen im Gang beim cerebralparetischen und gesunden Kind. Funktionelle Diagnostik. Enke, Stuttgart 1975

Fick, R.: Lehrbuch der Gelenkmechanik. Zitiert bei Thomsen, W.: Zur Statik und Mechanik der gesunden und gelähmten Hüfte.

Fischer, O.: Der Gang des Menschen. Hirzel, Leipzig 1895

Fleiß, O., H. Fleiß, H. Pokorny, G. Ritter, P. Schubert: Elektronische Erfassung kinematischer und dynamischer Parameter der Gehbewegung. Funktionelle Diagnostik. Enke, Stuttgart 1979

Göb, A.: Muskelmechanische und elektromyographische Untersuchungen am Hüftgelenk des Spastikers und deren praktische Folgerungen. Z. Orthop. 103 (1967) 309

Gressmann, C.H.: Radfahren als Übungsbehandlung für CP-Kinder. Das behinderte Kind. 3 (1971) 166

Güth, V., F.F. Abbink, H. Theysohn, H. Wolfering, M. Feldkamp: Methoden zur simultanen Aufnahme und Auswertung von Elektromyogrammen und Bewegungsuntersuchungen beim Gehen von Kindern mit cerebralen Bewegungsstörungen. Funktionelle Diagnostik in der Orthopädie. Enke, Stuttgart 1979

Hanke, P.: Krankengymnastische Behandlung und allgemeines Körpertraining. Spastisch gelähmte Kinder. Thieme, Stuttgart 1971

Heftl, F., J.U. Baumann, J.K. Morscher: Ganganalyse bei Arthrodesen des oberen Sprunggelenks. Funktionelle Diagnostik. Enke, Stuttgart 1971

Jendrassik, E.: Klinische Beiträge zum Studium der normalen und pathologischen Gangarten. Dtsch. Arch. klin. Med. 70 (1901)

Knupfer, H., F.W. Rathke: Spastisch gelähmte Kinder im Alltag. Thieme, Stuttgart 1979

Madry, St.: Postoperative Krankengymnastik bei Spastikern. In: Matthiaß, H.H., H.T. Brüster, H.V. Zimmermann: Spastisch gelähmte Kinder. Thieme, Stuttgart 1971

Matthiaß, H.H., H.T. Brüster, H.V. Zimmermann: Spastisch gelähmte Kinder. Thieme, Stuttgart 1971

Matthiaß, H.H.: Untersuchungstechnik und Diagnose der infantilen Zerebralparesen. Thieme, Stuttgart 1966

Mommsen, F.: Die Bedeutung der statischen Einheit von Rumpf und Beinen für die Behandlung der Kinderlähmung. Dtsch. Orthop. Kongreß 1923

Mommsen, F.: Die Statik des gelähmten Bewegungsapparates. Dtsch. Orthop. Kongreß 1926

Mommsen, F.: Über den zeitlichen Ablauf der Schrittfolge und der Fußabwicklung beim Gehen für die Analyse und Begutachtung von Gangstörungen. Z. orthop. Chir. 60 (1933&4) 1

Murri, A.: Zur Beugefehlstellung des Kniegelenks beim cerebralbewegungsgestörten Kind. Orthop. Prax. 10 (1979) 846

Müller, M.E.: Die hüftnahen Femurosteotomien. Thieme, Stuttgart 1971

Poret, A., A. Braun: Indikation zur operativen Behandlung von Kniebeugekontrakturen bei infantilen Cerebralparesen. Orthop. Prax. 10 (1979) 848

Rathke, F.W., H. Knupfer: Das spastisch gelähmte Kind. Thieme, Stuttgart 1966

Paine, R.S., T.E. Oppé: Die neurologische Untersuchung von Kindern. Thieme, Stuttgart 1970

Ruskowski, J., P. Durrigl: Klinische Manifestation zeitlicher Instabilität des Beckens-Biomechanische Betrachtung. Funktionelle Diagnostik in der Orthopädie. Enke, Stuttgart 1979

Thom, H.: Die Antetorsion des coxalen Femurendes bei der infantilen Cerebralparese. Verhandl. Dtsch. Orthop. Ges. Enke, Stuttgart 1962

Thom, H.: Spätergebnisse nach 81 Arthrodesen des oberen Sprunggelenks. Z. Orthop. 111 (1973) 446

Thomsen, W.: Über die Bedeutung der Rumpfmuskulatur für Statik und Dynamik der Hüftgelenke. Z. Orthop. Chir. 62 (1934/5) 21

Timmer, H.: Der Einfluß der Lage der Schwerpunkte des Körpers beim Zehenstand und beim Gehen bei Patienten mit Quadricepslähmung. Z. Orthop. Chir. 58 (1932/3) 11

Vojta, V.: Frühdiagnose und Frühtherapie der cerebralen Bewegungsstörungen im Kindesalter. Z. Orthop. 110 (1972)

Weber, W.: Mechanik der menschlichen Gehwerkzeuge. Springer, Berlin 1895

Weil, S., U.H. Weil: Mechanik des Gehens. Thieme, Stuttgart 1966

Sachverzeichnis